RIFLESSIONI SULLA BIOETICA

Riflessioni sulla Bioetica

Arturo Mapelli

camilliani.it

© 2015 Ed. camilliani.it - Verona
info@camilliani.it
www.camilliani.it
www.facebook.com/camilliani.it
twitter.com/camilliani_it

Copertina di: Pasquale Anziliero

Stampato da CreateSpace
North Charleston, SC - USA

Distribuito da: Amazon Media Inc.
Amazon EU Sarl

www.amazon.it .com, ...

Prima stampa 14 luglio 2015

ISBN-10: 1514219778
ISBN-13: 978-1514219775

A mia moglie Alessandra

e ai miei figli Paolo, Chiara e Luca

SOMMARIO

PRESENTAZIONI

La pubblicazione che qui si presenta, è un dono per il lettore ed è una encomiabile opera del Prof. Arturo Mapelli. Egli infatti propone a noi, profani, l'esperienza della sua pratica di medico e di docente. Si tratta dunque di una proposta che è frutto di riflessione, di insegnamento, di attenzione all'evolversi del pensiero a riguardo di quella sezione della morale che ha a che fare con la capacità dell'uomo di curare il corpo del fratello e di intervenire sui processi dell'inizio, dello svilupparsi e dello spegnersi della vita umana.

Oggi la bioetica assume poi un carattere di grande interesse perché la scienza a proposito della vita umana sta sviluppandosi con una velocità tale da porre quasi ogni giorno la coscienza dell'uomo di fronte alla domanda: è bene o è male fare la scelta che mi trovo a compiere?

È utile domandarci, prima di ascoltare le riflessioni dell'autore, perché proprio in questi anni lo studio della vita umana ci ponga tanti problemi, e poi indagare sulle ragioni per cui il cristiano si trova a seguire con interesse lo sviluppo della medicina che studia la vita umana e interviene su di essa.

La bioetica nasce e si sviluppa come riflessione sapiente a proposito dell'utilizzo delle conoscenze scientifiche. L'analisi del procedere della vita ha, in questi anni, fatto veloci passi. Il fatto non è casuale: la possibilità data all'uomo moderno di accedere alle informazioni è stata potenziata straordinariamente dalla tecnologia. Ora chiunque ha accesso alla 'rete' ed ha la possibilità di usufruire alle scoperte di altri cultori di fisica, di chimica, di biologia, di medicina, di meccanica, è in grado di utilizzare immediatamente un cumulo impressionante di informazioni e di condividere su tutto il globo le anche minime scoperte e i parziali ritrovati.

Come sempre capita nelle vicende che hanno per protagonista l'uomo, gli aspetti positivi del progredire delle conoscenza, possono non solo aprire la strada a nuove scoperte per il bene dell'umanità, ma anche finire con il causare nuovi problemi o almeno subire tentazioni di vario tipo, virando dalla meta tipica della scienza per puntare a derive di utilizzo rischioso o addirittura pericoloso delle conoscenze acquisite.

Il fatto è che la scienza, con la sua capacità di indagare sulla natura, può essere intesa come quella serie di conoscenze che sono "maitres et possesseurs de la nature", come afferma R. Descartes, maestro del pensiero moderno. Il difetto del modo di pensare illuminista, che questa frase descrive, sta proprio in questo: il sapere diventa potere e chi si lascia sedurre dall'idea che basta conoscere scientificamente per dominare la natura, si trova presto davanti a disastri, disordine, possibili pericoli per l'intero 'giardino' che è il nostro pianeta Terra.

La riflessione critica del credente inizia proprio da questo punto; insieme con ogni uomo e donna che pensa, il discepolo di Gesù si sofferma a riflettere per mettere in accordo le proprie capacità con le speranze che ogni uomo condivide con ogni altro uomo, sia suo contemporaneo, sia che dovrà popolare questo pianeta nel futuro.

Ed ecco la seconda domanda: qual è la posizione del credente di fronte all'enorme sviluppo della biologia, con le sue collaboratrici chimica, fisica, matematica, applicata alla medicina?

Intanto occorre prendere coscienza che la sintesi illuminista sopra ricordata "sapere è potere" e quindi "io agisco perché conosco", nasce da una lettura della pagina biblica della creazione che è stata interpretata dalla cultura occidentale come avvallo al dominio sul mondo. E Dio disse: «*Facciamo l'uomo a nostra immagine, a nostra somiglianza, e domini sui pesci del mare e sugli uccelli del cielo, sul bestiame, su tutte le bestie selvatiche e su tutti i rettili che strisciano sulla terra*» (Genesi 1,26).

Il mondo occidentale, inclinato a ciò dalla sua storia e dalla sua cultura, ha poco alla volta ridotto la Parola al suo significato troppo semplice e quindi inadeguato: "*sia la creatura umana la dominatrice che sottomette a se tutto il creato...*". In realtà questo primo racconto della creazione va illuminato e completato con il secondo racconto, nel quale spiccano queste parole: *Il Signore Dio prese l'uomo e lo pose nel giardino di Eden, perché lo coltivasse e lo custodisse* (Genesi 2,15). Come si vede viene qui raccomandato all'uomo di stare nel creato con intelligenza d'amore, comprendendo e facendo crescere, studiando e rispettando tutto ciò che è stato donato da Dio.

Così da farlo fruttare per ogni uomo e per ottenere tutto il possibile ordine da una natura straordinariamente capace e intelligibile, ma che attende ancora una completezza per la quale l'uomo è in grado di dare il suo insostituibile contributo.

Accostiamoci dunque alla bioetica con la persuasione che in essa siamo invitati a riflettere sulla verità cristiana che ogni creatura, e in particolare la natura umana, è oggetto dell'amore di Dio. Sosteniamo dunque la ricerca che è un aver cura dell'uomo, in ogni fase della sua vita, in ogni possibile fatica e sofferenza.

Viviamo anche questo interesse per la bioetica da credenti, cioè da persone persuase che vi è un creatore e Padre, che l'uomo è fatto per vivere d'intelligenza e di amore.

Infatti non si spiega la nostra vita solo se è limitata alla vicenda dei nostri giorni su questa terra. Il credente è uomo e donna di speranza; sa affrontare con pazienza lo sforzo della ricerca e del dialogo in vista di una più profonda attenzione alla realtà esplorata. Chi vive ogni domenica la gioia di far memoria della morte e resurrezione del Primo Uomo, conosce anche la certezza che ad ogni vita umana deve essere data piena attenzione e rispetto totale, difendendo la vita e la dignità di ogni essere umano.

Mentre guardiamo meravigliati e pensosi all'enorme sviluppo delle conoscenze mediche e delle applicazioni della scienza alla persona umana, rimaniamo persuasi che nessun uomo è un'isola, ma che siamo parte di una umanità solidale verso la quale abbiamo tutti delle responsabilità. Come è possibile che solo a una frazione degli abitanti di questo globo, che tutti ci ha generati e nutriti, sia dato di beneficiare dello sviluppo della biologia, della chimica, della medicina? Accostare la bioetica sia anche per tutti noi l'occasione per desiderare che ogni uomo abbia accesso ai beni della salute, della cura, dello sviluppo che troppe volte sono consentiti solo a pochi fortunati.

Stiamo dunque nella umiltà che ci viene suggerita dal Siracide:

> *Ogni sapienza viene dal Signore ed è sempre con Lui.*
> *La sabbia del mare, le gocce della pioggia*
> *e i giorni del mondo chi potrà contarli?*
> *L'altezza del cielo, l'estensione della terra,*
> *la profondità dell'abisso chi potrà esplorarle?*
> (Siracide 1,1-3)

Mons. Giovanni Giudici, *Vescovo di Pavia*

Nell'ambiente medico pavese tutti conoscono il prof. Arturo Mapelli. È certamente un luminare della medicina ed è anche un vero esperto di questioni bioetiche. Il suo curriculum professionale parla da sé. Gli oltre quarant'anni di professione medica di altissimo livello, gli ultimi dei quali alla guida del reparto forse più impegnativo di un ospedale moderno dove si lotta quotidianamente tra la vita e la morte, qual è quello della Rianimazione, e i dodici anni alla presidenza del Comitato di Bioetica del Policlinico San Matteo di Pavia - uno dei primi Comitati etici ospedalieri in Italia -, hanno costituito un background culturale e professionale unico e di assoluto valore. Ho personalmente avuto l'occasione di raccogliere alcune testimonianze sulle vicende professionali del professore, in cui erano implicate serissime questioni bioetiche e ho potuto constatare la competenza e la serietà professionale e umana con cui erano state affrontate e risolte.

Questo straordinario patrimonio, culturale, professionale e di umanità costituisce la base di questa raccolta di articoli sulla bioetica. Tra le tante tematiche difficili affrontate nel libro, quelle sul fine-vita (testamento biologico, accanimento e abbandono terapeutico, cure palliative, malato terminale, terapia del dolore, eutanasia) si distinguono per la chiarezza e la precisione del linguaggio utilizzato, per la completezza degli aspetti che vi sono implicati, per l'attenzione costante ai diritti e alla dignità delle persone malate.

Il prof. Mapelli è anche un amico e collaboratore dei camilliani di Pavia, nonché il Vicepresidente del Consiglio Pastorale del Policlinico San Matteo. Anche per queste ragioni noi camilliani siamo lieti e orgogliosi di poter pubblicare questo libro scritto con linguaggio accessibile a tutti e che, mi auguro, diventerà un punto di riferimento nel panorama dei testi italiani sulla bioetica.

Penso di interpretare il sentimento dei tanti lettori che potranno usufruire di questo "tesoro" di sapienza e scienza se dico con tutta sincerità al prof. Mapelli: grazie.

Padre Felice de Miranda, *Superiore camilliani di Pavia*

Il professor Arturo Mapelli ha avuto l'indiscutibile merito, nella rubrica curata settimanalmente su "il Ticino", di approfondire i grandi temi della bioetica. Lo ha fatto con la competenza e il rigore scientifico e intellettuale che tutti gli riconoscono. Ma ha saputo sviluppare questi argomenti anche con profondo spessore umano: un'attenzione per la persona in cui manifesta, in ogni circostanza, la sua radicata fede cristiana. È importante che questi preziosi pensieri vengano raccolti oggi in un libro di facile consultazione costituito, previa autorizzazione di questa Direzione, dall'insieme di articoli pubblicati su "il Ticino" dal 2006 al 2012. Il volume esprime al meglio le convinzioni del professor Mapelli sulla necessità di conciliare gli straordinari progressi della tecnica con il rispetto della dignità di ogni uomo. Il dialogo tra fede e scienza oggi è più che mai necessario. Un cammino che va percorso avendo sempre ben presente l'interesse dei pazienti che necessitano di una cura medica, sia che si tratti di una coppia che si affida alla scienza nella speranza di avere un figlio, sia di chi confida nelle nuove frontiere della biologia per curare una grave patologia o anche di un paziente terminale che ha tutto il diritto di affrontare con la massima dignità possibile i giorni che ancora gli restano da vivere. In più di un'occasione ho avuto occasione di parlare con il professor Mapelli; da giornalista, gli ho chiesto spesso di commentare anche casi drammatici. In ogni circostanza mi ha colpito la sua grande umanità. Per lui esiste prima il malato, e solo dopo la malattia. E proprio partendo dal rispetto dell'uomo si sviluppano le riflessioni che il professor Mapelli ha proposto ai lettori de "il Ticino" e che ora vengono raccolte in questo bel libro.

Alessandro Repossi, *Direttore "il Ticino"*

PREMESSA

Il presente volume è costituito dalla raccolta di articoli comparsi sul settimanale "il Ticino" dal 2006 al 2012 nella rubrica "Bioetica oggi".

Si tratta di riflessioni riguardanti le problematiche di più scottante attualità nell'ambito dell'Etica applicata alla Biologia ed in particolare alla Medicina. La trattazione dei temi non è organica né sistematica: per questo si rimanda ai trattati e alle pubblicazioni, sempre più numerose, sulla Bioetica. Da tale letteratura (che ha come autori E. Sgreccia, G. Perico, D. Tettamanzi, S. Spinsanti, L. Ciccone, P. Cattorini ed altri autorevoli esperti) nonché dall'attualità e da alcuni fatti di cronaca, sono stati presi gli spunti per le riflessioni contenute in questa raccolta. Esse riguardano le varie fasi della vita dell'uomo (nascere, vivere e morire), si fondano su una visione antropologica ispirata al Cristianesimo e sono rivolte agli operatori sanitari, agli studenti, ai volontari e a tutti coloro che sono sensibili ai problemi etici della biologia e della medicina, clinica e scientifica.

Ritengo doveroso ringraziare S.E. Mons. Giovanni Giudici per la lusinghiera e preziosa presentazione, nonché il Direttore Alessandro Repossi per aver voluto autorizzare questa edizione, comprendendone lo spirito e le finalità. Desidero altresì ringraziare sentitamente Padre Pasquale Anziliero, che ha curato l'edizione e soprattutto Padre Felice de Miranda, superiore dei camilliani presso il Policlinico di Pavia, per aver voluto, con chiara determinazione, la pubblicazione di questo volume.

L'autore

ETICA E BIOLOGIA

Il progresso delle scienze bio-mediche e delle tecnologie applicate ha sollevato, in questi ultimi tempi, numerose e complesse problematiche.

Lo sviluppo tecnico-scientifico apre infatti prospettive certamente affascinanti e positive, ma nuovi interrogativi e nuove provocazioni si propongono all'uomo e alla società di oggi.

Non è difficile riconoscere in tutto ciò una specie di sfida: una sfida alla intelligenza, alla libertà, alla coscienza di ogni individuo. Il successo della tecnologia applicata alla biologia ed alla medicina, oltre che alla fisica, ha messo a disposizione dell'uomo potenzialità incredibili, aprendo così un nuovo fronte di domande inquietanti sia nell'ambito antropologico che in quello epistemologico ed infine etico. Ci si chiede infatti quale sia il progetto-uomo da perseguire, se siano valide le conoscenze sulla natura che prescindano dalle scienze umane, se sia possibile, in una società pluralistica, una convergenza di pensiero sui valori fondamentali dell'umanità.

Valori dai quali, è giusto sottolinearlo, una società liberale e cristiana non può prescindere.

Le questioni antropologiche ed etiche sono particolarmente delicate nell'ambito della biologia e della medicina. Lo sviluppo tecnologico e le più recenti acquisizioni scientifiche hanno oggi reso possibili interventi sull'uomo (e sull'animale) che suscitano indubbie perplessità. Se si pensa alle tecniche di manipolazione genetica, alla clonazione, alla fecondazione artificiale e alla procreazione assistita, alla interruzione della gravidanza, alla diagnosi prenatale e agli interventi sulla vita intrauterina, alla sperimentazione e alla ricerca sugli individui, alla manipolazione farmacologica del comportamento, al prolungamento artificiale della vita, all'eutanasia, al prelievo e al trapianto degli organi, oltre che all'impiego di organi artificiali, si avverte la profonda esigenza di una riflessione sul significato di queste nuove potenzialità.

Da più parti si leva un richiamo forte a considerare il rischio che la tecnologia, come dice Spinsanti, superando i limiti antropologici ed etici, finisca col tradire l'uomo anziché porsi al suo servizio.

Sorge dunque spontanea la domanda: fino a che punto può lecitamente spingersi il dominio dell'uomo sull'uomo nel campo della biologia e della medicina? Vanno qui ricordate le parole rivolte, tempo fa, ai Premi Nobel dal Santo Padre: "Il futuro del mondo è minacciato alle sue radici proprio da quei progressi che portano più chiara l'impronta del genio umano per la cattiva utilizzazione che si è fatta delle conquiste scientifiche e tecnologiche, contro la dignità e la libertà dell'uomo".

Nell'ambito di problematiche sempre nuove e sempre più complesse, il bisogno di rispondere a questo inquietante interrogativo diventa asse portante e polo orientativo della Bioetica, nuova disciplina in continuo sviluppo, di cui è tuttavia ancora difficile definire i confini ed i criteri di fondo. Si discute infatti se essa debba essere una filosofia della scienza medica (che è anche arte) al fine di evidenziarne le caratteristiche metodologiche ed epistemologiche, ovvero si debba descrivere l'evoluzione dei problemi etici legati al progresso dell'umanità o tendere invece ad orientare le norme dell'agire medico. E ci si chiede ancora se la Bioetica debba basarsi su una antropologia filosofica e religiosa, oppure debba riferirsi a criteri giuridico-deontologici. Viene comunque riconosciuto che il giudizio etico, in ambito medico-biologico, deve fare riferimento senza dubbio ad una dimensione scientifica, ad una dimensione antropologica e ad una dimensione giuridico-deontologica. così come resta assodato che la persona umana va posta in ogni caso al centro dell'interesse bioetico; persona umana che, costituita dai valori di libertà, autocoscienza, autodeterminazione ed autotrascendenza, rimane il fine, e non il mezzo, dell'agire etico. Quando l'etica medica, che fa parte della Bioetica, rivendica dei diritti, cioè il diritto alla vita ed al rispetto della persona, opera per la libertà dell'uomo in quanto uomo, opera per la libertà di tutti. Una definizione della Bioetica è comunque difficile. Possiamo però condividere la proposta di mons. Sgreccia che definisce la Bioetica come quella parte della filosofia morale, che considera la liceità o meno degli interventi sulla vita dell'uomo e, particolarmente, di quelli connessi con la pratica e lo sviluppo delle scienze mediche e biologiche.

Va osservato, d'altra parte, che la necessità di una riflessione filosofica che accompagnasse l'esercizio della medicina, era sentita fin dalle origini di questa scienza, mentre la filosofia stessa, nella riflessione socratica, si alimentava ed ispirava alla medicina ed ai suoi metodi. Né va dimenticato che, ai tempi di Galeno, si affermava che "il miglior medico è anche filosofo".

Considerato il rapporto tra l'uomo e la malattia, e ciò che l'uomo può compiere sulla vita di un altro uomo, si può dire che l'esercizio della medicina è sempre stato accompagnato anche da una riflessione deontologico-morale, a protezione dell'individuo e della stessa professione medica; una riflessione che ha certamente ispirato il noto Giuramento di Ippocrate. Ai giorni nostri una migliore consapevolezza, in campo filosofico, dei limiti delle scienze in generale e della scienza medica in particolare, nonché gli stessi progressi tecnico-scientifici, la avvertita insufficienza della normativa giuridica anche in campo medico riferita alle esigenze morali degli operatori e dei malati, l'organizzazione sempre più complessa della ricerca e della prassi assistenziale sempre più accentrata nelle mani del potere politico, hanno portato ad una serie di considerazioni, sentite come indispensabili, che possono definirsi come costitutive di una filosofia morale della ricerca e della prassi biomedica, e rappresentano le radici della nuova disciplina bioetica. Pur riconoscendo le ragioni di una visione anche religiosa del problema, va tuttavia sottolineato che si è ritenuto necessario fondare il discorso su un terreno scientifico e filosofico, prima che teologico, per l'esigenza di incontrare comunque la coscienza di ogni scienziato, credente o non credente. D'altra parte va ricordato che la stessa dottrina della Chiesa fa anche riferimento ai valori razionali della antropologia filosofica. A conferma della grande attualità dell'etica biologica e medica, sono sorti in Italia sia il Comitato Nazionale di Bioetica, nominato dalla Presidenza del Consiglio dei Ministri, sia i Comitati di Bioetica dai grandi Ospedali e delle Facoltà di Medicina e Chirurgia. Il valore fondamentale della vita umana, la validità oggettiva della norma morale, la libertà dell'individuo, la responsabilità del medico e del ricercatore, la gerarchia dei valori all'interno della realtà corporea dell'individuo, il primato della persona umana sono dunque i grandi temi sui quali devono incontrarsi e confrontarsi gli studiosi ed i componenti dei Comitati di Bioetica a difesa dei valori e della dignità dell'uomo.

I COMITATI ETICI

Si è già detto, su queste pagine, che il continuo progresso scientifico e tecnologico nel campo della biologia e soprattutto della medicina, ha sollevato molte questioni, delicate e talvolta inquietanti, in ambito etico.

La Bioetica è nata, negli anni sessanta, come nuova disciplina, di carattere filosofico-morale, capace di dare delle risposte a quelle questioni ed alle aspettative che esse suscitavano sulla società di oggi. Proprio per queste ragioni nacquero, in tutto il mondo, dei Comitati costituiti da esperti di varia estrazione capaci di affrontare, con le proprie competenze, le varie problematiche, di dare risposte e di proporre soluzioni.

Anche il Parlamento italiano si pose il problema e, dopo ampio dibattito, diede mandato alla Presidenza del Consiglio dei Ministri, di creare un Comitato nazionale composto da scienziati, ricercatori, clinici, giuristi, filosofi, moralisti, studiosi in genere. Un decreto della Presidenza del Consiglio diede così vita, nel 1990, al Comitato Nazionale di Bioetica.

Il Comitato aveva, ed ha tuttora, la funzione di elaborare un quadro riassuntivo delle questioni di Bioetica del momento, di formulare autorevoli pareri da sottoporre all'attenzione del Governo e del Parlamento al fine di emanare leggi capaci di disciplinare correttamente la materia, di prospettare soluzioni atte a permettere e ad assicurare il controllo dei diritti dei cittadini, di promuovere iniziative e codici di comportamento per tutti.

Ebbe così inizio l'attività del Comitato, composto da una quarantina di esperti, che portò alla produzione di numerosi documenti specifici sui vari e complessi temi della Bioetica. Il Comitato iniziò anche la sua preziosa opera di consulenza continua.

La nascita di un Comitato a livello nazionale spinse molti istituti, facoltà universitarie, grandi ospedali a dotarsi di Comitati Etici o di Bioetica per affrontare le problematiche a cui abbiamo fatto cenno.

Anche il Policlinico San Matteo di Pavia istituì nel 1992, un Comitato di Bioetica composto da dodici esperti in varie discipline mediche e non mediche.

Alla luce di quanto suggerito da un Decreto del Ministero della Sanità del 1998, la composizione del Comitato venne arricchita con figure nuove di esperti che portarono a diciassette i componenti: quattro direttori della Amministrazione dell'Istituto, quattro clinici, un bioeticista, un giurista, un teologo-moralista, un medico legale, un biostatistico, un farmacologo, un medico di base, un rappresentante del mondo infermieristico ed un rappresentante del volontariato. Il Comitato, che ha funzioni consultive e formative, si riunisce mensilmente o, al bisogno, in seduta straordinaria: esamina i vari protocolli di ricerca clinica presentati dai vari ricercatori dell'Istituto ed esprime il proprio parere, favorevole o meno. Il parere del Comitato per legge, è vincolante nel senso che le ricerche non possono aver luogo senza l'autorizzazione del Comitato. Le ricerche sono solitamente riferite alla sperimentazione di farmaci, ma possono anche riguardare nuovi strumenti di diagnosi e cura, nuove tecnologie applicate o scelte terapeutiche innovative che comportano rischi particolari.

I criteri di giudizio del Comitato sono riferiti a quanto previsto nei documenti internazionali che si riferiscono alle procedure di ricerca. Essi sono fondamentalmente la Dichiarazione di Helsinkl (1996 e successive modificazioni) e le norme della "Good clinical practice" approvate anche dall'Unione Europea.

Secondo le norme previste da quei documenti, il Comitato prende in considerazione il giudizio di notorietà dei farmaci, la fondatezza dei presupposti scientifici della ricerca programmata, l'adeguatezza dei mezzi, la fattibilità organizzativa, la competenza dei ricercatori, il rapporto tra i rischi e i benefici della ricerca, la riservatezza dei dati personali, la copertura assicurativa, l'adeguatezza dell'informazione prevista per i pazienti che vogliono accettare di essere sottoposti alla sperimentazione previo esplicito e valido consenso.

Quest'ultimo aspetto dei criteri di valutazione dei progetti di ricerca è quello che più frequentemente porta ad un rinvio delle procedure. Non sempre, infatti, il Comitato ritiene chiare e soddisfacenti le informazioni scritte da proporre all'attenzione dei pazienti: considerazione indispensabile per le ricerche cliniche è la consapevolezza e la libera scelta del malato di sottoporsi alla sperimentazione di un farmaco o di una tecnica diagnostica o terapeutica. Tale opera si completa con iniziative di carattere culturale e formativo attraverso la organizzazione di incontri, convegni ed altro allo scopo di sensibilizzare gli operatori sanitari sulle problematiche sempre più complesse di carattere etico.

EMBRIONE E VITA UMANA

Il Parlamento Italiano, nel febbraio 2004, ha approvato una legge (n. 40) sulle "Norme in materia di procreazione medicale assistita". In seguito la Corte Costituzionale ha approvato, su richiesta di alcuni cittadini, un referendum abrogativo per quattro articoli di quella legge (riguardante la ricerca sull'embrione, la diagnosi pre-impianto, la equiparazione dei diritti del concepito e dei genitori, la procreazione eterologa).

Non avendo il referendum raggiunto il "quorum" necessario, la legge non è stata abrogata. Essa era stata approvata con l'intento di offrire alle coppie (sposate o di fatto) di cui sia dimostrata la sterilità, la possibilità di procreare attraverso tecniche di fecondazione artificiale, ovvero medicalmente assistita (AIH, AID, GIFT, FIVET); ciò ha fortunatamente colmato un preoccupante vuoto legislativo sulla materia. Sia la legge che il referendum abrogativo hanno suscitato crescente interesse non solo tra gli studiosi e gli esperti, ma anche nell'opinione pubblica per i delicati ed inquietanti problemi affrontati.

Essi riguardano infatti l'etica, il diritto, la scienza, la sociologia, la filosofia: ciò spiega la straordinaria quantità di pubblicazioni e di articoli di stampa, oltre che di trasmissioni radio-tele-visive, che hanno proposto agli italiani, in questo ultimo periodo, dibattiti, notizie, acquisizioni scientifiche, interpretazioni e valu-tazioni di ogni tipo.

Com'era prevedibile, le varie posizioni espresse risentono dell'estrazione culturale, del tipo di educazione ricevuta, della visione antropologica dei vari autori, che grossolanamente pos-siamo ritenere caratterizzati da una visione laica o religiosa della vita, anche se va detto che alcuni noti personaggi del mondo lai-co si sono talvolta schierati, su certi principi universali che ri-guardano la dignità dell'uomo, dalla parte dei cattolici. Al centro della complessa questione riguardante la procreazione medical-mente assistita, vanno sicuramente messe la definizione e la di-gnità dell'embrione umano. Ma, prima di affrontare questo tema fondamentale, è opportuno fare qualche considerazione prelimi-nare. Innanzitutto è giusto sottolineare le riserve che la Chiesa ha espresso, in alcuni documenti sulle tecniche di fecondazione arti-ficiale che snaturerebbero l'atto di amore e di donazione dei co-niugi, esponendo oltretutto il concepito (e talvolta la madre), ai rischi della tecnologia applicata allo scopo.

Un'altra considerazione va fatta a proposito del diritto alla procreazione, talvolta non correttamente intesa: esiste in realtà il diritto costituzionale alla libertà procreativa, ma non il diritto as-soluto ad avere un figlio a tutti i costi.

Così come va considerata l'estrema difficoltà a legiferare in materia di procreazione assistita, tanto da far ritenere che il di-battito trovi nel Parlamento la sua sede più naturale, anche ai fini di eventuali modifiche della legge, più che nell'opinione pubbli-ca e nei referendum.

È in effetti assai difficile portare a conoscenza dei cittadini, in modo corretto, le sempre più complesse acquisizioni scientifiche di carattere medico-biologico che riguardano la riproduzione umana e le conseguenti possibilità terapeutiche in termini, ad esempio, di impiego di cellule staminali embrionali: tale impiego è, in effetti, ben lontano dal permettere concreti ed utili risultati, come sembrerebbe da alcune superficiali affermazioni.

Ritornando ora agli aspetti etici di tutta la questione, non si può che sottolineare come l'embrione si ponga al centro della nostra attenzione. La scienza ci permette di analizzare e focalizzare sempre meglio i vari e meravigliosi processi biologici che caratterizzano la fecondazione del gamete femminile (ovocita) da parte del gamete maschile (spermatozoo), ma è innegabile che, conclusa la fecondazione con la fusione dei gameti e la reciproca donazione del patrimonio genetico, siamo di fronte ad un nuovo essere (zigote), vivente, unico ed irripetibile, caratterizzato dalla capacità di realizzare un progetto e di iniziare un percorso inarrestabile (se non per fattori negativi esterni), attraverso la progressiva moltiplicazione di quell'unica cellula, che porterà alla formazione di tessuti e di organi fino alla nascita e poi alla morte dell'individuo.

Va qui ricordata la definizione che dell'embrione ha dato (con una relazione di minoranza nella commissione Dulbecco qualche anno fa) un gruppo di studiosi: "Essere umano con potenzialità di sviluppo" e non: "Essere umano potenziale". Quello sviluppo comprende in effetti tutti i passaggi obbligati (dallo zigote alla morula, alla blastocisti, al pre-embrione, al feto) che porteranno ad una nuova persona umana. In realtà non si può affermare che l'embrione sia già persona (costituita da un minimo di autonomia, autocoscienza, autodeterminazione), ma ciò non toglie che quell'essere umano abbia tutta la dignità di una persona e soprattutto il diritto ad essere, come tale, rispettato. Lo stesso Comitato Nazionale per la Bioetica ha riconosciuto il "dovere morale" di trattare l'embrione umano, fin dalla fecondazione, secondo criteri di rispetto e di tutela che si debbono adottare nei confronti degli individui umani a cui si attribuisce comunemente la caratteristica di "persone".

LE CELLULE STAMINALI

Le ricerche sulle cellule staminali umane e sul loro impiego per scopi terapeutici sollevano oggi rilevanti interrogativi di natura morale, confermando che, come si è già detto precedentemente il progresso scientifico della medicina e della tecnologia applicata ha proposto, in questi ultimi tempi, numerose e complesse problematiche sul piano della bioetica.

Lo sviluppo tecnico scientifico apre infatti prospettive affascinanti e positive, ma esse costituiscono anche una continua sfida, non solo all'intelligenza e alla libertà, ma anche alla coscienza di ogni persona umana.

Gli studi sulle cellule staminali appartengono a quella che viene chiamata "medicina rigenerativa". Essa si propone non solo di curare la malattia, ma anche di ricostruire certe parti del corpo ammalate facendole ritornare alla integrità originaria.

È opportuno ricordare che si chiamano cellule staminali quelle cellule che non si sono ancora "specializzate" per costituire i vari tessuti dell'organismo: sono cioè indifferenziate, tutte uguali, ma con potenzialità di sviluppo differenti. Esse sono molto numerose negli embrioni, ma sono presenti anche nei vari tessuti di ogni individuo già nato e cresciuto.

I problemi etici principali che riguardano le cellule staminali si dividono in quattro grandi gruppi:
1. quelli delle cellule ottenute da embrioni congelati per la riproduzione assistita o da embrioni ottenuti con la interruzione della gravidanza o aborto;
2. quelli delle cellule ottenute dal sangue placentare e del cordone ombelicale dopo il parto, oppure da tessuti di individui viventi;
3. quelli connessi alla produzione di embrioni clonati;
4. quelli connessi alla utilizzazione di cellule staminali umane innestate in animali (ibridi o chimere).

Nel primo caso è di fondamentale importanza la definizione di "embrione" che va da quella grossolana di "massa di cellule" a quella di "essere umano potenziale", più logicamente di "essere umano con potenzialità di sviluppo".

Da ciò risulta chiaro che, secondo quest'ultima definizione, è grave utilizzare gli embrioni congelati o addirittura prodotti in laboratorio per questo scopo, come fonte di cellule staminali, pur considerando le finalità terapeutiche.

È comunque fuorviante affermare che, non essendo ancora "persona", l'embrione può essere impunemente oggetto di sperimentazione. In realtà il diritto a vivere è sempre presente e non deve tener conto della fase di sviluppo.

Nel secondo caso non vi è dubbio sulla liceità della utilizzazione delle cellule staminali da sangue placentare-cordonale o da tessuti di individui viventi. È anzi auspicabile, per ragioni non solo etiche, ma anche umane e sociali, che la donazione della placenta, da parte delle donne che hanno partorito, sia sempre più diffusa, considerata la inesistenza di rischi e la grande utilità delle cellule staminali soprattutto nella onco-ematologia pediatrica (leucemia, ecc.).

Nel terzo caso si tratta pur sempre di produrre artificialmente embrioni per "clonazione" di individui ammalati, modificandone poi le cellule staminali e restituendole ai pazienti dopo la correzione genetica. Anche in questo caso si tratta di embrioni, con tutti i problemi etici già considerati, e di clonazione umana, dichiarata inaccettabile da tutti gli eticisti del mondo.

Nel quarto caso si tratta di creare degli "ibridi" cioè degli animali parzialmente umani, prelevando cellule staminali nella fase embrionale e trasferendole nell'uomo per curare determinate malattie organiche. La liceità etica di questa tecnica, che si riferisce anche al trapianto di organi animali nell'uomo, è ancora oggi messa in discussione, pur dovendosi ammettere che non si tratta di un problema etico particolarmente difficile da risolvere.

In conclusione dobbiamo riconoscere la difficoltà di affrontare le questioni morali che riguardano tutta la ricerca scientifica in modo crescente, tenuto conto del continuo progresso scientifico e tecnico.

Ma dobbiamo anche riconoscere che la scienza deve porsi dei limiti per non arrivare, pur con finalità positive, a calpestare i principi che stanno alla base del rispetto della dignità umana.

LA CLONAZIONE

In campo biologico con il termine "clonazione" si vuole indicare la riproduzione del patrimonio genetico (cioè del corredo di geni che costituiscono i cromosomi contenuti nel nucleo di ogni cellula, germinale e non) di un individuo vivente: si possono clonare i batteri, le cellule, i vegetali e gli animali. Per indicare la clonazione si usa talvolta anche l'espressione "riproduzione asessuale", dal momento che non sono necessari un padre e una madre veri e propri.

Si pratica in effetti quello che si indica come "trasferimento nucleare" (cioè trasferimento del nucleo di una qualsiasi cellula del corpo di un "donatore" che si vuol clonare) in una cellula uovo, opportunamente prelevata da un individuo femminile, che sia stata privata del proprio nucleo.

Ciò porta allo sviluppo di un embrione che verrà impiantato, solitamente non da solo ma con altri simili, nella cavità uterina di una femmina che fungerà da "madre" portando avanti, fino al parto, una gravidanza del tutto particolare.

Gravidanze di questo tipo negli animali se ne sono procurate in numero elevatissimo, in diversi laboratori di tutto il mondo, superando innegabili difficoltà. Sono infatti numerosi gli aborti, mentre i feti che arrivano a vedere la luce, sono soggetti quasi sempre difettosi e malati. La pecora Dolly, nota a tutti, è stata soppressa proprio per le anomalie che presentava e per le crescenti sofferenze.

Qualche tempo fa è stata diffusa la sconvolgente notizia della nascita di un essere umano frutto di clonazione: una bambina chiamata "Eva".

Non si è certi della veridicità di questa notizia, ma il problema esiste. Esso non è solo di natura biologica e medica, ma anche giuridica e soprattutto etica.

Scetticismo, perplessità e riprovazione sono state le reazioni in tutto il mondo all'annuncio della presunta nascita del primo clone umano.

La clonazione dell'uomo è stata definita da più parti un crimine contro l'umanità, un atto irresponsabile ed immorale, un oltraggio alla scienza e all'uomo. Gli esperti, oltre tutto, hanno affermato che un clone umano finirebbe con l'avere, alla sua nascita, un'età biologica diversa da quella cronologica: sarebbero numerosi i difetti genetici ereditati, come conseguenza della semplice duplicazione (e non della integrazione dei patrimoni genetici del padre e della madre) del proprio genoma.

A proposito delle possibili speculazioni di vario tipo che ricercatori senza coscienza potrebbero mettere in atto, va ricordata la presa di posizione dei Vescovi italiani: "Della vita non si fa mercato. È questo un principio che, anche se teoricamente riconosciuto, non è purtroppo sempre rispettato e vi sono situazioni in cui la persona umana diventa strumento per interessi economici, politici, scientifici; soprattutto quando essa è debole e non ha la forza di difendersi".

Anche il Consiglio d'Europa ha recentemente affermato l'assoluta illecità e illegittimità della clonazione riproduttiva dell'uomo. Di cui è stata affermata la dignità, come individuo irripetibile ed autonomo.

Se dunque è considerata un'azione esecrabile la clonazione in laboratorio di un essere umano, è messa invece in discussione, da più parti, l'opportunità e la liceità della clonazione terapeutica.

Si tratterebbe di procedere comunque al trasferimento di nuclei di cellule adulte di vari tessuti in cellule uovo, private del proprio nucleo, al fine di dare comunque inizio ad un embrione per poi ricavarne, distruggendolo, cellule staminali non ancora differenziate e quindi capaci di riparare tessuti malati.

Su queste pagine abbiamo già avuto modo di affermare che la produzione di embrioni clonati sia a scopo riproduttivo che terapeutico è da ritenersi illecita in quanto lesiva della dignità umana, tanto più in considerazione della possibilità di ottenere preziose cellule staminali da altre fonti (sangue placentare, tessuti, ecc.) come dimostrano recenti studi suscettibili di notevoli sviluppi nei prossimi anni.

La clonazione umana non può dunque avere un futuro: per ragioni biologiche, giuridiche e soprattutto etiche.

LA SALUTE: UN DIRITTO-DOVERE

L'Organizzazione mondiale della Sanità (OSM) ha definito la Salute come uno "Stato di completo benessere fisico, mentale e sociale che non consiste soltanto in una assenza di malattie ed infermità".

Questa definizione, certamente molto significativa, ci induce a riflettere sulla complessità del concetto di Salute: essa è certamente un valore, che si aggiunge agli altri valori fondamentali che costituiscono la persona umana (autonomia, autocoscienza, autodeterminazione, capacità di comunicazione, capacità di auto trascendenza).

Tale valore è prezioso in quanto costituito da un vero equilibrio, che corrisponde ad un vero benessere, tra il corpo, la psiche e la condizione sociale dell'individuo.

Quest'ultima componente è stata aggiunta, nella definizione del concetto di Salute, in un secondo momento, poiché si è ritenuto, da parte di tutti gli studiosi del mondo medico internazionale che avevano cercato una valida definizione, che il benessere della persona non si esaurisca nelle componenti della corporeità e della psiche, ma si completi con la consapevole partecipazione alla realtà sociale.

È certamente utile sottolineare, inoltre, che la Costituzione della Repubblica Italiana, confermando il grande valore della Salute, afferma all'art. 32, che, "La Repubblica tutela la Salute come fondamentale diritto dell'individuo e interesse della collettività".

Risulta evidente che, al di là degli aspetti giuridici della Costituzione, non si possono negare gli aspetti etici di quel principio, secondo il quale il cittadino italiano, fin dalla sua nascita (ed ancora prima come nascituro) vede riconosciuto il suo diritto alla tutela del bene-salute da parte dello Stato attraverso le organizzazioni ed i servizi della Sanità.

Il riferimento all'interesse della collettività conferma il significato della componente sociale del benessere dell'individuo sano.

Se la salute viene unanimemente riconosciuta come un "diritto", bisogna anche ammettere attraverso una corretta analisi di carattere etico, che essa, proprio per l'indubbio significato sociale che le va riconosciuto, è anche un preciso "dovere" da parte di ognuno di noi.

Nel famoso libro di Thomas Merton "Nessun uomo è un'isola" (affermazione di John Donne) si fa un preciso riferimento al legame che inevitabilmente unisce tra loro tutti gli uomini della terra, tanto da comportare, per ognuno, precisi diritti e precisi doveri.

Da ciò deriva, in una visione etica del problema, che mettere in pericolo la propria salute e la propria vita con scelte discutibili e talvolta inaccettabili, costituisce una colpa verso se stessi e verso gli altri. Il ricorso a sostanze stupefacenti, la guida spericolata, il fumo, l'alcolismo, una alimentazione incontrollata e tutti quei comportamenti che costituiscono il rischio di malattia o di morte, sono certamente da condannarsi sul piano etico.

Le ragioni di queste affermazioni sono riconoscibili nel danno, talvolta drammaticamente grave sul piano affettivo, giuridico, economico e sociale, che scelte di vita assolutamente sconsiderate e lesive della dignità dell'uomo comportano nei confronti dei familiari, delle piccole e grandi comunità a cui ognuno di noi appartiene.

Non è certamente etico costringere la collettività ad impiegare risorse e presidi sanitari che dovrebbero essere meglio impiegati per curare malati che non sono responsabili del loro stato di malattia.

Ognuno deve dunque riflettere su questi aspetti della questione: abbiamo il dovere di avere grande rispetto di noi stessi e della nostra Salute, compiendo ogni giorno scelte corrette, nel limite del possibile, per salvaguardare un bene che è prezioso per noi e per gli altri.

LA VERITÀ AL MALATO

Uno dei problemi più delicati e talvolta inquietanti nel rapporto tra medico e paziente, è quello di dare le dovute informazioni che riguardano la diagnosi, la prognosi e la terapia.

Abbiamo già affermato, su queste pagine, che tra chi cura e chi è curato deve instaurarsi un rapporto di reciproca fiducia ed una sorte di alleanza per combattere contro la malattia.

Ma perché si realizzi una vera collaborazione, il malato deve avere conoscenza di ciò che lo riguarda e dei rischi che corre, al fine di offrire al medico, o comunque alla équipe medica, la propria disponibilità a lasciarsi curare, con pazienza e talvolta con qualche sofferenza.

Va qui sottolineato che uno dei diritti fondamentali di ogni essere umano, inserito nella società, è quello della protezione e della amministrazione della propria vita e della propria salute fisica e psichica.

Ma va anche riconosciuto, a chi è malato, il diritto di conoscere tutto ciò che concerne il male che lo ha colpito. Tale diritto assume particolare rilievo quando vengono riscontrate nel soggetto condizioni di particolare rischio e gravità.

Una delle ragioni particolari, infatti, per cui il malato ha diritto di sapere, è il dovere che, in quanto uomo, membro di una famiglia e di una comunità civile, responsabile del suo destino nel tempo e al di là del tempo, egli ha di farsi curare e di provvedere tempestivamente ai suoi adempimenti. Nessuno, fuori di lui, può realmente conoscere i suoi problemi personali, i suoi rapporti con terzi, con la sua professione, con la sua coscienza.

Riconosciuta la fondatezza del diritto del malato a sapere, la sua applicazione ai singoli casi non è sempre così facile.

Possono insorgere reali ostacoli, alla corretta informazione, dalle particolari condizioni di labilità psichica del paziente, per cui un'obiettiva rivelazione sulle condizioni di malattia potrebbe provocare nel paziente stesso reazioni assai negative, con la conseguenza non solo di bloccare ogni volontà di collaborazione con i sanitari, ma anche di ridurre, con il suo stato depressivo e di rifiuto, quelle energie spontanee di difesa che la natura in questi casi, mette a disposizione dell'organismo.

Va anche osservato, dall'altra parte, che talvolta non è facile capire se il malato voglia conoscere veramente la verità, oppure ponga la domanda solo per sentirsi dire che "tutto va bene". Anche quando insorge in lui il dubbio che il suo male possa essere grave, spesso preferisce evitare di porre con chiarezza il problema: ne ha paura e sceglie la via della illusoria speranza di guarire.

Vi sono casi in cui la richiesta del paziente di sapere con chiarezza la verità corrisponde ad una obiettiva e precisa volontà di conoscere, tanto che ogni tentativo di dargli risposte approssimative ed evasive finisce con l'irritarlo e renderlo insofferente verso l'ambiente.

Il problema viene comunque affrontato, nei vari ospedali, con modalità e criteri differenziati.

Talvolta esso viene risolto con delicatezza dal Sanitario, magari con l'aiuto dei parenti, sulla linea di una informazione graduale e veritiera: altre volte purtroppo si adotta il criterio del silenzio totale, o della assurda forma di cruda e brutale informazione, o della menzogna.

In realtà la forma più corretta e più saggia di comportamento, nel rapporto del diritto del malato a sapere, dovrebbe essere quella di mettere in atto un tipo di informazione che, oggi valutate le circostanze nella loro concretezza, appare la soluzione più rispondente al maggiore interesse globale del paziente, comprendendo non solo il programma clinico relativo alle terapie, ma anche gli eventuali adempimenti e le eventuali preoccupazioni non ancora chiaramente espresse.

Vi è anche, d'altra parte, da osservare che talvolta un paziente, assai problematico per le sue condizioni generali, chiede di essere sottoposto ad un intervento chirurgico non indispensabile, ma utile per correggere talune disfunzioni che non costituiscono pericolo per la sua sopravvivenza. In tali casi è doveroso dare al malato una corretta informazione sui rischi che l'operazione nella sua globalità comporta, affinché il malato ne sia consapevole e possa recedere dal suo proposito.

È il caso qui di riportare quanto afferma il Codice di Deontologia Medica art. 39: "Il Medico ha il dovere di dare al paziente, tenendo conto del suo livello di cultura e della sua capacità di discernimento, la più serena informazione sulla diagnosi, la prognosi, le prospettive terapeutiche e le loro conseguenze, nella consapevolezza dei limiti delle conoscenze mediche, nel rispetto dei diritti della persona, al fine di promuovere la migliore adesione alle proposte terapeutiche".

IL RAPPORTO MEDICO-PAZIENTE

Il problema che affrontiamo, carico di significati etici, è antico quanto la medicina.

Se pensiamo che un grande medico del passato quale fu Ippocrate (460 a.C.) evidenziò con grande impegno ed efficacia, fin da allora, la delicatezza e, talvolta, la difficoltà del rapporto tra colui che è ammalato e bisognoso di cure e colui che è in grado di offrirgliele, ci accorgiamo che il problema era già ben evidente molto prima della nascita di Cristo, che avrebbe comunque portato, col comandamento dell'amore e della carità, un ulteriore impulso ed un cresciuto significato al legame tra curante e curato.

Ippocrate è passato alla storia soprattutto in virtù di un giuramento, proposto ai medici di quel tempo ma ancora oggi prezioso punto di riferimento bioetico, che conteneva la chiara affermazione di un'etica professionale fondata sul rispetto della vita e della dignità della persona umana. Ippocrate riteneva che la professione del medico dovesse fondarsi soprattutto sulla coscienza, sulla competenza, sulla coerenza e sulla disponibilità alla collaborazione; cardini che ancor oggi possiamo considerare fondamentali per un corretto ed efficace esercizio della professione medica: una professione oggi come allora accompagnata e caratterizzata, quando sia vissuta con autentico impegno e vera passione, da continue e profonde riflessioni deontologiche e morali, a protezione sia del malato, sia di chi lo prende in cura.

Dobbiamo d'altra parte riconoscere che la medicina ha subito, nei secoli, successive modificazioni di indubbia rilevanza: da una medicina magica e misteriosa si è passati ad una medicina paternalistica in cui il medico fu a lungo guardato con assoluto rispetto e grande considerazione in virtù della sua indiscutibile competenza, costruita in anni di studi e sacrifici. In questa medicina il malato accettava questo supporto, che lo vedeva in una condizione di forzata sudditanza psicologica.

La medicina è andata, nell'ultimo secolo, trasformandosi rapidamente. La specializzazione dei medici (che offre sempre più vantaggi di specifiche competenze, a danno però di una considerazione globale del malato), l'avvento della medicina mutualizzata, la crescente complessità dell'assistenza sanitaria fondata sempre più sulle acquisizioni tecnologiche, rischia di ridurre ogni volta il paziente ad un caso clinico, quasi privato della propria dignità di persona.

È di questi ultimi tempi, fortunatamente, una profonda riflessione in chiave bioetica, sulla necessità di considerare finalmente il rapporto tra medico e paziente una specie di alleanza, che vede chi è ammalato come soggetto pensante e collaborante e non più come semplice oggetto di cure sia pure efficaci e somministrate con competenza.

È dunque il medico secondo scienza e coscienza con sensibilità e rispetto a dover instaurare un rapporto corretto e costruttivo, fondato sulla fiducia reciproca ed inteso a combattere la malattia e la sofferenza.

È doveroso, per il medico, rispettare gli innegabili diritti della persona malata. Essa deve poter scegliere liberamente e senza condizionamenti il proprio curante, deve poter accettare o rifiutare i trattamenti previa un'adeguata informazione, deve poter contare sulla natura confidenziale della sua condizione medica e personale, deve poter ottenere l'aiuto di un ministro della propria religione, deve essere preservato dall'accanimento terapeutico, deve poter morire con dignità.

Secondo questi criteri ai quali vanno aggiunti quelli riguardanti la corretta considerazione del ruolo svolto dai parenti, dagli infermieri, degli assistenti spirituali e dai volontari, il rapporto medico-paziente può dare i migliori risultati sul piano etico e umano.

IL CONSENSO INFORMATO

Su queste pagine abbiamo già affrontato il problema della diversa informazione da fornire al malato sul suo stato di malattia, sulla prognosi, sulle possibilità terapeutiche.

Ciò si inserisce nel grande quadro della comunicazione tra medico e paziente. In un rapporto costruttivo e non conflittuale, fondato sulla reciproca fiducia.

L'informazione, che deve essere adeguata alla capacità di comprensione dell'interlocutore, è soprattutto finalizzata a permettere l'espressione di un valido consenso da parte di chi intende sottoporsi a trattamenti medici di diagnosi e cura.

Anche la Costituzione Italiana all'art. 32, afferma che nessuno può essere sottoposto a trattamento sanitario senza il proprio consenso, salvo casi particolari che configurano lo stato di necessità o il bene comune.

Ricorda la "Carta degli operatori sanitari" che il medico non ha nei confronti del paziente un diritto separato o indipendente: in generale può agire solo se il paziente lo autorizza esplicitamente o implicitamente, direttamente o indirettamente. Senza questa autorizzazione egli si attribuisce un potere arbitrario. Il rapporto, come si è visto, deve essere umano, fondato sul dialogo e non oggettuale. Il paziente non va infatti considerato come un individuo anonimo su cui applicare conoscenze mediche, bensì una persona responsabile che deve essere chiamata a farsi compartecipe del miglioramento della propria salute e del raggiungimento della guarigione. Egli deve essere messo nelle condizioni di poter scegliere personalmente e non di dover subire decisioni prese da altri.

Il "Comitato Nazionale di Bioetica", ha affrontato questo delicato problema ed ha offerto alcune linee guida che meritano di essere conosciute.

Il consenso informato costituisce legittimazione e fondamento dell'atto medico ed allo stesso tempo è strumento per realizzare quella alleanza terapeutica e piena umanizzazione dei rapporti fra medico e paziente a cui aspira la società di oggi.

Nel caso di procedimenti diagnostici e terapeutici importanti o prolungati, il rapporto tra curante e paziente non deve limitarsi a fugaci incontri, ma arricchirsi di umanità e simpatia reciproca: ciò richiede, da parte del medico, doti psicologiche tali da consentirgli di capire la personalità del paziente e la sua condizione ambientale al fine di adeguare il tipo di informazione di cui ha bisogno per esprimere un valido consenso.

Le informazioni, soprattutto quando rivestono carattere di gravità, dovranno essere fornite con prudenza e corredate da elementi di speranza, nel limite del possibile.

In ogni caso il paziente dovrà essere messo in grado di esercitare correttamente i suoi diritti, formandosi una volontà veramente libera da pregiudizi e condizionamenti di fronte alle proposte diagnostiche e terapeutiche. Fanno eccezione, ovviamente, i casi in cui lo stato di necessità, rende moralmente obbligatorio l'intervento medico per salvare la vita del paziente, la cui capacità di intendere e volere sia evidentemente offuscata dallo stesso stato di malattia.

Non va considerata vincolante, per il medico, la richiesta dei familiari di fornire al paziente informazioni non veritiere: il medico ha il dovere di dare al malato, secondo scienza e coscienza, le informazioni necessarie per affrontare responsabilmente la realtà.

Va anche sottolineato che il consenso informato in forma scritta (oggi sempre più diffuso) è moralmente doveroso in tutti i casi in cui, per la particolarità delle prestazioni mediche, si rende necessaria una manifestazione non equivoca della volontà del paziente: ciò naturalmente non libera i curanti dalla responsabilità sul piano etico ed eventualmente giudiziario del loro operato.

La forma scritta del consenso è, a maggior ragione, obbligatoria nel caso di pazienti incapaci per età o condizione psichica e deve essere rilasciata da chi eserciti la tutela, come nel caso dei genitori di pazienti nella minore età o di rappresentanti legali di coloro che sono incapaci di intendere e volere.

Va comunque osservato che è eticamente doveroso tenere conto della volontà del minore che manifesti sufficiente maturità e consapevolezza.

LA SPERIMENTAZIONE CLINICA

La Bioetica, sin dalle sue origini, ha rivolto la propria attenzione al tema della sperimentazione clinica e si può affermare che proprio la ricerca sperimentale sull'uomo, soprattutto per la tecnologizzazione della medicina, rappresenta un campo particolare di esperienze etiche che hanno talvolta turbato l'opinione pubblica per possibili abusi che, generando profonda sofferenza morale, vengono collocati alle origini della Bioetica.

Da quando i farmaci hanno perso, nel tempo, il loro carattere magico e suggestivo ed hanno iniziato ad assumere il valore di preziosi agenti biochimici, sono stati sempre più assoggettati alla verifica sperimentale prima del loro impiego.

Pur nascendo da procedure di laboratorio precedute da ipotesi scientifiche e da sperimentazioni sull'animale, i farmaci compiono oggi il loro percorso di convalida attraverso la sperimentazione sul suo destinatario naturale. È certo che il primo impiego sull'uomo, prima di arrivare al trattamento terapeutico corrente, solleva numerosi problemi giuridici, economici e politici, oltre che etico-deontologici.

La sperimentazione clinica prevede più fasi di studio: l'interazione tra il volontario sano ed il farmaco con i suoi effetti sull'organismo, gli effetti farmaco-dinamici sul soggetto ammalato, gli effetti terapeutici sulla malattia, gli effetti collaterali e le modalità di impiego.

La sperimentazione clinica ha dunque, tra i suoi scopi, la sicurezza, l'efficacia, il meccanismo d'azione, la farmacologia clinica e la metodologia clinica.

La legislazione, la deontologia, il diritto internazionale hanno posto agli sperimentatori linee definite e dettagliate di comportamento in relazione alla sperimentazione sull'uomo. Numerosi sono i documenti internazionali emanati per stabilire norme di corretta sperimentazione: Codice di Norimberga (1946). Dichiarazione di Helsinki (1964-1989). Direttiva CEE sulle norme di buona pratica clinica (1991).

Va osservato che i requisiti etici di ogni studio clinico sperimentale devono essere: valore scientifico e validità dello studio, rapporto rischi-benefici e costi-benefici, validità del metodo e adeguatezza delle strutture, criteri di reclutamento, informazione del malato e validità del consenso (indispensabile).

È importante sottolineare che allo scopo di verificare queste garanzie e di esprimere o meno parere favorevole, sono stati istituiti i Comitati di Bioetica: essi devono farsi carico di una attenta analisi di tutte le componenti di ogni protocollo di ricerca e quindi, con estremo rigore, devono esprimere un motivato parere che costituisce una indispensabile condizione per la attuazione della ricerca sperimentale.

La sperimentazione sui farmaci vanno comunque distinte in terapeutiche e non terapeutiche: le prime hanno rilevanza diagnostico-terapeutica sul paziente, le altre hanno come scopo la verifica di ipotesi scientifiche senza l'immediato riferimento al paziente e alla sua malattia.

La diversa finalità è rilevante ai fini del consenso informato: mentre esso è assolutamente indispensabile nella sperimentazione non terapeutica, nella sperimentazione a fini curativi esso talvolta può essere considerato implicito data la gravità del paziente, per il quale il farmaco (o la procedura terapeutica) costituisce l'ultima possibilità di cura.

La sperimentazione clinica rappresenta dunque un momento importante, scientificamente e socialmente necessario, che deve assolutamente essere realizzato, con la dovuta correttezza, per il progresso della medicina, che è stato possibile, nei secoli, solo attraverso la sperimentazione.

L'etica e la scienza sperimentale non sono perciò in contrapposizione quando, mediante il loro confronto costruttivo, si collocano a difesa e a promozione della vita e della persona umana.

L'UMANIZZAZIONE
DEL SERVIZIO SANITARIO

La preziosa opera di umanizzazione in atto in molti ospedali corrisponde esattamente ad una concezione dei luoghi di cura e della sanità tutta, che deriva dalla considerazione non solo degli aspetti sociali, clinico-scientifici, organizzativi ed economici dell'assistenza, ma anche della forte componente etica che sta alla base del prendersi cura (e non solo del curare) della persona malata.

Non a caso, negli ultimi decenni, è nata una nuova disciplina chiamata Bioetica: essa, come si è già detto, intende affrontare le complesse problematiche sollevate dal continuo progresso scientifico e tecnologico nell'ambito della biologia in generale e della medicina in particolare: nuove domande, nuove esigenze, nuove aspettative costituiscono oggi una continua sfida all'intelligenza, alla libertà e soprattutto alla coscienza degli uomini.

La Bioetica è stata definita come quella parte della filosofia morale che considera la liceità degli interventi sulla vita, sulla salute e sulla malattia dell'uomo, connessi allo sviluppo della scienza medica.

L'esercizio della medicina è sempre stato, in realtà, accompagnato da riflessioni morali e deontologiche.

Già il giuramento di Ippocrate, molti secoli fa, aveva affermato la necessità di un'etica professionale fondata sul rispetto della vita e della persona, accompagnata da competenza, coscienza, coerenza e collaborazione.

Gli ambiti della Bioetica, come si e già detto, riguardano il nascere, il vivere ed il morire dell'uomo.

Nel primo si affrontano le problematiche riferite alla manipolazione genetica, alla procreazione assistita, alla dignità dell'embrione, alla maternità surrogata, alla interruzione volontaria della gravidanza, alla clonazione.

Nel secondo ambito si considerano il diritto-dovere della salute, il delicato rapporto tra operatore-sanitario e paziente, l'informazione ed il consenso alle cure, la sperimentazione di farmaci e tecniche, la terapia del dolore e le cure palliative, la rianimazione, l'accanimento terapeutico, i trapianti.

Nel terzo ambito vengono affrontati problemi inquietanti come il trattamento dei malati terminali, l'eutanasia, la morte cerebrale, la donazione di organi e tessuti.

Dalle complesse questioni della Bioetica non si può non tener conto nella indispensabile opera di umanizzazione della attività assistenziale che si svolge negli ospedali e nei vari luoghi di cura.

Va osservato che una corretta visione etica di un moderno ospedale prevede che l'istituzione, senza modificare la propria funzione principale che è quella di curare i malati, riesca ad incorporare nella propria cultura e nel lavoro quotidiano dei propri operatori anche l'idea della promozione della salute a vantaggio dei malati, delle loro famiglie e degli stessi operatori sanitari.

Questi ultimi, oltre ad affinare le proprie capacità di umano approccio alla persona malata e ad affrontare ogni giorno con impegno il percorso etico di una crescente umanizzazione del luogo di cura, devono sentirsi non solo operatori, ma anche educatori sanitari, non limitandosi ad erogare corrette prestazioni professionali, ma anche individuando quei bisogni ai quali la risposta deve essere di tipo educativo e promuovendo pertanto comportamenti responsabili nell'ambito di una sempre più efficace opera di prevenzione.

Una crescente attenzione alla qualità dei servizi sembra infatti caratterizzare oggi la gestione degli ospedali e dei luoghi di cura: essa deve tuttavia fare i conti con una serie di problemi irrisolti, spesso fonte di disagio, legati alla frammentarietà, all'accessibilità ed alla appropriatezza delle cure.

I sistemi attuali di gestione tendono ad ispirarsi a valori di indubbio significato etico come la centralità della persona, la sicurezza e l'efficacia degli interventi, l'equità dei trattamenti, l'innovazione, la ricerca e la corretta utilizzazione delle risorse. Ad essi si deve aggiungere una sempre efficace opera di umanizzazione e perciò di attenzione ai bisogni della persona ammalata attraverso l'indispensabile considerazione delle componenti psicologiche, affettive, sociali e spirituali della sofferenza.

Tenendo conto dei valori che costituiscono la persona umana, come l'autocoscienza, l'autodeterminazione, la capacità di autotrascendenza, il percorso di una crescente umanizzazione dei servizi sanitari assume, dunque, senza dubbio i connotati di un momento di alto significato bioetico.

COMUNICAZIONE E MEDICINA

La comunicazione costituisce una delle attività fondamentali per ogni essere umano: qualcuno ha anche affermato che "comunicare è vivere"; non v'è dubbio perciò che, quando la comunicazione riguarda le problematiche relative alla salute e alla malattia, nonché alla medicina ed alla ricerca clinico scientifica, la correttezza e l'efficacia di ogni momento comunicativo assumono grande rilevanza anche in campo bioetico.

Gli attori principali di ogni comunicazione nel processo diagnostico-terapeutico sono non solo i malati ed i medici, ma anche i parenti, gli infermieri, i tecnici e tutti coloro che partecipano alla vicenda umana chiamata malattia, con tutto il suo corredo di sofferenze fisiche e psicoaffettive.

È osservazione fin troppo frequente quella secondo la quale una terminologia tecnica o specialistica, anche rivolta a persone di buon livello culturale, ovvero una terminologia semplicemente un po' sofisticata usata con persone di scarsa cultura, può diventare con facilità un mezzo di sopraffazione o di difesa da parte del comunicatore.

Nella pratica medica, in particolare, un vocabolario ingombro di neologismi e tecnicismi compromette la possibilità di stabilire sia una buona comunicazione sia, tanto più, un rapporto di fiducia.

D'altra parte, però, la medicina è, oltre che un'arte, una scienza, seppur non esatta, che ha bisogno di una terminologia precisa, anche quando semplificata, così come necessita di argomenti complessi spesso non facilmente semplificabili.

Questo tema tocca dunque il cuore del rapporto medico-paziente (di cui si è già parlato su queste pagine, evidenziandone gli aspetti etici) e quello, non meno delicato, della divulgazione scientifica e della ricerca biomedica.

La lingua tecnica medica, più di ogni altra, impone il confronto con la lingua corrente. Al di là della ricerca e della pratica clinica, la quotidianità richiede un perenne rapporto comunicativo tra il medico, che vuole interpretare i problemi del paziente, e il paziente che cerca di comprendere la diagnosi del medico. Il rapporto implica inevitabilmente il linguaggio: se la presentazione dei sintomi è essenziale in vista del trattamento medico, altrettanto essenziale è che le spiegazioni del medico e le sue prescrizioni siano pienamente comprese dal paziente.

L'ascolto attento e l'accurata enunciazione sono essenziali in questo rapporto e devono mirare al superamento delle eventuali barriere che ostacolano la comunicazione.

Tali barriere esistono talvolta, paradossalmente, anche all'interno della stessa classe medica, quando l'integrarsi delle varie competenze specialistiche dovrebbe portare, in un clima di interdisciplinarietà ai migliori risultati diagnostici e terapeutici per ogni singolo caso clinico.

Purtroppo ciò non sempre avviene, a discapito di una medicina corretta, fondata sulla collaborazione tra i medici, secondo quanto prescriveva anche il famoso giuramento di Ippocrate.

Il processo comunicativo, in medicina clinica, non può non configurarsi che come processo di traduzione in cui la figura di traduttore viene logicamente assunta dal medico. Egli può avvalersi, a seconda dei casi e delle necessità, di uno o più tipi di traduzione delle conoscenze medico-scientifiche da trasmettere al malato: quella in cui i segni si spiegano con altri segni della stessa lingua, quella in cui il processo opera con i segni di altre lingue, quella in cui si ricorre ai segni di un codice non linguistico (grafico, per immagini ecc.).

Va dunque ribadita la necessità che il medico sappia affinare le proprie capacità di comunicatore. Se ci rifacciamo ad una situazione in cui il contesto è la visita medica, il referente di cui si parla è lo stato morboso, gli interlocutori sono il medico specialista come emittente ed il malato come destinatario, la ricezione del messaggio sarà inversamente proporzionale al livello culturale del paziente e dovrà quindi, per essere efficace, adeguarsi al codice personale di quest'ultimo. È questo un preciso dovere etico-deontologico a cui nessun medico, o comunque nessun operatore sanitario, deve sottrarsi.

Esiste poi il linguaggio della ricerca medica che, anche se non è formalizzabile nella stessa misura di altri linguaggi scientifici, ricorre largamente a "linguaggi alternativi". L'uso di formule, diagrammi e modelli strutturali, grafici, sigle, una terminologia dotta, in prevalenza greco-latina e anglosassone, una sintassi semplificata, costituiscono gli elementi di un codice ristretto che consente il messaggio tra emittente e ricevente in un contesto che concerne la malattia, ma talvolta emargina il malato.

Va anche osservato che la scienza medica, come ricerca pura, non può sottrarsi a due compiti fondamentali: l'applicazione pratica e la divulgazione. È intuitivo quanto quest'ultima sia un problema attuale, soprattutto per quanto riguarda le scienze mediche riferite alla clinica.

Quotidiani, settimanali, riviste, trasmissioni radiotelevisive, con rubriche fisse o con interventi occasionali, affrontano ogni giorno i problemi riguardanti la salute e la malattia, la prevenzione e la terapia.

A questo proposito gli estremi negativi possono essere due: o chi scrive (o parla) è lo specialista che adopera la lingua tecnica nella sua forma più stretta e corre perciò il rischio di risultare poco o nulla comprensibile, oppure chi tratta l'argomento è un incompetente che rischia (e ciò è anche più grave) di generare falsi concetti, infondati convincimenti o grossolani errori di interpretazione. Nel caso della salute e della educazione sanitaria tutto ciò è estremamente negativo e va evitato o combattuto da chiunque svolga una funzione importante nell'ambito delle professioni sanitarie, dell'attività politico-amministrativa e degli studi etico-deontologici relativi alla medicina.

Va infine preso in particolare considerazione un aspetto peculiare della comunicazione in ambito sanitario: quello della pubblicità, talvolta poco rispettosa delle verità scientifiche. Essa finisce col risultare fuorviante, diseducativa, antieconomica, inducendo spesso ad una dispersione di risorse che invece dovrebbero essere più correttamente amministrate. L'impiego corretto delle risorse è, com'è noto, una delle tante problematiche che la bioetica ha il dovere di affrontare. In conclusione possiamo affermare che se la comunicazione è l'atto che rende possibili i rapporti umani, cioè l'elemento indispensabile per l'esistenza di qualsiasi forma di relazione sociale, la comunicazione nell'ambito della medicina e di tutto il mondo sanitario assume oggi una veste di particolare rilevanza per la delicatezza della problematiche che in esso vengono quotidianamente affrontate.

Una particolare forma di comunicazione che riguarda anche la medicina nei suoi aspetti diagnostico-terapeutici e di ricerca scientifica è, da alcuni anni, l'informatica.

Essa costituisce senza dubbio uno strumento moderno che, applicato correttamente, può con certezza migliorare l'attività assistenziale e di ricerca: applicare l'informatica nei soli aspetti amministrativi, come avviene in alcuni luoghi di cura, significa rinunciare ad un prezioso strumento di crescita per il mondo della scienza medica e dell'assistenza sanitaria. L'archiviazione dei dati, la loro elaborazione e la loro interpretazione sul piano statistico, epidemiologico, scientifico e sociale, permette un sicuro progresso della medicina, fondato sulla acquisizione di conoscenze oggettive, e quindi anche eticamente più corrette ed attendibili.

I buoni programmi informatici aiutano i medici a curare meglio i malati, ad aderire alle linee guida, ad evitare talune complicazioni come gli effetti collaterali dei farmaci e le infezioni ospedaliere, ad evitare errori, a ridurre i costi.

Ma recenti studi hanno evidenziato un aspetto fondamentale: il computer è veramente utile se i sistemi informatici vengono sviluppati da chi li deve usare e non imposti da esperti.

V'è anche da osservare che l'informatizzazione negli ospedali costa. È buona norma, anche sul piano etico, utilizzare correttamente le risorse disponibili, evitando di spendere il denaro pubblico senza la certezza che i progetti informatici possano veramente migliorare l'acquisizione delle conoscenze ed il miglioramento dell'assistenza.

In caso contrario tutto andrà a beneficio di chi sarà chiamato ad installare i sistemi, ma non potrà essere utile a coloro che devono essere i veri destinatari delle nuove tecnologie in medicina: i malati.

LA TOSSICODIPENDENZA

Esistono sostanze che, assunte abitualmente, generano tossicomania, cioè assuefazione e dipendenza; per gli effetti che producono sulla psiche e sul comportamento, esse risultano nocive sia all'individuo che alla società.

L'assuefazione è lo stato che viene prodotto dalla assunzione ripetuta di un farmaco e comporta la tendenza a continuarne l'utilizzazione in ragione della sensazione di benessere che esso produce.

La dipendenza indica invece lo stato di intossicazione provocato dall'uso ripetuto di una sostanza, il desiderio compulsivo di assumerla in continuazione procurandosi la dose con qualsiasi mezzo, la tendenza indotta ad aumentare le dosi per continuare ad ottenere l'effetto desiderato; la dipendenza non è solamente psichica, ma anche fisica, con conseguenti crisi nei momenti di astinenza.

Va osservato che al concetto di dipendenza si deve associare quello di tolleranza, inteso come meccanismo di adattamento dell'organismo ad una determinata sostanza introdotta in modo sistematico, tanto da rendere appunto necessario l'aumento delle dosi al fine di continuare ad ottenere l'effetto iniziale.

La maggior parte delle sostanze assunte volontariamente a scopo voluttuario (sono comunemente chiamate droghe) agiscono sul cervello ed hanno in comune una proprietà: "aumentano la quantità di un neuro-trasmettitore, già presente a livello cerebrale, che produce nell'individuo una sensazione di piacere".

Ciò spiega il ripetersi delle assunzioni e l'instaurarsi di una vera e propria dipendenza nei soggetti psicologicamente deboli e privi di quei freni inibitori, fondamentalmente di carattere etico, che servirebbero ad evitare, con consapevolezza, i danni che la tossicodipendenza produce a sé e agli altri.

Nella società di oggi il fenomeno ha raggiunto proporzioni allarmanti: anche Giovanni Paolo II ha avuto modo di manifestare, in più occasioni, la preoccupazione della Chiesa per "il flagello della droga che imperversa in forme crudeli e in dimensioni impressionanti, superiori a molte previsioni".

È importante chiedersi quali siano i fattori che portano all'uso di droga e ne incrementano il consumo. Certamente, alcuni decenni fa, una spinta ideologica e contestatrice portava ad atteggiamenti di protesta a carattere autodistruttivo, ma oggi questa motivazione ha perso la sua rilevanza.

Oggi sul piano psicologico e sociologico, si fa strada l'immagine di tossicomani come persone immature e superficiali, incapaci di gestire se stesse e superare le difficoltà, portate ad evadere dal proprio ambiente verso un paradiso artificiale.

I dissidi in famiglia, la disoccupazione, la mancanza di principi e valori, il ruolo di cattive compagnie, la solitudine e la noia, talvolta l'eccessiva disponibilità di denaro: questi sono i fattori responsabili oggi della tossicodipendenza.

Non v'è dubbio che, sul piano etico, non si può che esprimere un giudizio fortemente negativo su tale condizione psico-fisica e sulle scelte comportamentali che la producono, con gravi conseguenze per la persona e per la società.

Non è etico, infatti, mettere consapevolmente in pericolo la propria salute, che è doveroso salvaguardare, sempre e costantemente, per rispetto verso se stessi e verso chi costituisce la piccola comunità familiare o la grande comunità sociale.

La riflessione etica deve tuttavia portarci ad individuare anche le altre responsabilità che sono in gioco.

Oltre a quella personale di chi assume la droga, che va comunque considerata nella pluralità dei fattori circostanti e delle capacità personali di auto-dominio, esistono le responsabilità della famiglia, della scuola, delle comunità educative, dei mezzi di comunicazioni di massa.

Ben più gravi sono le responsabilità di coloro che permettono e favoriscono la produzione ed il traffico di droga, attraverso organizzazioni che talvolta portano anche a violenze e reati di ogni genere; di queste organizzazioni finiscono purtroppo a far parte gli stessi tossicomani che, per procurarsi gli stupefacenti, diventano loro malgrado spacciatori.

Né si possono escludere le responsabilità degli Stati che vivono e producono ricchezza col traffico internazionale di droga.

Sono molte le proposte di intervento legislativo che vengono avanzate, nelle varie nazioni, per affrontare e risolvere il grave problema della droga. Esse corrispondono a strategie diverse quali: la liberalizzazione (finalizzata soprattutto ad impedire la trasformazione del consumatore in spacciatore), la coercizione (terapie obbligatorie, carcere per chi è sorpreso a consumare e spacciare droga), le azioni di contrasto (prevenzione sociale, repressione efficace, solidarietà civile con coinvolgimento dei familiari), la riduzione del danno (controllo del consumo di droga, distribuzione delle sostanze stupefacenti e di siringhe sterili, distribuzione di metadone, servizi medici e sociali). In Italia il Parlamento ha recentemente approvato una legge severa che ha suscitato vivaci prese di posizione a seconda delle varie collocazioni ideologiche. Importante è anche l'atteggiamento della Chiesa: essa intende, come sempre, offrire un orientamento che rispetti fino in fondo la dignità e la grandezza dell'uomo. Nei documenti ufficiali si ricorda che i soggetti coinvolti nel fenomeno della tossicodipendenza sono la persona, la famiglia, la società.

La Chiesa si sente fortemente impegnata ad intervenire in questo campo mediante l'evangelizzazione, l'annuncio dell'amore paterno di Dio, la denuncia dei mali personali e sociali che favoriscono il fenomeno della droga, la testimonianza di quei credenti che si dedicano alla cura dei tossicodipendenti. La Chiesa vuole perciò essere presente nella famiglia, nella parrocchia, nelle varie comunità, nella cultura, nell'ambito della comunicazione sociale per un'opera di prevenzione e formazione in difesa della dignità della persona umana.

Nella complessa problematica della tossicodipendenza va ora sottolineata l'importanza delle strategie di terapia e di recupero per le quali risultano fondamentali due esigenze: che il trattamento sia graduato a seconda del livello di tossicodipendenza dei soggetti e che così vengano indirizzati verso le comunità terapeutiche. Queste ultime sono preziose in quanto offrono un contesto comunitario motivato, la possibilità di consulenze plurispe-cialistiche, la possibilità di ricostruire nella persona una struttura interiore, la possibilità di riprendere con gradualità i contatti con la famiglia e con il mondo del lavoro: la Chiesa guarda con fiducia a queste comunità.

Per concludere, il giudizio morale sulla tossicodipendenza è relativamente semplice, pur riguardando una condizione psicofisica talvolta drammaticamente grave: l'assunzione di sostanze stupefacenti a scopo voluttuario va considerata come gravemente illecita, in considerazione delle conseguenze che essa determina in modo immediato e frequentemente prolungate nel tempo, sulla persona e sulla società. Anche l'occasionale assunzione di una droga "leggera" è moralmente grave, costituendo un probabile incentivo a perseverare nell'uso di sostanze che alterano la coscienza e l'equilibrio psichico. Va aggiunto che il giudizio morale e tanto più grave in quanto non esiste alcuna ragione che giustifichi un danno alla propria salute: essa va invece salvaguardata, quando possibile, come dono prezioso.

L'ALCOLISMO

È dimostrato che l'alcolismo rappresenta uno dei maggiori problemi clinici e di salute pubblica nel mondo. Si deve anche aggiungere che l'alcol causa un maggior numero di morti rispetto alla droga: 500 volte di più, secondo alcuni studiosi.

Va sottolineato che il Ministero della Sanità affermava, nel 1993, che il fenomeno dell'alcol dipendenza può essere considerato come una vera e propria malattia sociale: questo risulta infatti dalle linee di indirizzo per la prevenzione, la cura, il reinserimento sociale e il rilevamento epidemiologico in materia di alcol-dipendenza emanate allora dal Ministero.

La dipendenza dall'alcol può raggiungere un tale grado di gravità da mettere in evidenza disturbi mentali oppure da incidere sulla salute fisica e psichica dei bevitori, sulla loro vita affettiva e di relazione e sulla normale attività sociale ed economica.

Molto spesso il termine alcolismo (alcolista) si è caricato di significati dispregiativi, ragione per cui si propone oggi la denominazione "sindrome da dipendenza alcolica".

È opportuno chiarire che l'uso di alcol può essere considerato, in molti casi, adeguato e ben tollerato, ma che talvolta esso può divenire inadeguato, pur senza raggiungere la sindrome a cui si è fatto cenno, ovvero può essere inadeguato ed accompagnato dai sintomi della dipendenza e della astinenza.

La presenza di una eccessiva quantità di alcol (etanolo) nel sangue, conseguente all'assunzione smodata di tale sostanza che duri alcuni anni, provoca uno stato di intossicazione cronica che porta ad un insieme di danni all'organismo ed alla psiche dell'individuo, tale da modificarne più o meno gravemente il comportamento.

Le cause dell'alcolismo, che va considerato come vera tossicodipendenza, sono psicologiche, socio-culturali e biologiche. Le carenze affettive, la personalità debole ed ansiosa, alcune particolarità della vita di relazione stanno alla base del fenomeno, mentre la stessa società influisce sull'uso di alcol sia proibendolo, sia permettendolo e addirittura incoraggiandolo attraverso la pubblicità.

V'è da aggiungere che recenti studi in campo scientifico hanno confermato che esiste, sul piano genetico, una particolare vulnerabilità che, attraverso la carenza di un determinato enzima capace di produrre particolari reazioni chimiche, può predisporre all'alcolismo.

È accertato che l'uso normale e controllato dell'alcol non desta alcuna preoccupazione, mentre l'assunzione smodata di bevande alcoliche è grave, anche da un punto di vista etico: i bevitori, talvolta giovanissimi, si espongono infatti al rischio di contrarre dipendenza e di cedere la propria integrità fisica e psichica, anche se in modo temporaneo.

Pure lo Stato può essere in qualche modo moralmente responsabile del fenomeno, tenuto conto che l'Italia è un paese produttore di pregiate bevande alcoliche ed è perciò coinvolto in una serie di interessi economici che riguardano la produzione ed il commercio di tali bevande.

Ne deriva la necessità di una doverosa opera di prevenzione dell'abuso di alcolici attraverso opportune normative e campagne di educazione sanitaria, utilizzando al meglio i mezzi di comunicazione sociale.

Si è già detto che l'alcolismo, come dipendenza, è dovuto ad una distorta relazione della persona nei confronti dell'alcol, talvolta col concorso di fattori ambientali.

È dunque indispensabile una attenta ed efficace opera di recupero, condotta non solo sul piano medico, attraverso un intervento globale ed efficace che sia capace di far uscire il soggetto dalla dipendenza, considerata non solo come malattia, ma soprattutto come limite della libertà e della dignità della persona.

Gli obiettivi che una corretta strategia di recupero deve prevedere sono: la eliminazione della dipendenza attraverso la rottura del legame tra il soggetto e l'alcol, la ristrutturazione della personalità, la revisione del contesto familiare, sociale e lavorativo.

Di grande valore sono quelle iniziative chiamate di "autoterapia" che, pur ricorrendo nei casi più avanzati agli ospedali, risolvono il problema del recupero totale attraverso particolari forme di assistenza che coinvolgono l'alcolista in tutte le sue manifestazioni personali, familiari, professionali e sociali.

Il ritorno ad una vita normale ed al pieno autocontrollo verso le bevande alcoliche viene raggiunto mediante gruppi di tipo familiare, dove ci si incontra con amici ex alcolisti che conoscono perfettamente le esperienze e le difficoltà di chi cerca aiuto. Si crea così un clima di fiducia e di comprensione che lega l'alcolista alla nuova famiglia, da cui ricava preziose indicazioni, avviandosi a quella condizione di sobrietà che costituisce un fondamentale traguardo. Una delle associazioni più attive ed affidabili è quello degli Alcolisti anonimi, presente in moltissimi paesi: essa è frequentemente segnalata anche negli studi e nei congressi di carattere scientifico sulle problematiche dell'alcolismo.

Vanno sottolineate a questo punto, per concludere, le parole di Giovanni Paolo II: "Non si combattono i fenomeni della droga e dell'alcolismo, né si può condurre un'efficace azione per la guarigione e la ripresa di chi ne è vittima, se non si recuperano preventivamente i valori umani dell'amore e della vita, gli *amici* che sono capaci, soprattutto se illuminati dalla fede religiosa, di dare pieno significato alla nostra esistenza".

IL FUMO

Il fumo fa male: nessuno può oggi affermare il contrario. Il fumo danneggia seriamente la salute, come è ormai evidente secondo i numerosissimi studi scientifici sulla composizione del fumo di tabacco (centinaia di sostanze tossiche) e sui danni procurati ai vari organi ed apparati. Malattie più o meno gravi di natura cardio-vascolare, broncopolmonare, tumorale o flogistica, legate talvolta alla riduzione delle difese immunitarie, con ripercussioni persino sulla funzione riproduttiva o altro, sono la chiara dimostrazione dell'azione lesiva prodotta dalla inalazione attiva (e passiva) dei prodotti della combustione del tabacco, inalazione che va considerata indubbiamente contro natura.

Tutto ciò è sufficiente a dare consistenza e giustificazione ad una affermazione che è fondamentale per una valutazione etica del comportamento del fumatore attivo: l'abitudine di fumare, che crea dipendenza, comporta rischi gravi per la salute e per la stessa vita che vanno considerati privi di qualsiasi giustificazione o indicazione medica.

Si tratta dunque di un comportamento moralmente riprovevole che, quando non sia sporadico, assume reale gravità sul piano oggettivo.

Degne di considerazione sono poi le circostanze aggravanti, tra cui la più importante è costituita dal fumare in luogo chiuso alla presenza di altre persone: ciò provoca danno alla salute altrui ed è prova di inaccettabile egoismo, soprattutto se il danneggiato è un minore, incapace di difendersi.

Altro fattore aggravante è costituito dalla posizione sociale di chi fuma: è il caso, oltre che dei genitori, dei medici, degli insegnanti, dei sacerdoti, di tutti coloro che svolgano funzioni di educatori e possano perciò rappresentare modelli comportamentali.

Importanti documenti della Organizzazione Mondiale della Sanità affermano che l'abitudine di fumare è probabilmente la più importante causa evitabile di cattiva salute nel mondo, che la sigaretta è uno strumento di morte a riguardo del quale non è più possibile un atteggiamento di neutralità, che il consumo di tabacco minaccia soprattutto le popolazioni dei Paesi in via di sviluppo, esposte alle campagne pubblicitarie dei fabbricanti di sigarette (capaci di creare l'illusione di una impossibile parità sociale con gli uomini e le donne dei Paesi più ricchi).

Va sottolineata la raccomandazione emersa dalla Conferenza internazionale sul Fumo (Stoccolma 1979) secondo la quale i medici di tutto il mondo vengono invitati non solo a non fumare, ma anche ad impegnarsi in una preziosa opera di informazione, educazione e prevenzione nei confronti dei propri pazienti.

La scoperta dei danni gravissimi che il fumo può provocare non riesce, nella maggioranza dei casi, ad indurre i fumatori a smettere: per ridurre dunque la piaga del fumo, capace di sottrarre oltretutto preziose risorse alla collettività, si impone, sul piano operativo, una migliore comprensione del fenomeno al fine di individuare delle linee d'azione più intelligenti ed efficaci.

Si tratta di prendere coscienza delle motivazioni psico-sociali del tabagismo, visto che il fumare fa parte di quella serie di comportamenti che si ritiene, da molti, possano rendere più piacevole la vita. Una attenta analisi psicologica delle varie fasi in cui si sviluppa l'abitudine di fumare permette di indicare nella curiosità, nel desiderio di emulazione, nel desiderio di trasgredire e di identificarsi con modelli spesso abbinati alla sigaretta, le motivazioni vere che portano anche i giovanissimi a dare inizio all'esperienza del fumo.

Le spiegazioni del consolidarsi e del perdurare dell'abitudine di fumare sono varie e complesse, consce ed inconsce. Gli psicologi parlano di piacevole attività orale, di componenti nevrotiche, di attività sostitutiva e significativa (valorizzazione di sé, padronanza, soluzione di situazioni di disagio, rilassamento psicologico, affermazione di virilità, emancipazione). Molto spesso poi il fumare è dovuto ad un riflesso condizionato che si verifica in determinate circostanze. Si può anche affermare che il fumatore accanito arriva a non saper lavorare senza fumare rassicurando che il tabacco agisce sulle sue facoltà intellettive, che facilita il lavoro ed assicura la continuità dello sforzo.

Da tutto ciò risulta con particolare evidenza la difficoltà e complessità di ogni azione che possa essere efficacemente dissuasiva nei confronti di chi è abituato a fumare.

Le radici e i dinamismi anche inconsci di questa dipendenza possono indubbiamente spiegare la diffusa e pervicace resistenza offerta dai fumatori agli argomenti, più che validi, di coloro che, facendo leva sulla grave realtà dei danni e dei rischi a cui espone l'abitudine di fumare, vorrebbero indurli a smettere, adducendo anche motivazioni di carattere etico.

Purtroppo, in molti casi, l'inconscio si mostra refrattario o addirittura estraneo ad ogni logica cosciente.

È dunque la prevenzione, ancora una volta, lo strumento più efficace da mettere in gioco nella lotta contro il fumo.

La collocazione del tabagismo tra le tossicodipendenze non fa che confermare la priorità dell'azione preventiva da più parti intrapresa per combattere il fumo, pur tra ambiguità e contraddizioni.

Vanno qui ricordate le campagne mondiali promosse e sostenute dall'Organizzazione Mondiale della Sanità, le molteplici iniziative di governi, ministeri, organizzazioni ed enti impegnati contro i tumori e contro le malattie cardiovascolari, le campagne pubblicitarie ed i sussidi per le scuole.

Ma va anche detto che non sempre alle vane iniziative accennate si dà, secondo un preciso dovere morale, tutto l'appoggio e la collaborazione che sono concretamente possibili da parte di chi svolge determinate funzioni di pubblico interesse: in questi casi l'inazione e l'indifferenza costituiscono atteggiamenti moralmente riprovevoli.

In particolare dalla comunità cristiana si deve esigere un contributo specifico e insostituibile per la formazione di rette coscienze anche in questo campo, nel rispetto della salute e della vita.

Circa i tentativi di disassuefazione si può dire che essi mostrano quanto il problema sia particolarmente complesso, specie quando il tabagismo abbia raggiunto il livello di vera tossicodipendenza. Esistono strategie terapeutiche a base di sostanze medicamentose con effetti simili a quelli della nicotina e terapie che escludono ogni surrogato. Non esistono comunità terapeutiche, ma esistono terapie di gruppo.

Non è difficile comunque trovare persone che hanno saputo smettere di fumare ed è facile rilevare che ognuno ha seguito metodi e vie personali. Elemento fondamentale e comune è sempre la convinzione, seriamente motivata, di dover smettere.

Vanno sottolineati, a questo punto, i compiti che anche lo Stato deve assumersi nella lotta contro il fumo. In Italia, dopo provvedimenti legislativi insufficienti ed inefficaci (divieto di pubblicità), si è finalmente giunti ad una legge molto severa che ha portato al divieto assoluto di fumare in ambienti pubblici chiusi ed ha prodotto una oggettiva riduzione del consumo di tabacco.

Era davvero mostruoso che lo Stato dichiarasse solennemente, nella Costituzione e nelle leggi, il suo impegno a difesa della salute dei cittadini e, nel contempo, ricavasse addirittura dei profitti attraverso la distribuzione di tabacco, causa accertata di malattie anche gravi in larghi strati della popolazione.

Sul piano etico va dunque considerata colpa più o meno grave il consumo di tabacco da parte dei fumatori e di coloro che, preposti a far rispettare le leggi, risultano inadempienti.

Fumare fa certamente male e porta alla necessità di cure che possono, fra l'altro, incidere fortemente sulle già scarse risorse che sono a disposizione del Servizio sanitario nazionale.

LA TERAPIA DEL DOLORE

Uno degli scopi fondamentali della medicina è, da secoli, la liberazione dell'uomo dal dolore.

Definire il dolore, tuttavia, non è facile: diverse sono state finora le definizioni proposte e tra esse la più corretta sembra essere quella secondo la quale il dolore costituisce una "esperienza emotiva e sensoriale spiacevole, associata ad un danno tissutale in atto o potenziale". In questi ultimi anni si è avuto un crescente fervore negli studi clinico-scientifici: essi hanno portato ad importanti acquisizioni sulla fisiopatologia e sulla terapia del dolore.

Stabilito che il dolore fisico fa parte del grande problema della sofferenza (che può essere fisica, psicologica, esistenziale, spirituale), ad esso si è riconosciuta una precisa e preziosa funzione: quella di richiamare l'attenzione su organi ed apparati colpiti dalla malattia.

Si è anche imparato che la lotta contro il dolore, ovvero l'aiuto e l'assistenza (il prendersi cura) della persona che si trova a vivere questa penosa esperienza, non può mai ridursi alla somministrazione di analgesici o di stupefacenti, oppure ad altri interventi esclusivamente medici: accanto al dolore fisico può comparire la paura, l'angoscia, il senso di solitudine.

Contro tale sofferenza non bastano i migliori ritrovati della scienza, ma è importante la presenza rassicurante di persone care e di operatori competenti e sensibili, capaci di mettere in atto una efficace assistenza anche come preciso obbligo morale.

Va osservato che mentre il dolore acuto, cioè quello che compare come segnale di una improvvisa lesione o disfunzione, quasi sempre può essere semplicemente combattuto e risolto con provvedimenti farmacologici o col trattamento dell'affezione che ne è la causa, il dolore cronico è quello che pone maggiori problemi e che richiede precise strategie terapeutiche.

Esso è il più delle volte dovuto ad affezioni non tanto incurabili (nessun malato è incurabile) quanto inguaribili, rappresentate solitamente da lesioni tumorali.

In questi casi la imprevedibilità della durata della malattia, trattata con chemioterapia o con terapia chirurgica, provoca ansietà, depressione, insonnia. Il malato è come imprigionato da un incubo, provocato dall'assenza di senso, di rimedio e di speranza: il dolore richiama continuamente la gravità della malattia ed aggrava il senso di angoscia.

La natura talvolta devastante del dolore cronico ha portato tempo fa uno studioso a coniare la definizione di "dolore totale", cioè fisico, psicologico, sociale e spirituale.

È dunque doveroso, per la medicina di oggi, continuare le ricerche e mettere in atto le sempre più efficaci terapie nella lotta contro il dolore.

Le ricerche scientifiche sul dolore hanno fatto, in questi ultimi anni, progressi rapidi, approntando nuovi ed efficaci trattamenti soprattutto del dolore cronico; ma si deve purtroppo ammettere che ancora oggi molti operatori sanitari sembrano ignorare queste conquiste. Come sembrano ignorare l'importanza del conforto morale che può dare ai sofferenti la competenza e la presenza rassicurante di medici e infermieri capaci di offrire, nell'esercizio della loro professione, vera umanità.

Senza voler entrare nel merito delle varie tecniche medicochirurgiche, sempre più complesse e sofisticate, che costituiscono le conquiste dell'algologia, va detto che importanti Associazioni, promuovendo ricerche, congressi e reciproci scambi culturali, hanno portato oggi alla consapevolezza della necessità di interventi pluridisciplinari.

Per la complessità del fenomeno dolore e la conseguente impossibilità di ridurlo ad un problema risolvibile con i soli mezzi tecnici, si è giunti, in molte nazioni, a tentativi istituzionalmente innovatori, specificamente orientati verso una terapia interdisciplinare e globale del dolore. Sono nate così le Cliniche del dolore e le Unità di cure palliative, soprattutto destinate ai malati inguaribili in generale, afflitti più o meno da gravi sintomatologie dolorose. Né mancano Associazioni e Fondazioni, con organizzazioni anche complesse, che si giovano di operatori sanitari ad elevata professionalità e di persone dedite al volontariato, capaci di offrire preziosa assistenza anche domiciliare.

Queste attività sono possibili ed efficaci solo se si presuppone e si realizza in concreto un convinto e coerente rispetto della dignità della persona e della vita umana; soprattutto nelle condizioni di debolezza e sofferenza estrema.

È evidente che tutto ciò si ispira ad una logica decisamente opposta a quella dell'eutanasia ed a quella di una medicina sempre più schiava dell'efficientismo e del tecnologismo.

La terapia del dolore diventa così anche una vera e propria operazione culturale, capace di dare un prezioso contributo al faticoso cammino di recupero di valori umani di base (solidarietà ed amore per i deboli e i bisognosi).

Secondo quanto si è detto, anche allo Stato spetta un percorso di ristrutturazione del suo intervento in campo sanitario, affinché sia effettivamente operante il rispetto dei diritti umani degli ammalati, ripetutamente e solennemente proclamati in tanti documenti ufficiali. Senza contare che la razionalizzazione della terapia del dolore migliora l'assistenza sanitaria riducendone i costi e rende, a maggior ragione, eticamente improponibile e riprovevole la riduzione degli stanziamenti per il settore della sanità.

È importante, a questo punto, fare alcune osservazioni sul magistero della Chiesa in tema di dolore e sofferenza: sono numerosi, infatti, i documenti che, negli ultimi decenni, sono venuti a portare luce su quello che può essere considerato uno dei grandi problemi dell'esistenza umana. L'insegnamento degli ultimi Papi ha assunto, come è stato fatto giustamente notare da più studiosi, due caratteristiche diverse a seconda che si rivolga ai sofferenti o agli operatori sanitari: nel primo caso esorta all'accettazione e all'offerta, nel secondo raccomanda un atteggiamento di lotta e di superamento come preciso dovere morale. Il dolore, dunque, non perde la sua durezza, ma cessa di essere una fatalità o, peggio, un castigo: va prima di tutto combattuto fino all'estremo limite possibile, ma poi ne va considerata la grande capacità redentrice, nella consapevolezza che Gesù, morendo, ha dato significato alla sofferenza dell'uomo. Va ora osservato che costituiscono ancora oggi un punto di riferimento fondamentale i discorsi in cui Pio XII ha trattato l'argomento del dolore e della analgesia, soprattutto riferito ai malati terminali: anche documenti recentissimi della Santa Sede si rifanno esplicitamente ad essi, data la loro chiarezza e la loro costante attualità.

Varie sono le affermazioni di principio annunciate da quel Papa: essi vanno dalla liceità, per i malati, di chiedere la soppressione del dolore (considerando che esso può impedire il raggiungimento di beni e di interessi superiori), alla inevitabile necessità di ridurre talvolta lo stato di coscienza con l'uso di farmaci analgesici ovvero alla liceità di impiego di tali sostanze pur nella consapevolezza che esse possono abbreviare la vita.

Pio XII aveva, fra l'altro, affermato che "la soppressione del dolore procura una distensione organica e psichica, facilita la preghiera e rende possibile un più generoso dono di sé".

Tra i preziosi documenti che il magistero della Chiesa ci offre sul tema della sofferenza, non si può certamente dimenticare ora la lettera apostolica "Salvifici doloris" di Giovanni Paolo II. Sottolineando che non senza ragione anche nel linguaggio comune viene chiamata opera da "buon samaritano" ogni attività professionale in favore degli uomini sofferenti e bisognosi di aiuto, il Papa afferma che tale attività, più che una professione sanitaria, in ragione del particolare contenuto evangelico racchiuso in essa, può considerarsi una vera e propria vocazione alla lotta contro il dolore. Attraverso le opportune specializzazioni, la medicina di oggi sa infatti collocarsi con sempre maggior attenzione accanto alle sofferenze umane cercando di comprenderle e prevenirle sempre più efficacemente. Nella lettera apostolica, dopo aver dedicato parole di riconoscimento e di gratitudine a coloro che con competenza mettono in atto la terapia del dolore, Giovanni Paolo II afferma che "la parabola del Samaritano del Vangelo è diventata una delle componenti essenziali della cultura morale e della civiltà universalmente umana".

IL PLACEBO

Il termine "placebo" (di derivazione latina) viene usato in medicina, sia nella pratica clinico-terapeutica che in quella clinico-sperimentale, per indicare sostanze che sono in realtà prive di un'azione curativa specifica sui sintomi soggettivi e sui segni oggettivi di un processo morboso.

Nella pratica clinico-terapeutica il placebo viene spesso impiegato nel tentativo di ottenere comunque un risultato terapeutico, e quindi benefico, senza esporre il paziente ai rischi, attraverso effetti collaterali più o meno prevedibili, della somministrazione di farmaci di cui si conosca la comprovata efficacia, ma che siano anche capaci, in qualche modo, di arrecare danno al paziente (tossicità, intolleranza, assuefazione, costo ed altro).

Un effetto placebo è in realtà una componente importante di molti provvedimenti terapeutici: tale effetto è verificabile soprattutto in malati con spiccata sensibilità ed in condizioni cliniche caratterizzate da un rilevante coinvolgimento della sfera emotiva. Benefici effetti sono stati frequentemente ottenuti da farmaci a cui erano stati attribuito poteri terapeutici, non dimostrati, prima di una seria sperimentazione clinica: i risultati ottenuti si dovevano evidentemente attribuire ad una sorta di effetto placebo che quei farmaci erano stati capaci di produrre in soggetti particolarmente predisposti e suggestionabili. La letteratura scientifica è ricca di riferimenti ed annotazioni sull'argomento, che riguardano un po' tutti gli ambiti della medicina nelle sue numerose specializzazioni.

Va anche osservato che l'effetto placebo è notevolmente influenzato dalla personalità e dall'atteggiamento del medico curante: il medico che mostra di avere fiducia in una terapia può ottenere risultati migliori del medico che ha un atteggiamento scettico, prescindendo dalla reale capacità curativa del farmaco (o del provvedimento tecnico) impiegato.

Talvolta tuttavia può trattarsi anche di sostanze assolutamente inerti, senza alcun vero potere farmacologico, confezionate e proposte in una forma convincente, sempre impiegate a scopo curativo, ma nell'intento di evitare spiacevoli effetti collaterali.

Il placebo può esercitare in realtà molte azioni terapeutiche: in funzione della sintomatologia sofferta dal paziente, esso può ottenere effetti ipnotici, analgesici, sedativi, anti-anginosi e persino la remissione di sintomi ulcerosi.

Il meccanismo d'azione delle sostanze capaci di determinare un effetto placebo sono legate, secondo recenti studi, alla capacità di liberare nell'organismo sostanze (endorfine) dotate di poteri benefici, nonché alla creazione di una vera aspettativa. Cercare di ottenere ciò è lecito, sul piano etico, purché si tratti di una strategia correttamente adottata dal medico curante nell'esclusivo interesse del malato.

Venendo ora a considerare l'impiego di sostanze prive di effetti terapeutici nell'ambito della ricerca, cioè nella pratica clinico-sperimentale, va detto che molto si è discusso, negli ultimi tempi, sulla liceità dell'uso di placebo nei protocolli della sperimentazione clinica.

Premesso che il miglioramento della prevenzione e della terapia rimane un imperativo etico per la scienza medica, va detto che un programma terapeutico sperimentale non può essere adottato senza che un adeguato numero di pazienti sia stato previsto per lo studio e senza la costituzione, talvolta mediante "randomizzazione" (cioè l'assegnazione di pazienti consenzienti scelti a caso) di gruppi omogenei di confronto.

Circa l'impegno di sostanze-placebo; nella sperimentazione vi è da registrare, negli ultimi tempi, la presa di posizione di molti ricercatori secondo i quali ai fini della obiettività scientifica, i gruppi di controllo non risultano meno significativi se, invece di ricevere placebo (rimanendo in pratica senza un trattamento terapeutico), i pazienti vengono trattati con altre forme di terapia tradizionale, scelta tra quelle comunemente in uso per quella specifica forma morbosa.

Va anche detto che, se sul piano scientifico il ricorso al placebo non appare dunque indispensabile, sul piano etico e deontologico esso risulta addirittura inaccettabile, e generalmente inconciliabile con l'esigenza del consenso informato, come del resto viene oggi chiaramente affermato dalla più autorevole letteratura di carattere bioetico sull'argomento: solo per ricerche riguardanti affezioni morbose di scarso rilievo o comunque non suscettibili di alcun trattamento efficace, neppure sintomatico, sarebbe tollerabile l'uso di sostanze inattive.

In conclusione si può affermare che l'uso del placebo, se può essere giustificato nella pratica clinico-terapeutica allorquando se ne vogliano utilizzare gli effetti suggestivi nell'interesse del malato (per non esporlo ai rischi di effetti collaterali di veri farmaci), non può esserlo nel caso della ricerca quando questo interesse venga a mancare. Infatti, nella sperimentazione a fini terapeutici, l'impiego di un placebo è palesemente in contrasto con l'interesse dei malati usati come confronto, dal momento che essi verrebbero in realtà lasciati senza una vera e propria terapia.

La deliberata mancanza di cure, che talvolta potrebbe essere il risultato della sospensione di cure già in corso, costituisce pertanto l'aspetto più grave e più inaccettabile, sul piano etico, dell'uso eventuale del placebo nella sperimentazione clinico-farmacologica.

IL PRINCIPIO DI TOTALITÀ

L'intervento dell'uomo sulla vita umana in campo biomedico presuppone, come si è già detto, il rispetto di alcuni principi fondamentali come l'inviolabilità della vita stessa (su cui torneremo a proposito di eutanasia), il principio di libertà e responsabilità (già trattato a proposito del consenso alle cure), il principio di socialità e sussidiarietà (che riguarda la partecipazione di ognuno alla realizzazione dei propri simili attraverso l'aiuto ai più bisognosi), il principio di totalità (o principio terapeutico).

Proprio su quest'ultimo fondamentale principio è il caso di approfondire oggi la nostra riflessione, essendo esso uno dei principi basilari, e caratterizzanti, dell'etica medica. Esso si fonda sul fatto che la corporeità umana è un tutto unitario costituito da parti distinte, fra loro organicamente e gerarchicamente integrate, in una stessa persona unica e irripetibile.

Quando, per salvare tutto l'organismo e la vita stessa del paziente, si debba intervenire anche con gravi mutilazioni su parti del corpo, il principio della inviolabilità della vita non viene smentito, ma anzi rigorosamente applicato. Si può dire infatti che esso regge tutta la liceità e la obbligatorietà della terapia medica e soprattutto chirurgica: per questo si parla di principio di totalità o principio terapeutico.

Applicazioni particolarmente rilevanti può avere tale principio quando si tratta, ad esempio, di asportazione di neoplasie, di interventi caratterizzati da rischio operatorio elevato o di interventi che comportano sterilizzazione terapeutica (asportazione dell'utero per tumore): in tali casi il danno parziale provocato da un intervento lecito e doveroso va ritenuto più che accettabile sul piano etico.

È evidente che il principio in questione, pur risultando semplice nella sua formulazione, può presentare talvolta delicate ed inquietanti questioni morali che vanno affrontate e risolte caso per caso.

Va anche osservato che il principio terapeutico o di totalità va applicato comunque nel rispetto di alcune condizioni: anzitutto che l'intervento proposto non abbia alternative meno radicali per affrontare e risolvere la malattia, che vi sia una buona e proporzionata possibilità di riuscita, che si tratti di intervenire sulla parte malata (o responsabile dello stato di malattia) per salvare il complesso dell'organismo e che vi sia (salvo rarissimi casi) il consenso informato del paziente.

In molti casi è dunque in questione anche l'integrità fisica: essa è un bene rilevante, insito nella corporeità, e pertanto un valore della persona che può essere messo in discussione soltanto a vantaggio di un bene superiore come la salute o la stessa vita.

Affermata la liceità degli interventi che, in qualche modo, modificano l'integrità fisica del paziente a vantaggio di tutto l'organismo, v'è ora da chiedersi quando tale scelta sia da ritenersi non solo lecita, ma anche obbligatoria. La risposta sta nel riconoscere l'obbligo morale di curare la salute e di lottare contro la malattia: tale obbligo non può che includere anche interventi chirurgici radicali quando questi sono l'unica via percorribile per la soluzione del problema.

Va detto tuttavia che, sulla base del principio generale per cui elementi incerti non possono portare ad obblighi certi, l'affermazione di un preciso obbligo morale non è sostenibile quando si tratti di interventi ad esito dubbio o comunque ad alto rischio di insuccesso e di gravi complicanze postoperatorie che potrebbero addirittura portare a morte il malato.

Nasce a questo punto il problema di una attenta e scrupolosa valutazione preoperatoria che permetta di confrontare tra loro i rischi e i benefici del trattamento terapeutico invasivo, considerando tutte le componenti fisiche e psichiche che riguardano l'operando.

Ma a chi compete tale valutazione? Certamente al medico curante che prospetta la scelta di una soluzione chirurgica, al chirurgo che conferma l'indicazione, al medico anestesista che deve escludere eventuali controindicazioni assolute all'anestesia e all'aggressione chirurgica (rischio operatorio globale), salvo i casi di emergenza.

Sia al chirurgo-operatore che all'anestesista-rianimatore corre anche l'obbligo di dare adeguata informazione sull'intervento, sulle indicazioni, sulle scelte tecniche, sulle eventuali complicazioni, sui tempi necessari, sui criteri che portano a scegliere l'intervento nel rispetto del principio di totalità. Tutto questo ha lo scopo di portare il paziente ad una scelta consapevole e ad un consenso esplicito alla soluzione chirurgica, nella consapevolezza che chi ha ricevuto l'uso di tutto l'organismo ha il diritto-dovere di sacrificare eventualmente un organo o una funzione particolari se la loro conservazione provoca, al tutto, un danno inaccettabile.

Un cenno particolare merita il trattamento anestesiologico quando l'intervento richieda (come nella grande maggioranza dei casi) l'induzione di una anestesia generale, cioè di un coma farmacologico reversibile, caratterizzato dalla perdita dello stato di coscienza. Risulta evidente, sul piano etico, non solo la liceità, ma anche la rilevanza che riveste la soppressione programmata, sia pure a fin di bene e col consenso dell'interessato, della coscienza di un paziente da parte di un medico specialista. Il trattamento in questione richiede l'impiego di farmaci, di strumenti e di apparecchiature (erogazione di anestetici, respirazione artificiale e monitoraggio di varie funzioni) allo scopo di abolire il dolore, impedire le risposte neurovegetative allo stress dell'aggressione chirurgica, talvolta assai cruenta, garantire le funzioni vitali. L'abolizione temporanea della coscienza e la prevenzione della risposta neurobiologica al dolore costituiscono una sorta di mutilazione, non organica ma funzionale, limitata nel tempo, che trova, anch'essa, evidente giustificazione morale nel principio di totalità.

In questi ultimi tempi molti studiosi, tra cui anche alcuni teologi, hanno ritenuto di dover ampliare il concetto di "totalità" al di fuori dell'organismo fisico e della corporeità, arrivando a comprendervi anche la dimensione psicologica ed il benessere soggettivo e psico-sociale della persona.

Qualcuno comprende nel concetto di totalità persino l'insieme dei risultati finali di un trattamento, prescindendo dai mezzi e dai metodi d'intervento: ciò suscita accese dispute sull'argomento, soprattutto in relazione a problematiche come la sterilizzazione contraccettiva, la fecondazione in vitro o l'aborto terapeutico.

Superando dunque la visione puramente organicistica del principio di totalità, si è giunti oggi ad una interpretazione estensiva per la quale si deve appunto intendere per totalità il benessere fisico e psico-sociale dell'individuo. Ciò ha permesso una interpretazione ancora migliore del concetto di totalità, comprendendo in essa una componente fisica, psichica, spirituale e morale della persona, intesa come insieme di valori (autonomia, autocoscienza, autodeterminazione); con tale interpretazione la totalità è stata dunque definita come "personalistica".

Secondo quest'ultima considerazione del problema, il corpo cessa di essere visto in senso esclusivo: prevale invece una visione unitaria e più complessa, che tiene conto della armoniosa compresenza delle componenti a cui si è fatto cenno.

Va tuttavia osservato che accettare i concetti relativi alle motivazioni psicologiche e psico-sociali senza considerare anche il bene dell'organismo fisico al fine di giustificare mutilazioni corporee, senza fare riferimento al bene totale, morale e spirituale della persona, significa giungere alla manipolazione arbitraria della corporeità.

Secondo logiche di tipo psico-sociale si potrebbe purtroppo arrivare a giustificare azioni violente sulla persona come la sterilizzazione forzata, l'eutanasia e la stessa interruzione della gravidanza.

Una ulteriore norma applicativa del principio di totalità è quella relativa alla proporzionalità dei trattamenti diagnostici e soprattutto terapeutici. I trattamenti vanno infatti sempre valutati all'interno della totalità della persona, considerandone la proporzione tra i vantaggi previsti e il rischio di possibili complicazioni.

L'applicazione poi di tecniche diagnostiche complesse e di trattamenti terapeutici sproporzionati al fine di ingannare il paziente (per mostrare competenza ed efficienza), o di compiacere la richiesta di parenti talvolta non del tutto in buona fede, ovvero di sperimentare surrettiziamente tecniche non utili al malato, può costituire un esempio di aggressività o di accanimento terapeutico, eticamente censurabile e comunque lesivo del principio di totalità.

IL CODICE DEONTOLOGICO

La Federazione Nazionale degli Ordini dei Medici Chirurghi e degli Odontoiatri ha recentemente emanato il nuovo testo del Codice di Deontologia Medica: esso contiene principi e regole che il medico-chirurgo e l'odontoiatra, iscritti agli albi professionali, devono osservare nell'esercizio della loro professione.

Nel Codice viene ricordato che il comportamento del medico, anche al di fuori dell'esercizio della professione, deve essere consono al decoro e alla dignità della stessa, in armonia con i principi di solidarietà, di umanità e di impegno civile che la ispirano. Il medico è anche tenuto a prestare la massima collaborazione e disponibilità nei rapporti con il proprio Ordine professionale ed è tenuto alla conoscenza delle norme del Codice e degli orientamenti espressi nelle linee guida allegate; l'ignoranza di queste ultime non lo esime dalla responsabilità professionale.

Nell'introduzione del Codice si afferma che il medico deve prestare giuramento professionale. Tale giuramento si fonda sulla affermazione di fondamentali ed universali principi etici che riguardano il rispetto della dignità dell'essere umano e della sacralità della vita; principi che, nella società di oggi, vengono purtroppo messi talvolta in discussione con proposte legislative indiscutibilmente opinabili.

Va anche sottolineato che, nella parte introduttiva del Codice deontologico, si afferma, tra l'altro, che il medico ha il dovere di denunciare all'Ordine ogni iniziativa tendente ad imporgli comportamenti non conformi alla deontologia professionale, da qualunque parte essa provenga. Dopo la parte introduttiva, il nuovo testo del Codice presenta altre parti fondamentali che riguardano: i doveri generali del medico (libertà, indipendenza e dignità della professione; prestazioni d'urgenza; obblighi peculiari del medico; accertamenti diagnostici e trattamenti terapeutici; obblighi professionali); i rapporti con il cittadino (regole generali di comportamento; doveri del medico e diritti del cittadino; doveri di assistenza; informazione e consenso; assistenza ai malati inguaribili; trapianti di organi, tessuti e cellule; sessualità e riproduzione; sperimentazione; trattamento medico e libertà personale; onorari professionali nell'esercizio libero-professionale; pubblicità e informazione sanitaria); i rapporti con i colleghi (rapporti di collaborazione; consulenza e consulto; altri rapporti tra medici; attività medico-legale; rapporti con l'Ordine professionale); i rapporti con i terzi (modalità e forme di espletamento dell'attività professionale); i rapporti col Servizio sanitario nazionale e con enti pubblici e privati (obblighi deontologici del medico a rapporto di impiego o convenzionato; medicina dello sport; tutela della salute collettiva).

Il nuovo testo del Codice deontologico della Federazione degli Ordini medici si presta ora ad alcune considerazioni riguardanti le problematiche più delicate ed inquietanti dell'esercizio della professione.

Una prima sottolineatura va fatta a proposito dei doveri del medico: essi prevedono la tutela della vita e della salute psico-fisica dell'uomo ed il sollievo dalla sofferenza nel rispetto della libertà e della dignità della persona umana, senza distinzioni di età, di sesso, di etnia, di religione, di nazionalità, di condizione sociale, di ideologia. Nel testo si afferma anche che il medico deve attenersi alle conoscenze scientifiche (con esclusione di quelle "alternative" che non abbiano fondamento scientifico) ed ispirarsi ai grandi valori etici della professione, assumendo come principio il rispetto della vita, della salute, della libertà e della dignità della persona. Viene ovviamente anche affermato che il medico non deve mai soggiacere a interessi, imposizioni e suggestioni di qualsiasi natura. È importante sottolineare anche il ruolo che viene attribuito al medico nella promozione di una cultura civile, tesa all'utilizzo appropriato delle risorse naturali e di quelle tecnico-economiche, oltre ad una cultura di difesa della salute attraverso la prevenzione.

Ribadita la necessità del rigoroso rispetto del segreto professionale, della riservatezza dei dati personali e della correttezza del trattamento dei dati sensibili, il nuovo Codice deontologico riconosce al medico l'autonomia nella programmazione, nella scelta e nell'applicazione di ogni presidio diagnostico e terapeutico (fatta salva la libertà del paziente, dopo adeguata informazione, di rifiutarle e di assumersi la responsabilità del rifiuto), nelle più idonee condizioni di sicurezza.

É comunque prevista l'obiezione di coscienza nell'ambito di applicazione della legge sulla interruzione volontaria della gravidanza.

Viene anche affermato che il medico deve astenersi dall'ostinazione nei trattamenti da cui non si possa fondatamente attendere un beneficio per la salute del malato o un miglioramento della qualità di vita (accanimento terapeutico).

Nel Codice si afferma poi che il medico non deve mai effettuare né favorire, anche se richiesti del malato, trattamenti finalizzati a provocarne la morte (eutanasia).

Se il malato non è in grado di esprimere la propria volontà, il medico deve tenere conto di quanto eventualmente manifestato in precedenza (direttive anticipate). L'accanimento terapeutico, l'eutanasia e le direttive anticipate sono temi di grande attualità di cui ci occuperemo prossimamente su queste pagine.

Il Testamento biologico

Con la definizione di "Testamento biologico" si intende far riferimento alle direttive anticipate di trattamento che ogni individuo può rilasciare, in vita ed in condizioni di buona salute e perfetta capacità di intendere e di volere, nella previsione, anche remota, di un futuro stato di malattia eventualmente caratterizzato dalla perdita di coscienza e quindi dalla incapacità di esprimere un valido consenso alle relative cure.

La rilevanza del tema è andata, in questi anni, crescendo e, presso il Parlamento italiano, si sta studiando e preparando un provvedimento legislativo per disciplinare la materia, come è già avvenuto in altre nazioni.

Il Comitato nazionale di Bioetica ha emanato, qualche tempo fa, un interessante documento elaborato alla luce della più recente riflessione bioetica e di rilevanti novità biogiuridiche in campo internazionale. A questo proposito va sottolineata l'importanza della Convenzione sui diritti umani e la biomedicina, firmata ad Oviedo nel 1997 e ratificata dal Parlamento italiano nel 2001. Ribadendo la centralità della tutela della dignità e identità della persona, la Convenzione attribuisce particolare rilievo alle eventuali volontà precedentemente espresse dai pazienti (incapaci di intendere, volere e comunicare) e stabilisce che esse dovranno essere prese nella giusta considerazione.

L'adozione del Testamento biologico avrebbe dunque lo scopo, tra l'altro, di fornire ai curanti elementi conoscitivi che li aiutino a fare scelte che siano in sintonia con la volontà e le preferenze della persona da curare. Le varie forme di dichiarazioni anticipate, secondo il Comitato nazionale di Bioetica, si iscrivono dunque "in un positivo processo di adeguamento della nostra concezione dell'atto medico ai principi di autonomia decisionale del paziente".

Il Testamento biologico avrebbe perciò il compito di rendere ancora possibile un rapporto personale tra medico e paziente proprio in quelle situazioni estreme in cui sembrerebbe non poter sussistere alcun legame tra la solitudine di chi non può comunicare e la solitudine di chi deve decidere.

Le dichiarazioni anticipate assegnano dunque al medico un compito valutativo assai delicato e complesso che ne esalta l'autonomia professionale: esse non possono mai essere applicate ottusamente e burocraticamente, ma devono sempre essere calate nella realtà specifica di ogni singolo paziente (anche se espresse in forma generica e standardizzata), evitando peraltro ogni forma di abbandono terapeutico.

Pur essendo numerosi e complessi i quesiti bioetici sollevati dalle dichiarazioni anticipate che costituiscono il cosiddetto Testamento biologico, si può dire che non esistono radicali obiezioni di principio nei loro confronti, pur nella considerazione delle varie motivazioni ed argomentazioni addotte a sostegno delle differenti posizioni etiche sull'argomento.

Il consenso che, in linea di principio, ha finora suscitato l'idea delle direttive anticipate, non esclude però l'esistenza di dubbi e riserve in ordine alla struttura e alle modalità di attuazione di tali dichiarazioni. In effetti vari sono gli interrogativi fondamentali che si pongono ad un attento esame della questione: come evitare il carattere astratto delle dichiarazioni e le inevitabili ambiguità del linguaggio impiegato, quali debbano essere le indicazioni operative contenute nel documento, quale affidabilità e quale vincolatività debbano ad esso riconoscersi, quali debbano essere gli strumenti a cui ricorrere per ottenere, osservare e rispettare le volontà del paziente.

Circa l'astrattezza delle dichiarazioni anticipate, dovute alla distanza di tempo ed alla imprevedibilità delle situazioni, va detto innanzitutto che deve sempre essere possibile revocare le direttive e modificarle in riferimento agli eventuali mutamenti nella percezione della propria condizione esistenziale, determinati dalla esperienza concreta di una eventuale malattia. Le possibili ambiguità del testo contenente le direttive anticipate possono essere evitate mediante l'assistenza di un medico o di altra persona competente.

A tale proposito è importante sottolineare la necessità della nomina, da parte dell'estensore delle dichiarazioni, di un curatore (o fiduciario), i cui compiti sarebbero quelli di operare secondo le legittime intenzioni del paziente: instaurare un proficuo rapporto con i curanti, collaborando efficacemente per la realizzazione dei desideri espressi dall'infermo ed aiutando i curanti ad evitare sia l'accanimento che l'abbandono terapeutico. Va tuttavia osservato che rimane aperta la questione della esatta rilevanza etico-giuridica della funzione da attribuirsi al fiduciario, anche attraverso una indispensabile norma legislativa.

Per quanto si riferisce alle indicazioni operative contenute nel testamento biologico, è possibile prevedere che esse possano riguardare l'assistenza religiosa, la donazione degli organi, le cure palliative e la umanizzazione del morire, le scelte diagnostico-terapeutiche che permettono di evitare l'accanimento, non iniziando o sospendendo trattamenti di sostegno vitale (ventilazione meccanica, rianimazione cardio-polmonare) o di alimentazione-idratazione artificiale. Circa l'affidabilità delle direttive e la loro attualità va detto che quest'ultimo concetto esprime un requisito logico e non puramente cronologico-temporale. Ne consegue che il medico, nel suo processo di autonoma valutazione, dovrà riconoscere, se possibile, ancora attuali i desideri del paziente, ovvero operare, secondo scienza e coscienza, in modo diverso, ma comunque nell'interesse della persona assistita. Per quanto riguarda l'utilizzazione del Testamento biologico come strumento di rispetto di volontà anticipate, va osservato che è possibile utilizzare forme di promozione sociale per la sua redazione, ma è anche doveroso rispettare coloro che manifestano una insindacabile avversione alla stesura di tale documento. Allo stato attuale della riflessione bioetica sembra dunque ragionevole ritenere che le direttive anticipate vadano proposte con estremo rispetto e senza forzature.

Nasce ora un interrogativo: è veramente auspicabile un formale intervento legislativo che offra un fondamento giuridico al Testamento biologico?

La risposta può essere affermativa solo se l'eventuale riconoscimento della rilevanza giuridica delle direttive anticipate viene collocato all'interno di una disciplina più generale circa il valore della volontà del malato nei confronti della potestà medica di curare: argomento che, secondo gli esperti, è fonte di importanti spazi di incertezza del diritto. Va comunque affermato che solo una precisa normativa, che precisi inequivocabilmente i contenuti e i limiti della funzione di garanzia attribuita ai medici nei confronti dei pazienti, potrebbe restituire agli operatori sanitari serenità di giudizio, aiutandoli a sfuggire a dilemmi deontologici e professionali talvolta insolubili e a compiere le loro scelte secondo scienza e coscienza.

Una adeguata normativa dovrebbe prendere in considerazione: la forma e le modalità di espressione delle volontà anticipate, la loro conservazione, l'eventuale riferimento su cartelle cliniche, l'esistenza di eventuali modifiche o revoche, la nomina di un fiduciario e la sua dichiarazione di disponibilità. Queste ed altre questioni emergono infatti continuamente nei frequenti dibattiti sul tema, senza che, per ora, si sia giunti a chiare ed univoche conclusioni su un argomento che può risultare semplice solo in apparenza.

In sintesi si può affermare che le dichiarazioni anticipate sono certamente legittime ed hanno sicuro valore bioetico a condizione che: abbiano carattere pubblico (redatte liberamente da maggiorenni capaci di intendere e volere), non contengano disposizioni con finalità eutanasiche (il medico non potrebbe tenerne conto), siano redatte possibilmente con l'assistenza di un esperto e siano capaci di garantire la massima personalizzazione delle volontà del futuro paziente. Nel citato documento del Comitato Nazionale di Bioetica si auspica: che il legislatore intervenga esplicitamente in materia al fine di attuare le disposizioni della Convenzione sui diritti umani di Oviedo (1997), che la legge obblighi il medico a prendere in considerazione le dichiarazioni anticipate (escludendone però il carattere vincolante) esplicitando le ragioni delle sue decisioni, che sia prevista la nomina di un fiduciario da coinvolgere obbligatoriamente da parte dei sanitari, che siano previste apposite procedure, per la conservazione e la consultazione riservata di eventuali dati sensibili.

In conclusione si può dire che è certamente auspicabile una efficace sensibilizzazione culturale sul Testamento biologico, completata da un adeguato intervento legislativo capace di risolvere problemi di carattere medico-legale, di fornire ai pazienti ragionevoli certezze di attuazione dei loro desideri e di dare ai medici chiare e non equivoche garanzie professionali sulla possibilità di agire secondo scienza e coscienza.

L'ACCANIMENTO TERAPEUTICO

Si intende comunemente per "accanimento terapeutico" la ostinata continuazione di trattamenti medici, costituiti dalla somministrazione di farmaci o dalla applicazione di tecnologie piuttosto che dalla esecuzione di interventi chirurgici, oltre ogni ragionevole speranza di miglioramento delle condizioni cliniche del paziente: si realizza, generalmente, in questi casi, una assurda posticipazione della morte ad ogni costo, un gravoso prolungamento della vita oltre i limiti del possibile, mentre la malattia è considerata inguaribile e le terapie appaiono sproporzionate, onerose, inefficaci.

Si può dire, con Giovanni Paolo II (Evangelium vitae), che "Si dà certamente l'obbligo morale di curarsi e di farsi curare, ma tale obbligo deve misurarsi con le situazioni concrete; occorre cioè valutare se i mezzi terapeutici a disposizione siano oggettivamente proporzionati rispetto alle prospettive di miglioramento. La rinuncia a mezzi straordinari o sproporzionati non equivale al suicidio o all'eutanasia: esprime piuttosto l'accettazione della condizione umana di fronte alla morte".

La condotta terapeutica spetta ovviamente, in ogni caso, ai medici che, secondo scienza e coscienza, devono giudicare se l'impiego dei mezzi a disposizione sia o meno proporzionato ed utile alla condizione clinica del paziente, oppure se il trattamento possa risultare solo capace di imporre al paziente sofferenze e disagi maggiori dei benefici che se ne possono trarre.

Va sottolineato che i medici devono comunque tener conto delle volontà e dei desideri espressi dal malato e dai parenti (in taluni casi anche attraverso il Testamento biologico), pur nella consapevolezza di dover agire talvolta, per dovere professionale e per stato di necessità, con l'adozione di mezzi che sembrerebbero configurare l'accanimento terapeutico. Va detto, a questo proposito, che certe tecniche, considerate fino a qualche tempo fa come straordinarie, sono oggi definitivamente acquisite e doverosamente impiegate come ordinarie nella pratica terapeutica quotidiana.

Gli ambiti in cui più frequentemente si possono porre le questioni sull'accanimento terapeutico (vero o presunto) sono in realtà quelli relativi ai malati terminali affetti da tumore o ai malati, coscienti o comatosi, sottoposti inutilmente a terapia intensiva: per i primi si tratta di sospendere la somministrazione inefficace di gravose chemioterapie o l'esecuzione di impegnativi interventi chirurgici, per i secondi si tratta di non iniziare o di sospendere l'applicazione di tecnologie più o meno complesse (rianimazione cardiaca, ventilazione polmonare artificiale o altro).

Nell'imminenza di una fine inevitabile nonostante i mezzi usati, è lecito in coscienza prendere la decisione di rinunciare a trattamenti che procurerebbero soltanto un prolungamento penoso della vita, pur continuando ad assicurare al malato quelle cure che siano capaci almeno di alleviarne le sofferenze.

Alla luce di quanto si è detto finora, risulta chiaro che i criteri oggettivi su cui si fonda la definizione di accanimento terapeutico, sono in realtà costituiti dalla inutilità, dalla penosità e dalla eccezionalità del trattamento.

L'inutilità corrisponde alla inefficacia della terapia: proprio per questa ragione risulta, in certo modo, contraddittoria la stessa espressione di "accanimento terapeutico" dal momento che il trattamento non costituisce in realtà una vera e propria terapia.

La penosità è riferita invece all'esperienza vissuta dal malato, spesso costituita da accresciuta sofferenza e da profonda umiliazione.

Per questa ragione la prosecuzione della terapia diventa accanimento non tanto sulla malattia, quanto sul malato, tanto da giustificare l'espressione, usata da alcuni, di "violenza terapeutica".

L'eccezionalità dei mezzi terapeutici riguarda poi quegli strumenti tecnici o farmacologici che un tempo venivano definiti "straordinari" e che oggi i bioeticisti preferiscono chiamare "sproporzionati". Si è già detto che il criterio della eccezionalità è soggetto, in realtà, alla evoluzione ed al progresso della scienza medica, che rendono certi trattamenti terapeutici sempre meno straordinari e sempre più routinari e quindi doverosi.

Competenza professionale e sapienza umana sono le doti che ogni medico deve usare nell'applicazione dei criteri su esposti ad ogni singolo caso in cui la prosecuzione di una terapia possa risultare discutibile sul piano etico. Talvolta può essere utile, per non dire doveroso, ricorrere anche ad un giudizio collegiale (cioè al parere di altri medici), non potendosi escludere l'errore sia in campo diagnostico che prognostico.

La sospensione di un trattamento, ritenuta doverosa per le ragioni su esposte, non deve tuttavia, nel modo più assoluto, significare l'abbandono del paziente, al quale si dovranno dare eventualmente spiegazioni plausibili per la nuova impostazione terapeutica, che dovrà comunque prevedere cure ordinarie e conforto psicologico, a tutela della qualità della vita e della dignità della persona. Ciò è espressamente previsto anche nel Codice deontologico per i medici a proposito dell'assistenza ai malati inguaribili.

Non si può escludere che, talvolta, i medici curanti possano essere condizionati, nell'indulgere all'accanimento terapeutico, da fattori estranei al vero interesse della persona ammalata.

È il caso delle pressanti richieste da parte dei parenti che desiderano, contro ogni ragionevole evidenza, che si tenti il tutto per tutto per ottenere una guarigione, o comunque un miglioramento, in realtà impossibili da raggiungere. Oppure può essere il caso, per i medici, di una forte tentazione di sperimentare, sia pure a fin di bene, nuove strade terapeutiche.

V'è da dire, tuttavia, che nessuna delle due evenienze può legittimare il ricorso all'accanimento terapeutico, se tale può definirsi la prosecuzione di un trattamento che non sia di qualche utilità al paziente.

Nel primo caso la scelta sarebbe ingiusta: verso gli stessi parenti che verrebbero illusi, verso altri pazienti a cui verrebbero sottratte risorse realmente utili o indispensabili, verso gli stessi operatori di cui verrebbe compromessa la dignità professionale; senza contare la prima e fondamentale ingiustizia verso lo stesso paziente, a cui andrebbe invece riservato il massimo rispetto.

Nel secondo caso, ammesso e non concesso che si potesse ottenere il consenso dell'interessato, si metterebbe in atto una sperimentazione illecita, viziata da una prognosi certamente infausta, e fondata su presupposti inaccettabili, in quanto la ricerca scientifica costituisce un valore solo se si pone al servizio innanzitutto di ogni singola persona e quindi anche dell'intera collettività.

Una particolare forma di (presunto) accanimento terapeutico può apparire l'alimentazione e l'idratazione di pazienti in stato vegetativo persistente (o permanente). Con questa definizione si indica un quadro clinico, derivante da una compromissione neurologica grave con stato di corna, caratterizzato da un apparente stato di vigilanza senza vera coscienza e senza capacità di relazione con il mondo esterno; le funzioni vitali sono conservate ed il paziente non necessita di sostegni strumentali e tecnologici sofisticati, ma semplicemente di mezzi di somministrazione di liquidi e nutrienti, di pulizia e di movimento passivo. Tale insieme di cure non viene considerato, dalla maggioranza dei bioeticisti, come "atto medico" e quindi "terapeutico", bensì come supporto vitale di base, doveroso in quanto necessario per la sopravvivenza di pazienti la cui prognosi non può considerarsi infausta a breve scadenza (sopravvivono anche per anni) e la cui capacità di elementare comunicazione e di analisi degli stimoli è stata recentemente evidenziata da studi di neurofisiologia clinica.

LE CURE PALLIATIVE

Si è già fatto cenno su queste pagine, trattando la terapia del dolore, alle Unità di cure palliative destinate a pazienti con gravi sofferenze per malattie inguaribili. Tali cure tendono a "proteggere" chi soffre con provvedimenti ed iniziative capaci di dare sostegno e conforto efficace durante il penoso evolversi della malattia.

La medicina palliativa si prende cura del malato che non risponde più ai trattamenti normalmente indicati per una certa af-

fezione e che necessita invece di un accurato controllo dei sintomi fisici, emotivi e spirituali, attraverso un approccio multi-disci-
plinare realizzato da operatori con qualifiche diverse; questi hanno in comune l'intenzione di apportare un miglioramento alla
qualità di vita, prima di accompagnare ad una morte dignitosa il
malato inguaribile.

Dovendo la medicina palliativa aiutare il paziente non solo
con l'abolizione del dolore, ma anche affrontando altre sofferenze ed esigenze, non può limitarsi a creare attorno a lui semplicemente un clima di benevolenza e di partecipazione: deve assicurargli anche la soluzione di piccoli ma continui problemi di vita
pratica come quelli legati al muoversi, al nutrirsi, al riposare, al
dialogare, al controllare forme di difficoltà respiratoria o episodi
di nausea ed altro.

Queste forme concrete di assistenza troverebbero il loro luogo
ideale nell'ambito della famiglia: ciò rappresenterebbe per il malato un mondo di maggiore sicurezza e di maggiore conforto psicologico. Nella realtà, invece, non tutte le famiglie, per varie ragioni, sono in grado di assistere il loro malato, anche se aiutate
dai servizi sociali o da visite periodiche dello specialista.

In questi ultimi anni sono nate, in verità, benemerite associazioni ed organizzazioni che sanno assicurare, a domicilio, prestazioni regolari e continue che costituiscono cure palliative di
grande efficacia.

Le équipe sono costituite da operatori medico-infermieristici
di sicura competenza che, anche attraverso la loro preziosa esperienza, sanno portare vero conforto ai malati e alle loro famiglie.

Un notevole apporto alla soluzione del delicato problema
dell'assistenza ai malati inguaribili, sia nell'ambito familiare che
durante il ricovero presso strutture specializzate, è costituito
dall'opera preziosa del Volontariato, che in questi ultimi tempi è
andato sviluppandosi in molteplici iniziative che vedono prodi-
garsi giovani, adulti ed anziani ancora desiderosi di impegnarsi
in opere di solidarietà. Va sottolineata, a questo proposito, l'adeguata preparazione dei volontari, attraverso corsi specifici, ad
una corretta collaborazione col personale sanitario e con i familiari, sia in regime di ricovero che a domicilio.

Tutto ciò è tanto più significativo se si tiene conto dell'elevato numero di malati che richiedono cure palliative e delle oggettive difficoltà che incontrano le famiglie più povere, spesso assolutamente impreparate all'assistenza dei malati inguaribili.

Il nobile intento di perseguire la riumanizzazione del morire di questi ammalati ha portato, negli ultimi decenni, alla creazione di strutture, in Ospedali e in Case di cura, destinate a farsi carico dell'assistenza a pazienti con prognosi infausta e bisognosi di Cure palliative. Queste strutture (Hospices, Pain Clinics, Unitès de soins paliatifs in altre nazioni) hanno come primo scopo quello di assicurare il diritto a morire con dignità, attraverso un'assistenza integrale nelle varie fasi dell'evoluzione clinica.

La definizione di Cure palliative, riferita come si è detto al carattere esclusivamente protettivo dei provvedimenti curativi, sottolinea la necessità che esse vengano assicurate e ripartite tra i componenti di una squadra multidisciplinare, capace si rispondere alle varie esigenze che possono insorgere nell'ultima fase di una malattia non guaribile.

Va sottolineato che l'assistenza di vari specialisti permette, oltre tutto, preziosi scambi di valutazione di ogni caso clinico e rende possibile una comune e più efficace strategia di comportamento, una migliore scelta dei tempi e dei modi di intervento, un più adeguato reinserimento nell'ambito familiare quando ciò sia possibile.

A conclusione del discorso sulle Cure palliative è opportuno fare alcune considerazioni che ci permettono di entrare veramente nel cuore del problema.

Non si può negare, anzitutto, che il malato inguaribile o addirittura terminale resta pur sempre un malato affidato alle risorse della medicina: essa lo ha dichiarato non guaribile, ma ciò non la dispensa dal mettere in atto forme di assistenza alternative, che siano capaci di rendere più umana una vita prossima alla fine.

In verità il problema dei malati inguaribili o terminali, fino a pochi anni fa, non era stato percepito sotto il profilo di un vero diritto soggettivo della persona ad essere sottoposta a cure fino alla fine della propria esistenza. Il suo stato di inguaribilità la escludeva dagli schemi dell'attività del sistema sanitario proprio nel momento in cui essa, col suo fardello di sofferenze psico-fisiche, evidenziava un estremo bisogno di sostegni e di prestazioni che la aiutassero a vivere, nel modo più umano possibile, le ultime fasi della propria esistenza.

Oggi, invece, va riconosciuto che le componenti più attente e più sensibili del mondo della medicina hanno avvertito il bisogno di un radicale mutamento di atteggiamenti e comportamenti nei confronti dei malati gravi ed inguaribili: ne fanno fede convegni di carattere clinico-organizzativo, oltre ad una sempre più ricca letteratura scientifica sull'argomento. È tuttavia evidente la necessità di un radicale cambiamento di mentalità nei confronti del valore e della qualità della vita umana, nonché di una nuova filosofia della salute e della malattia, da cui derivare le linee fondamentali lungo le quali far procedere le leggi, la formazione degli operatori sanitari, la creazione di una nuova coscienza e di un modo più umano di porsi accanto alla persona ammalata, soprattutto quando si trovi in una condizione di particolare sofferenza ed emarginazione.

IL MALATO TERMINALE

Numerosi studi di bioetica hanno affrontato, negli ultimi anni, i temi del malato terminale, della dignità e della umanizzazione della morte: aspetti di un più vasto problema come quello dell'assistenza al morente, che figura tra i più delicati ed inquietanti problemi che la bioetica è chiamata ad affrontare.

Si definisce in fase "terminale" un paziente affetto da una malattia a prognosi sicuramente infausta a breve scadenza, nonostante le terapie messe in atto, per alterazioni funzionali irreversibili o per patologie tumorali in fase avanzata. Questa fase terminale dell'evoluzione clinica presenta una diversa fenomenologia secondo la malattia da cui il paziente è affetto. La distinzione tra le varie forme di fase terminale viene fatta sulla base di due parametri fondamentali: il grado di certezza della morte ed il tempo del suo accadere.

Si può trattare infatti di una morte certa in un tempo prevedibile, di una morte certa che non si sa con precisione quando avverrà, di una morte incerta ma con una certezza nel momento in cui potrà essere definita la prognosi, di una morte incerta accompagnata da incertezza anche sul momento in cui si potrà definire la prognosi.

Tutto ciò può in effetti avere la durata di giorni, settimane o mesi: il malato viene comunque definito terminale.

L'arco di tempo che intercorre fra il giudizio diagnostico di terminalità e l'evento della morte costituisce il processo del morire: esso, più della morte stessa, rappresenta un vero banco di prova, anche di natura etica, per il medico e per tutti coloro che siano chiamati all'assistenza del malato terminale. Egli è un malato che, per la sua condizione clinica, non necessita più di complessi accertamenti diagnostici ed ha un decorso della malattia non lineare, con momenti di stasi e rapidi peggioramenti o miglioramenti; è un malato che richiede un trattamento terapeutico mirante più al controllo dei sintomi e delle alterazioni psico-fisiche che al trattamento specifico della patologia che sta alla base della sua sofferenza.

Affrontare il problema del malato terminale significa tener conto del principio, eticamente ineccepibile, che la vita non è sempre un bene assoluto da difendere a tutti i costi: quando risulta evidente che la prosecuzione della lotta contro la morte fisica non ha più alcuna prospettiva seria e ragionevole di successo, la lotta deve cedere il posto ad una dignitosa accettazione e tutti gli sforzi vanno rivolti ad assicurare al malato, quando possibile, le necessarie condizioni di tranquillità e la possibilità di avvalersi di ogni forma di sostegno e di conforto, come la presenza di famigliari ed amici, e l'assistenza religiosa.

Non assicurare tutto questo al morente costituisce certamente una colpa grave contro la solidarietà, la carità e la giustizia; è insensato e disumano ostinarsi ad impiegare mezzi di cura assolutamente inutili, mettendo in atto quell'accanimento terapeutico di cui si è già parlato su queste pagine.

Il medico, che ha rispettato e difeso la vita lottando con ogni mezzo per salvarla, deve a questo punto rispettare la morte e la dignità del paziente.

La sua azione dovrà essere orientata verso obiettivi diversi da quello di sconfiggere la malattia: essa sarà volta dunque ad attenuare quanto più possibile le sofferenze con cure palliative, a sedare irrequietezza ed angoscia, ad aiutare il paziente nel suo morire.

Si deve fermamente respingere la definizione di "malato incurabile": ogni malato, anche se inguaribile, può e deve essere curato, sia pure con mezzi solo ordinari.

Mantiene infatti ancor oggi la sua validità il criterio del dovere morale dell'impiego di tali mezzi, mentre non esiste l'obbligo dei mezzi straordinari (o sproporzionati): l'uso di questi ultimi creerebbe, piuttosto, i presupposti di quell'accanimento terapeutico che, come si è detto, è assolutamente doveroso evitare.

In ogni caso, mentre valgono i principi generali ispirati fondamentalmente al rispetto della persona e del suo diritto a morire con dignità e senza disumana sofferenza, va riconosciuto che la modalità di trattamento del malato terminale varia a seconda del suo stato di coscienza ovvero, al contrario, del suo stato di coma.

Il malato terminale cosciente è, nella maggioranza dei casi, affetto da malattia tumorale. Egli è in preda a quel tipo di sofferenza che Saunders (1967), con felice intuizione, definì come "dolore totale": una sofferenza, cioè, che si riferisce a tutta la persona per un globale coinvolgimento psico-fisico e che è dovuta non solo a fattori somatici legati alla lesione corporea e alle sue complicazioni funzionali, ma anche all'ansia, alla depressione, alla rabbia, alla paura, al senso di emarginazione.

È interessante ricordare le cinque fasi che, secondo Kübler-Ross (1976), il malato terminale affetto da tumore quasi sempre attraversa: una prima fase è caratterizzata dal rifiuto della malattia (anche solo sospettata), a cui seguono sentimenti di ribellione, di disponibilità al patteggiamento, di depressione ed infine di accettazione e di rassegnazione.

Di tutto ciò i curanti devono tenere conto: messi in atto i doverosi tentativi di una strategia terapeutica, certamente non facile, fondata sull'impiego di mezzi chirurgici, radioterapici e farmacologici (chemioterapici), davanti all'inesorabile progredire della malattia è doveroso, e perciò eticamente corretto, ricorrere a quelle "cure palliative" che costituiscono un intervento protettivo (e comunque terapeutico) inteso a portare un beneficio non solo fisico (terapia del dolore), ma anche psicologico e spirituale a chi soffre.

Non va dimenticato che al malato terminale va assicurata, da parte di chi lo cura, una chiara disponibilità all'ascolto e all'aiuto. Tutto ciò è possibile attraverso un approccio multidisciplinare al malato e alla sua famiglia messo in atto da operatori sanitari qualificati che hanno in comune, con eventuali operatori del volontariato organizzato, la finalità di portare dapprima un miglioramento della qualità di vita e di accompagnare poi ad una fine dignitosa il malato inguaribile.

Approfondite ricerche hanno permesso di rilevare le diverse modalità comportamentali di medici, infermieri, parenti, amici e volontari nell'assistenza al malato terminale, corrispondenti a diversi gradi di consapevolezza. Tali ricerche hanno confermato le oggettive difficoltà degli operatori nel dover modificare il proprio comportamento in vista di un vero rapporto interpersonale fondato sul dialogo, sulla disponibilità all'ascolto, sulla fiducia reciproca, sulla collaborazione. In caso contrario il morente rischia di ridursi ad oggetto di studio o a soggetto destinato ad una più o meno mascherata emarginazione.

Circa il delicato ed inquietante problema del comunicare la verità al malato terminale, va detto che se la menzogna non deve essere presa come linea di condotta e la verità rimane la meta a cui è doveroso tendere, bisogna anche ricordare che la verità da comunicare deve essere accuratamente commisurata alla capacità del malato di riceverla in modo umano e consapevole. Va comunque affermato l'obbligo di non nascondere la gravità della situazione nella sua sostanza, soprattutto quando il paziente abbia la necessità di affrontare, prima di morire, decisioni importanti e fondamentali.

Il problema della consapevolezza non si pone quando il malato terminale è in stato di coma, cioè privo di coscienza, ricoverato di solito in reparto di Rianimazione e Terapia intensiva: in questi casi non è sempre facile stabilire la irreversibilità delle condizioni cliniche ai fini della sospensione di terapie sofisticate che configurerebbero un accanimento terapeutico che è sempre doveroso evitare.

Il trattamento del malato terminale costituisce dunque, in ogni caso, un problema di indubbia difficoltà: va tuttavia affermato chiaramente che ogni malato ha il diritto di morire nel modo più dignitoso possibile. Concepire la morte non solo come evento biologico, ma come realtà che riguarda l'intera persona nella sua fisicità e nella sua spiritualità, è condizione indispensabile per poter avere veramente cura di chi soffre, fino alla fine e fino all'incontro col mistero di Dio.

LA RIANIMAZIONE

Nella lotta contro la morte, la medicina può avvalersi, ormai da alcuni decenni, delle tecniche della Rianimazione: con questo termine si fa riferimento all'insieme dei provvedimenti terapeutici di emergenza costituiti da manovre, uso di mezzi strumentali e farmacologici atti a ripristinare funzioni vitali compromesse da vari fattori causali.

Tali provvedimenti sono concentrati nel tempo e nello spazio, ma possono poi continuarsi nella Terapia Intensiva, che viene attuata in Reparti ospedalieri specializzati, ad opera di personale altamente qualificato e con mezzi tecnologici particolarmente sofisticati.

Dal punto di vista storico si può ben dire che le tecniche di rianimazione sono nate nelle sale operatorie dove, per l'improvviso aggravarsi dei pazienti sottoposti ad intervento chirurgico, i medici anestesisti hanno talvolta dovuto ricorrere a provvedimenti straordinari, detti appunto di rianimazione, per salvare la vita degli operati.

Dall'esigenza di continuare il trattamento intensivo anche nel decorso postoperatorio sono nate le camere di Rianimazione e Terapia intensiva.

Oggi le evenienze che possono utilmente giovarsi delle tecniche di rianimazione, sia in ambito ospedaliero che extra-ospedaliero (servizio 118), sono i politraumatismi, gli accidenti cerebrovascolari, le drammatiche insufficienze cardio-respiratorie ed altre gravi patologie acute, che si manifestano con gravissimi quadri clinici come lo stato di coma, l'arresto cardio-respiratorio, lo stato di shock, il cui trattamento comporta frequentemente anche la soluzione di problemi di indubbia rilevanza etica.

I problemi morali sono riferibili soprattutto agli stati di coma, cioè di perdita della coscienza, ed alla previsione prognostica della loro evoluzione clinica. Essi possono manifestarsi con vari gradi di profondità ed essere perciò considerati reversibili o irreversibili, tenuto conto anche del tipo di patologia che li ha generati. Sarebbe tuttavia semplicistico basarsi solo sul livello di coma per prevedere l'efficacia o meno degli interventi rianimativi, come pure la scelta se insistere o desistere nell'impiego delle tecniche di rianimazione e terapia intensiva. La delicata valutazione prognostica ai fini operativi è comunque lasciata, per competenza, alla scienza e coscienza dei medici rianimatori chiamati ad affrontare, con la loro discrezionalità, il gravoso impegno di curanti in simili circostanze.

Lo studio degli stati di coma ha portato, negli ultimi decenni, a varie classificazioni relative alla loro profondità e quindi alla diversa gravità delle condizioni cliniche dei pazienti.

Circa l'evoluzione del coma va detto che esso può regredire fino al ritorno alla normalità, ma può anche evolvere talvolta verso lo stato vegetativo permanente (con grave compromissione della vita di relazione), ovvero verso la irreversibilità (coma depassè) e quindi verso la morte cerebrale.

Va chiarito, a questo punto, che la morte cerebrale va considerata, sul piano etico e giuridico, morte a tutti gli effetti, anche se alcuni organi e funzioni (supportati da apparecchiature) mantengono nel frattempo la loro vitalità, come avviene nelle Terapie intensive.

Ciò è chiaramente affermato, in ambito giuridico-legislativo, nella Legge 578-1993 sulla definizione e sulle modalità di accertamento della morte. In essa si sancisce un principio fondamentale secondo il quale "La morte si identifica con la cessazione irreversibile di tutte le funzioni dell'encefalo" e si stabiliscono le modalità per l'accertamento della morte secondo i consueti criteri cardio-circolatori, ovvero secondo criteri neurologici (nei pazienti sottoposti a terapia intensiva per patologie cerebrali).

Dal punto di vista medico si possono distinguere, nel processo di morte, due momenti fondamentali: la scomparsa delle funzioni vitali (morte clinica) e l'inizio della distruzione cellulare (morte biologica).

La rianimazione, in senso stretto, si colloca nel periodo (solitamente breve) che intercorre tra la morte clinica e la morte biologica. Essa tende a ristabilire col massaggio cardiaco la circolazione del sangue, ossigenato mediante la respirazione artificiale, prima che la mancanza di ossigeno porti alla sofferenza irreversibile di organi vitali, primo fra tutti il cervello: la sua morte, come si è detto, corrisponderebbe infatti alla morte definitiva della persona.

Passando ora a considerare più direttamente gli aspetti morali che riguardano la rianimazione, dobbiamo anzitutto affermare l'obbligatorietà della conoscenza delle elementari tecniche rianimatorie (massaggio cardiaco esterno e ventilazione polmonare artificiale) da parte di chi (medico, infermiere, vigile del fuoco, agente di P.S. ed altro) possa trovarsi nelle condizioni di dover portare primo soccorso in condizioni di emergenza. A tale proposito va detto che sarebbe auspicabile che, anche nelle scuole, fosse impartita agli studenti una adeguata conoscenza degli elementi basilari della rianimazione nell'ambito di una proficua educazione sanitaria.

Affrontando ora gli aspetti etici delle attività di rianimazione e terapia intensiva che si attuano in ambito ospedaliero, è il caso di dire innanzitutto che, fra tutte le forme di professione medica, nessuna pone, in misura così sistematica, problemi di coscienza tanto delicati ed inquietanti come la rianimazione.

Quasi sempre, infatti, le scelte degli operatori riguardano la stessa sopravvivenza e non solo la salute dei malati.

La complessità dei problemi etici ha portato infatti più volte, in sede teorica ma con evidenti finalità cliniche, ad incontri di medici, giuristi, magistrati, moralisti ed economisti con l'intento di elaborare criteri orientativi e linee guida (se non proprio protocolli operativi) per la soluzione dei vari problemi.

Sul piano generale un primo quesito è il seguente: esiste sempre un obbligo morale di ricorrere alle tecniche di rianimazione?

La risposta è affermativa quando esiste la disponibilità dei mezzi (apparecchiature, ambiente, personale qualificato) e soprattutto quando il trattamento sia giustificato da una ragionevole prospettiva di miglioramento delle condizioni cliniche e non costituisca invece un vero e proprio accanimento terapeutico, tanto più grave quanto più capace di sottrarre risorse preziose ad altri pazienti con ragionevoli speranze di sopravvivenza.

Va anche detto che, se l'obbligo morale di mettere in atto le tecniche di rianimazione e terapia intensiva riguarda certamente i medici curanti nella ragionevole previsione di un miglioramento delle condizioni del paziente, anche a quest'ultimo corre l'obbligo morale, nel caso di una sufficiente capacità di consenso, di accettare il trattamento straordinario che in qualche modo gli viene proposto. Diversa considerazione va fatta invece sul piano giuridico, essendo sempre possibile, per ogni individuo, rifiutare ogni tipo di trattamento (a eccezione di quelli obbligatori per legge).

Altra grave questione etica è quella delle scelte che talvolta il medico rianimatore deve operare, tenendo conto delle eventualmente inadeguate risorse che sono a sua disposizione (posti letto, apparecchiature e altro) e della necessità di privilegiare un caso nei confronti di un altro: sarà il medico, secondo scienza e coscienza, a dover decidere (ricorrendo anche a eventuali trasferimenti). Emergono a questo punto le responsabilità, anche sul piano morale, delle autorità preposte alla amministrazione dei luoghi di cura, per le scelte operate nella distribuzione e gestione delle risorse.

Un altro gravissimo problema morale è quello relativo alla sospensione dei trattamenti intensivi (ventilazione artificiale meccanica, monitoraggio, terapie farmacologiche) quando risulti evidente la inutilità dell'impiego di tali mezzi. I medici curanti dovranno mettere in atto, in ogni caso, la verifica della proporzione tra l'investimento di attrezzature e di personale e i risultati prevedibili, come pure tra il carico di sofferenze e disagi imposti al paziente e i benefici che se ne possono trarre.

Il prolungamento precario e penoso della vita va assolutamente evitato, senza tuttavia interrompere le cure ordinarie che si devono assicurare al malato in simili casi, evitandogli comunque ogni sofferenza.

LA DONAZIONE DEGLI ORGANI

La trattazione degli aspetti etici della donazione di organi e di tessuti a fini di trapianto richiede una premessa fondamentale: il trapianto di organi e di tessuti, superate le fasi sperimentali, ha raggiunto oggi traguardi prestigiosi e costituisce, a buon diritto, l'unica terapia possibile per il trattamento di affezioni gravissime che colpiscono vari organi ed apparati (cuore, polmoni, reni, fegato, pancreas ed altri). Dei trapianti si parlerà prossimamente su queste pagine.

Fatta questa premessa, la nostra attenzione deve ora essere rivolta agli aspetti etici e sociali della donazione, momento fondamentale della trapiantologia.

È opportuno chiarire innanzitutto che vanno distinte le possibilità di donazione da vivente o da cadavere.

Circa la donazione da vivente, mentre non esistono particolari problemi etici per quanto si riferisce ai tessuti (sangue, midollo osseo, pelle) purché vengano garantite le condizioni permittenti e la correttezza della procedura di prelievo e di trapianto, diverse sono le considerazioni che riguardano la donazione di organi (rene, polmone, parte del fegato). Premesso che il prelievo costituisce solo una diminuzione della relativa funzione (correttamente valutata), si pone il problema morale della liceità di una menomazione volontariamente accettata allo scopo di restituire ad altri, per pura solidarietà, una funzione gravemente compromessa.

La giustificazione etica è chiara se si considera il gesto come forma di condivisione di beni e di operante solidarietà, anche cristianamente motivata nel credente.

Meritano di essere ricordate, a questo punto, le parole di Giovanni Paolo II: "Donare qualcosa di sé stessi, entro i limiti tracciati dalla norma morale, può costituire una testimonianza di carità altamente meritevole e un'occasione di crescita spirituale così significativa da poter compensare il rischio di una eventuale minorazione fisica, non sostanziale".

Una seconda possibilità di donazione, come si è detto, è quella che prevede il prelievo di organi e tessuti da cadavere.

I principi fondamentali che definiscono il problema sul piano etico sono, in questo caso, il consenso del donatore e l'accertamento della morte.

A proposito del consenso va detto che esso può essere manifesto, quando il donatore abbia dichiarato in modo evidente (a voce, per iscritto o mediante documenti ufficiali) la propria volontà di donare, ovvero presunto attraverso le testimonianze dei familiari.

La legge italiana attuale prevede che ogni cittadino oltre i 16 anni di età abbia la possibilità (che diventerebbe obbligo dopo una adeguata campagna di informazione) di manifestare ufficialmente la propria disponibilità alla donazione, ovvero la negazione del proprio consenso. Va aggiunto che, essendo la legge fondata sul principio del silenzio-assenso, quando la dichiarazione diventasse obbligatoria, coloro che non avessero espresso la propria volontà (positiva o negativa) verrebbero considerati comunque potenziali donatori.

Va detto, a questo proposito, che esiste un preciso obbligo morale di esprimere tale volontà (soprattutto se positiva) per facilitare, in caso di bisogno, le procedure di prelievo e di trapianto.

È interessare notare che la tendenza giuridica è portata a considerare il cadavere come appartenente alla comunità e a favorirne quindi l'utilizzazione per il bene comune tutte le volte che si presenti una necessità di tipo sociale e tutte le volte che non risulti una chiara volontà contraria del potenziale donatore, espressa quando era vivo.

Questo criterio non risulta da tutti condiviso sul piano etico, in considerazione della sacralità che il cadavere conserva anche dopo la morte della persona.

Va, d'altra parte, tenuta nella giusta considerazione la indiscutibile necessità di favorire le donazioni per far fronte alle esigenze della attività trapiantologica, capace di salvare moltissime vite umane: tali esigenze possono essere soddisfatte solo attraverso la promozione di una vera cultura della donazione.

Altro principio fondamentale, su cui si basa la liceità del prelievo di organi a scopo di trapianto da donatore cadavere, è il corretto accertamento della morte, da effettuarsi dopo aver assicurato ad ogni paziente, che versi in gravissime condizioni, il diritto di ricevere comunque il massimo delle cure possibili prima che ci si debba arrendere davanti all'evento letale.

L'accertamento della morte, clinica e non biologica, che sia utile ai fini del prelievo di organi vitali destinati al trapianto, è ovviamente quello che viene effettuato con criteri neurologici (e non cardiologici) solo su pazienti ricoverati in reparti di terapia intensiva per gravi lesioni cerebrali.

Ciò è chiaramente previsto dalla legge (n. 578-1993) che è finalizzata non solo all'eventuale prelievo di organi, ma anche al rispetto di pazienti di cui si sia accertata la morte cerebrale e per i quali vada definitivamente sospeso il trattamento intensivo.

L'accertamento della morte va affidato alla scienza e coscienza dei medici componenti il Collegio (o commissione) previsto dalla legge e si fonda su conoscenze ed acquisizioni clinico-scientifiche riconosciute come indiscutibili dal mondo della scienza medica a livello internazionale.

Essa ha stabilito che la morte si identifica (come si è già detto) con la cassazione irreversibile di tutte le funzioni dell'encefalo: ciò è chiaramente affermato anche nella legge, che prevede poi le modalità da seguire scrupolosamente per accertare e dichiarare l'avvenuto decesso.

Va osservato, a questo punto, che non è certamente compito della dottrina morale definire i criteri mediante i quali debba essere effettuato l'accertamento della morte: questo è, come si è visto, compito della scienza e, di conseguenza, è dovere del legislatore recepirne gli aggiornamenti ed imporre l'osservanza.

Sul piano etico va invece sottolineato l'obbligo, da parte di chi di dovere, di applicare in ogni caso con estremo rigore le acquisizioni e le norme a cui si è fatto riferimento.

È ora opportuno ricordare che, sul problema della donazione, il Comitato Nazionale di Bioetica ha espresso, a suo tempo, le considerazioni che seguono. Va perseguita in ogni modo, secondo il Comitato, un'etica che consideri doverosa la donazione post-mortem e ne favorisca la diffusione; va anche ritenuto auspicabile un regime giuridico del consenso al prelievo nel quale possano trovare riconoscimento più equilibrato la scelta personale di donare i propri organi e la presunzione qualificata del consenso nei confronti di chi abbia taciuto, pur in presenza di una norma che prescriva di esplicitare in vita la propria volontà di accettazione del prelievo. Va poi accresciuta la sensibilità nei riguardi della cultura dei trapianti nell'ambito dei principi generali di solidarietà umana attraverso adeguate iniziative socio-sanitarie, con esplicito impegno da parte dello Stato di assumersi l'onere della loro realizzazione. Secondo il Comitato vanno anche rimosse tutte le difficoltà a livello organizzativo che costituiscono ancora causa manifesta di mancato utilizzo di organi potenzialmente disponibili, mentre va ovviamente bandita ogni ipotesi di commercializzazione nella trapiantologia umana, anche attraverso una più attenta sorveglianza e la creazione di idonei strumenti legislativi penalistici. In conclusione, si possono fare ora queste ultime riflessioni sulla delicata questione della donazione di organi.

Secondo la visione antropologica cristiana, l'identità della persona umana è di essere un dono vivente, mentre una sua finalità è quella del donarsi agli altri in vario modo.

La strada che conduce alla capacità di donazione libera e responsabile è quella di una educazione continua al significato del "dono che si fa dono" ed al significato vero della persona umana e del suo corpo, inteso come strumento della propria realizzazione.

La visione cristiana dell'esistenza può e deve offrire, a questa grande impresa educativa, un contributo nuovo: la donazione degli organi, che è una forma concreta secondo la quale vivere il comandamento della carità.

Il trapianto degli organi

Dopo aver considerato gli aspetti etici della donazione degli organi (e dei tessuti), sottolineando il dovere morale, per ognuno di noi, di rendersi disponibili a questo atto di generosità dopo la morte, è ora il caso di prendere nella giusta considerazione la liceità morale del trapianto, cioè della sostituzione di organi o tessuti, gravemente compromessi, con altri prelevati a donatori viventi o cadaveri.

Ma ci sono limiti ai trapianti? Questo interrogativo si impone necessariamente non solo alla gente comune, ma anche agli specialisti della medicina e della morale: si impone ad ogni uomo come essere libero e responsabile, mentre la scienza medica appare sempre più come medicina trapiantistica, frutto di una mentalità trapiantistica.

Il campo dei trapianti umani si allarga sempre più e nuove frontiere si aprono continuamente.

Uno dei limiti più seri alle attività di trapianto è costituito dalla potenziale incompatibilità immunologica tra donatore e ricevente: essa, se non adeguatamente accertata, porterebbe al fenomeno del "rigetto" nei confronti dell'organo trapiantato. Allo scopo di prevenire questa grave complicanza, si deve sempre procedere ad una accurata "tipizzazione" preventiva dei due organismi interessati ed alla somministrazione di farmaci immunosoppressori (ciclosporina) al ricevente.

Oltre a questi limiti di natura immunitaria, possono esistere altre controindicazioni che rendono non idoneo il potenziale donatore: le infezioni di varia natura, la presenza di lesioni tumorali, gli stati di tossicodipendenza (frequentemente accompagnati da epatiti o da HIV-positività in fase di latenza), le lunghe e complesse manovre di rianimazione, l'età avanzata ed altro.

A proposito di età, va detto che il relativo limite è stato portato, negli ultimi tempi, a valori sempre più elevati (oltre i 70 anni) soprattutto in considerazione della relativa scarsità delle donazioni che, pur essendo in aumento, rimangono insufficienti rispetto alle esigenze: tale scarsità costituisce un altro grave limite all'attività di trapianto.

Condizione indispensabile per poter procedere al trapianto di uno o più organi su un paziente che solo con tale tipo di trattamento chirurgico può avere la possibilità di sperare nella soluzione del delicato problema di una ingravescente insufficienza d'organo, è la manifestazione esplicita del consenso informato del ricevente.

Egli deve essere compiutamente messo a conoscenza delle reali possibilità (condizionate dalla scarsità delle donazioni) di poter disporre di organi biologicamente compatibili, prelevabili da donatori che non presentino controindicazioni cliniche, e degli inevitabili rischi che il trapianto comporta, compreso l'eventuale rigetto. Al paziente va altresì spiegato l'iter che dovrà affrontare in termini di trattamento farmacologico postoperatorio e di rieducazione funzionale. Solo con questa somma di doverose informazioni è in effetti possibile giungere all'espressione di un valido consenso informato.

Ma v'è ora da chiedersi: sottoporsi ad un trapianto può essere moralmente obbligatorio?

La risposta sta nei principi che riguardano l'obbligo morale di curare la propria salute.

Abbiamo già avuto modo di affermare, su queste pagine, che la salute non è solo un diritto, ma anche un dovere. Un trapianto di organi costituisce un mezzo terapeutico straordinario; ma va affermato che in circostanze particolari, che impongono al paziente di fare ogni possibile tentativo per conservare la vita e recuperare la salute (nell'interesse proprio e dei familiari), può delinearsi l'obbligo del ricorso anche a mezzi ancor oggi considerati come straordinari.

Queste considerazioni etiche si fondano, per le gravi patologie a cui si è fatto riferimento, sulla effettiva mancanza di valide alternative terapeutiche.

Altro problema, in ambito trapiantologico, è quello dei criteri di scelta per l'assegnazione degli organi ai vari potenziali riceventi in lista d'attesa.

Tale scelta, in occasione di ogni donazione, comporta evidenti implicazioni etiche oltre che cliniche e tecnico-organizzative: i criteri che ne stanno alla base (e che sono ormai riconosciuti come validi in campo internazionale) riguardano le condizioni generali dei potenziali riceventi, la loro età, le oggettive possibilità di successo del trapianto, oltre alle caratteristiche di compatibilità col donatore ed alle valutazioni statistiche.

L'applicazione corretta dei suddetti criteri, anche se facilitata dalla computerizzazione dei dati e dal relativo automatismo delle assegnazioni, non è sempre facile e richiede, in ogni caso, un estremo rigore.

Prima di concludere, è ora opportuno fare alcune riflessioni bioetiche, riprendendo temi antropologici come il rapporto tra natura biologica e persona umana ed il rapporto tra tecnologia e valutazione morale, certamente in gioco nella problematica dei trapianti.

Innanzitutto non è lecita l'esclusiva attenzione alla componente fisica della persona, trascurando l'interesse per la dimensione affettiva e spirituale in un contesto di totalità unificata che caratterizza la persona malata. Sono note infatti le ripercussioni psicologiche che i trapianti possono determinare in chi li riceve. Anche questi aspetti appartengono al tutto indivisibile dell'essere umano ed, in tal senso, rivestono una valenza etica.

È dunque necessaria, in occasione di un trapianto, una adeguata preparazione affettiva ed un opportuno accompagnamento psicologico che permetta di giungere alla consapevolezza ed alla accettazione di una vita che sarà certamente diversa per la presenza di un organo "estraneo".

Il criterio fondamentale che sta alla base della eticità dei trapianti è, in ultima analisi, il rispetto e la promozione dell'uomo come persona.

Più concretamente possiamo affermare che i trapianti si pongono certamente al servizio della vita: è questa la logica positiva e benefica nella quale dobbiamo collocare l'enorme progresso che si è potuto registrare, in questi ultimi anni, grazie a valorosi operatori sanitari, nell'ambito della trapiantologia.

L'EUTANASIA

Affrontare correttamente il delicato ed inquietante problema morale dell'eutanasia significa, prima di tutto, chiarire rigorosamente il concetto e precisarne accuratamente il contenuto: ciò è necessario se si considera che, col termine "eutanasia" si fa oggi riferimento, in realtà, a problemi diversi come la lotta contro il dolore, la rianimazione e l'accanimento terapeutico, il diritto di morire con dignità ed altri ancora. E sono ben evidenti le implicazioni non solo etiche, ma anche affettive, sociali, mediche, giuridiche e persino economiche.

È purtroppo evidente, nei vari interventi che frequentemente ci vengono proposti soprattutto attraverso i mezzi di comunicazione, una certa confusione di linguaggio con definizioni improprie e l'uso di una terminologia non del tutto corretta. Da ciò deriva insicurezza non solo nell'opinione pubblica, ma persino nella classe medica.

Qual è dunque il vero significato della parola "eutanasia?". Dal punto di vista etimologico essa dovrebbe significare, dal greco, "buona morte": un concetto tutto sommato positivo, dal momento che ognuno auspica, per sé e per gli altri, una serena morte. Il termine fu coniato da Bacone, molti secoli fa. Oggi però il vocabolo ha assunto, anche nel linguaggio tecnico-giuridico, un significato ben preciso di morte provocata, in modi diversi, per presunti motivi di pietà, col fine di liberare un malato grave e terminale da uno stato di acuta sofferenza e di inguaribilità, ovvero dalla paura di un penoso, cosciente e lento morire.

Dal punto di vista storico, la soppressione pietosa offre certamente numerosi riferimenti e testimonianze. In tempi più recenti, nonostante i progressi scientifici, culturali, civili e morali, che hanno respinto i pretestuosi tentativi di teorie e pratiche razzistiche ed utilitaristiche, si sono dovute registrare frequenti prese di posizione a favore dell'eutanasia. E sono abbastanza recenti, in qualche nazione, provvedimenti legislativi di legalizzazione della soppressione pietosa di pazienti a prognosi infausta.

Le cronache degli ultimi anni ci hanno poi proposto, anche in Italia, casi dolorosi di sofferenti che, per un addotto senso di pietà, ovvero per una forma di inconscio egoismo o di disperazione, sono stati in vario modo volutamente portati alla morte.

Le storie dolorose di uccisioni pietose che ci vengono proposte dalla cronaca richiamano certamente, in modo drammatico, l'attenzione sul problema dell'eutanasia, ma soprattutto sulla necessità di considerare più attentamente la sofferenza e le possibilità che oggi la medicina ci offre in modo crescente per un corretto ed efficace approccio al problema del dolore, oltre che sulla esigenza di assicurare modi corretti di informazione e di assistenza psicologica, evitando gli errori di impostazione e la disinformazione dell'opinione pubblica. In questa, senza dubbio, il concetto di eutanasia provoca inquietudine e perplessità. Ci si chiede, in realtà, se essa non sia una fuga dinnanzi alla persona che soffre ed è destinata a morire, una comoda soluzione per liberarsi di un problema complesso con un atteggiamento ed un comportamento ammantati di sensibilità e di solidarietà. Ma v'è da chiedersi: quel malato vuole veramente morire o vorrebbe piuttosto avere reali dimostrazioni di affetto e qualcuno accanto che abbia veramente cura di lui?

La parola "eutanasia" suscita nell'opinione pubblica anche alcuni timori.

Uno di essi è quello della rottura della barriera costituita dalla legge e dalla morale contro certi intendimenti negativi e contro la disgregazione sociale. Una società centrata sempre più sui valori utilitaristici e produttivistici trova in effetti sempre maggiori difficoltà a giustificare investimenti che non producano benefici economici, ma siano finalizzati all'assistenza, attraverso cure palliative, di schiere crescenti di anziani e di malati a prognosi infausta.

Altro timore è, d'altra parte, quello della ostinazione terapeutica, di cui si è già parlato. Il medico può essere, in realtà, portato all'accanimento nel curare pazienti senza speranza, considerando suo dovere quello di prolungare il più possibile la vita ed ignorando qualsiasi altra dimensione che non sia quella esclusivamente biologica. Ciò ha portato alla coniazione del termine "distanasia" cioè una deformazione violenta e strutturale del naturale processo del morire, un processo sempre più disumanizzato, con una divaricazione sempre più evidente tra le due dimensioni della medicina: il curare e il prendersi cura.

È interessante riportare ora la definizione che ci offre la Congregazione per la Dottrina della Fede. Essa dice: "Per eutanasia s'intende un'azione o un'omissione che di natura sua, o nelle intenzioni, procura la morte, allo scopo di eliminare ogni dolore.

L'eutanasia si situa, dunque, al livello delle intenzioni e dei metodi usati.

Questa definizione, precisa e chiarificatrice, richiama l'attenzione sul valore delle intenzioni.

C'è eutanasia quando si vuole porre fine a una vita o accelerare la morte di una persona. Non c'è invece eutanasia quando l'intenzione è quella di alleviare le sofferenze di un malato in fase terminale, anche se la somministrazione di farmaci (ad esempio potenti analgesici) può accelerare la morte per un effetto secondario: in tale caso l'accelerazione della fine non è intesa infatti come mezzo per alleviare le sofferenze del malato, ma sopravviene in modo accidentale ed è perciò preterintenzionale.

Per quanto si riferisce ai metodi usati, secondo la Congregazione, c'è eutanasia quando l'uccisione intenzionale si ottiene con la somministrazione di sostanze narcotiche e tossiche in dosi mortali, ovvero con la soppressione di terapie ordinarie ed ancora utili, privando il malato di quanto è necessario per la sopravvivenza.

Non c'è invece eutanasia quando si somministrano antidolorifici potenti, ovvero si omettono trattamenti non più utili ai malati, o che sono addirittura dannosi in quanto peggiorano la qualità della sopravvivenza.

In rapporto alle modalità del trattamento, è oggi superata la distinzione tra *eutanasia attiva* ed *eutanasia passiva*: la prima farebbe riferimento ad un intervento somministrativo (con effetti diretti o indiretti), la seconda ad un intervento sospensivo (di mezzi ordinari o straordinari).

La distinzione appare oggi equivoca ed è stata abbandonata, come è stato abbandonato il significato originale del termine: eutanasia intesa come buona morte.

C'è dunque eutanasia quando la morte è provocata (direttamente con farmaci ovvero sospendendo mezzi ordinari di cura), non c'è eutanasia quando la morte è effetto collaterale di farmaci utili, (analgesici) ovvero è dovuta alla sospensione di terapie straordinarie.

Riferito a coloro che attuano la scelta eutanasica, si può dire che l'atto può configurarsi come suicidio (quando la persona attua su di sé il suo proposito), o come omicidio (quando l'eutanasia è praticata da altri su persona che non ne ha fatto richiesta libera e consapevole e comunque non ha dato il proprio consenso), ovvero come *suicidio-omicidio* (in tal caso si può parlare di suicidio assistito o di omicidio del consenziente).

In ogni modo si tratta di una voluta soppressione della vita, che nulla ha a che fare con la sospensione di terapie considerate straordinarie non più dovute perché inutili.

Va ora detto che sul piano morale il problema dell'eutanasia può essere affrontato con un approccio di tipo *soggettivo* o di tipo *oggettivo*.

Nel primo caso si vuole valutare la responsabilità della persona attraverso il non facile tentativo di capire storie umane complesse e drammatiche, quando le sofferenze prolungate e insopportabili, oltre a ragioni di ordine affettivo, inducono qualcuno a ritenere di poter legittimamente chiedere la morte o procurarla ad altri.

Dice la Congregazione per la Dottrina della fede che in tali casi, benché la responsabilità personale "possa essere diminuita o persino non sussistere, tuttavia l'errore di giudizio della coscienza - fosse pure in buona fede - non modifica la natura dell'atto omicida, che in sé rimane sempre inammissibile. Le suppliche dei malati molto gravi che talvolta invocano la morte, non devono essere intese come espressione di una vera volontà di eutanasia: esse infatti sono quasi sempre richieste angosciate di aiuto e di affetto".

Un approccio oggettivo diventa tuttavia indispensabile per una corretta valutazione della responsabilità morale soggettiva:

risulta inadeguata e insufficiente la sincerità della persona, mentre decisiva e fondamentale è la sua verità.

È proprio alla luce della verità della persona che la ragione umana e la stessa fede cristiana portano a dare dell'eutanasia un giudizio di grave illiceità morale, in quanto offesa alla dignità della persona e crimine contro la vita, intesa come bene non disponibile.

L'eutanasia è stata da molti definita come *gesto mostruoso*: la ragione di tale definizione sta nel fatto che l'eutanasia, in effetti, costituisce una radicale contraddizione del fondamentale ed irrinunciabile valore della vita umana intesa come realtà sacra, il cui significato rimane immutabile nel tempo.

Se si considera l'uomo nel suo naturale rapporto con Dio creatore, la sacralità della vita emerge in tutta la sua evidenza: la vita e la morte appartengono a quell'Essere supremo e solo lui ne può disporre.

Non può dunque affermarsi, in questa visione del problema, la liceità dell'uccisione pietosa né per volontà del paziente, pur sofferente, né dei familiari, dei medici o dello Stato.

Sia la Sacra Scrittura che i documenti della Chiesa affermano, in vario modo, che il Signore attua il suo potere sempre e solo secondo un disegno di sapienza e di amore, mentre l'uomo, quando pensa di usurpare tale potere, soggiogato dall'egoismo, lo usa per l'ingiustizia e per la morte.

Pur dovendosi riaffermare con forza e con chiarezza la necessità e il dovere di lottare sempre con ogni mezzo (farmacologico o tecnico) contro la sofferenza del corpo e della mente, va anche considerato che nel concetto di eutanasia si può cogliere un altro significato negativo: il misconoscimento o la negazione di un soffrire (quando sia inevitabile) e di un morire che abbiano un *senso*. Con l'eutanasia si considera infatti la malattia inguaribile e la relativa sofferenza una assurdità da rifiutare e ci si arroga il diritto di giudicare se una vita valga la pena di essere vissuta e se essa sia ancora utile alla società, o non costituisca piuttosto un impegno più o meno gravoso.

Alla base di ciò sta l'inaccettabile confusione tra la *dignità* e la *qualità* della vita umana: essa infatti non è degna di essere vissuta solo in relazione a qualità fisiche o psichiche, ma ha una sua intrinseca dignità che merita sempre la fattiva dedizione e la sincera solidarietà di ognuno di noi nei confronti di ogni fratello che soffre.

IL PRINCIPIO DI RESPONSABILITÀ

Un corretto approccio alle molteplici e complesse questioni della Bioetica, che abbiamo affrontato finora su queste pagine, comporta l'attenta considerazione di criteri generali che permettano di giudicare la liceità delle scelte che ognuno di noi compie (così come la società nel suo insieme) nei confronti di tutto ciò che riguarda la vita, in tutte le sue forme.

Non va dimenticato, a questo scopo, che l'uomo è reso da Dio gratuitamente partecipe del dominio sul mondo e su ogni forma di vita, quella umana compresa, e che tale dominio deve essere tuttavia esercitato con rigoroso senso di responsabilità.

Ma quali sono, in realtà i criteri morali che ci permettono di giudicare se l'esercizio di questo dominio (o signoria) è corretto (o ministeriale) nei confronti della vita umana?

Essi si desumono dall'attenta considerazione di ogni atto, o intervento, colto insieme nella sua globalità e unità, cioè nel triplice (ma unitario) rapporto con le finalità, con i mezzi e con le conseguenze previste per tale atto.

Le finalità legittime di ogni intervento dell'uomo sull'uomo non possono che riassumersi nella difesa e promozione della vita umana. Proprio in questa linea devono muoversi l'autentica scienza medica e le sue applicazioni, con finalità non solo terapeutiche, ma anche di miglioramento delle condizioni di vita: finalità che vanno intese in una prospettiva non solo individuale, ma anche sociale.

Esiste, d'altra parte, il pericolo che la promozione della vita umana possa essere interpretata in termini unilaterali e alternativi, privilegiando determinate qualità individuali o determinate persone attraverso una discriminazione sociale, ovvero alterando la stessa struttura biofisica umana.

V'è da chiedersi, a questo punto, se la stessa ricerca scientifica (con la quale l'uomo può indubbiamente esprimere il suo dominio sulle cose e sulla vita) possa sempre considerarsi una finalità responsabile e non piuttosto un valore assoluto o un idolo; essa va sempre intesa, infatti, come prezioso strumento di difesa e promozione della vita.

Proseguendo nella valutazione morale degli interventi che l'uomo mette in atto nei confronti di tutto ciò che riguarda la vita, va detto che essa non può restringersi alla considerazione delle finalità perseguite, ma deve estendersi a considerare anche i mezzi che vengono usati. Non basta chiedersi, responsabilmente, perché intervenire: ci si deve chiedere anche come effettuare l'intervento.

A questo punto esiste il rischio che la intenzionalità soggettiva impedisca però di riconoscere, nelle modalità operative (e cioè nei mezzi usati), anche un significato morale, mentre la ferrea legge dell'efficientismo (che domina l'uomo attraverso la tecnologia) fa si che, alla fine, contino solo i risultati, comunque ottenuti.

È soprattutto nel campo della manipolazione e sperimentazione genetica che si corrono i maggiori pericoli, essendo tale attività riservata a pochi esperti, difficilmente controllabili.

Ciò evidenzia la necessità di valutare responsabilmente il progresso della genetica, senza tralasciare la considerazione che solo l'uso di mezzi moralmente leciti è la condizione imprescindibile perché il progresso scientifico e tecnologico possa definirsi rispettoso della dignità umana, sia nelle finalità che nelle modalità operative.

Modalità che coincidono con quelle dell'attività di ricerca sperimentale, del tutto necessaria ed insostituibile nel campo delle scienze umane e della medicina.

La sperimentazione, per rispettare il principio di responsabilità, non può dunque prescindere da criteri morali, mettendo in atto una costante difesa e promozione della persona umana in tutti i suoi valori.

Va ora sottolineato che l'uomo, come essere sociale, nella considerazione morale del proprio agire deve essere in ogni momento responsabilmente attento alle conseguenze prevedibili delle proprie scelte e delle proprie azioni: soprattutto quando esse riguardino la vita, è doveroso, ogni volta, considerare anche le componenti del rischio, insito inevitabilmente in ogni attività umana, anche se esercitata con alto senso di responsabilità.

LA PERSONA UMANA

Si deve ritenere che la Bioetica, per custodire e promuovere la verità intera dell'essere umano in tutta la sua dignità, debba assumere, quale modello etico di riferimento, il modello personalistico, che riconosce il criterio morale nell'uomo in quanto persona.

Pertanto dal presupposto convincente che l'uomo è, per sua natura, una entità oggettiva, intangibile e trascendente, ogni cristiano che voglia considerarne il valore di persona trova, di ciò, conferma nella Rivelazione divina.

Compito della Teologia morale e della bioetica cristiana è affermare che l'uomo scopre la propria verità e la propria dignità in Cristo e da lui riceve la chiamata a farsi dono, ad apportare frutto nella carità per la vita del mondo: questa esigenza è chiaramente espressa nei documenti del Concilio Vaticano II.

Muovendosi al di fuori di questo "dinamismo cristologico", la bioetica cristiana tornerebbe infatti ad una visione riduttiva e superata della moralità, non tenendo conto di quella vocazione e di quella risposta, o frutto, nella carità.

La rivelazione biblica ci offre una fondamentale lettura religiosa dell'uomo, creato da Dio a sua immagine e somiglianza e posto in una condizione singolare rispetto alle altre creature: questa particolare relazione di dipendenza da Dio costituisce il senso dell'essere umano, la sua dignità e la sua grandezza. Intelligente e libero, egli è infatti chiamato ad una vera comunione con Dio stesso.

Fondamentale è la riflessione teologica che considera il personalismo cristiano a partire dalla categoria antropologica di immagine di Dio in Cristo: ciò consente una visione veramente adeguata dell'uomo in quanto persona e costituisce la testimonianza suprema della sua dignità, che scaturisce da Cristo.

Scrive Giovanni Paolo II nella *Redemptor hominis*: "L'uomo che vuol comprendere se stesso fino in fondo non soltanto secondo immediati, parziali, spesso superficiali e perfino apparenti criteri e misure del proprio essere, deve, con la sua inquietudine e incertezza ed anche con la sua debolezza e peccaminosità, con la sua vita e morte, avvicinarsi a Cristo... ed assimilare tutta la realtà dell'incarnazione e della Redenzione per ritrovare se stesso".

Accanto alla riflessione teologica, che considera, come si è detto, il personalismo cristiano, è ora opportuno proporre una riflessione razionale sul concetto di persona: la ragione umana, infatti, può permetterci di individuare, nella dignità dell'uomo in quanto persona, quel criterio morale che consente di dare una risposta ai vari problemi dell'essere umano.

Eticisti, filosofi e giuristi sono concordi nell'affermare che la società, considerata come un insieme di persone, si regge su un caposaldo imprescindibile: la persona umana è criterio morale, universale ed intangibile.

La società, che nasce dunque dalla persona ed è al servizio della persona, viene lesa nelle sue radici e nei suoi vertici ogni volta che un essere umano è leso nella sua dignità e sacralità.

Queste stesse prerogative, che sono caratteristiche di ogni uomo, sono state affermate, nel tempo, da numerosi ed autorevoli studiosi: tutti sono concordi nel sostenere che l'uomo è inviolabile non tanto perché vive ed ha perciò diritto alla vita (un diritto che avrebbe ogni animale in quanto vivente): l'essere umano è inviolabile in quanto persona, capace di vivere nella verità e nell'ordine morale.

La dimensione umana di persona esige una tutela morale anche quando essa è inconscia come nel dormiente, nel comatoso, o in chi manca di presupposti psico-fisici (dementi), ovvero è ancora nascosta in quella fase in cui l'essere umano manifesta tutta la sua potenzialità di sviluppo (embrione).

La dignità, il benessere e la stessa durata dell'umanità dipendono dal rispetto garantito all'uomo in quanto persona: mettendo in discussione questa esigenza, si cade nella barbarie.

Proprio nell'ambito della Bioetica trovano oggi spazio le riflessioni ed i timori che riguardano le minacce per la vita e la dignità dell'uomo provenienti dalla scienza e dalla tecnica: esse talvolta mostrano di ritenersi un assoluto al quale tutto può e deve essere asservito, compreso l'uomo come persona.

Possiamo dire che è dunque un bene prezioso tutto quanto permette di custodire, difendere, guarire e promuovere l'essere umano, mentre costituisce un male assoluto tutto ciò che minaccia, strumentalizza, aggredisce ed elimina l'uomo in quanto persona.

Va ancora osservato che, per intuibili ragioni culturali e necessità di indagine filosofica, il problema della persona umana è sempre stato ampiamente dibattuto; ma soprattutto oggi esso è al centro dell'attenzione degli studiosi e di tutti coloro che lavorano in ambiti nei quali può essere messo in discussione il valore eccezionale e singolare che va attribuito all'essere umano.

Oltre ai teologi, ai filosofi, agli psicologi, persino i politici, nei conflitti di natura ideologica, adottano il rispetto dei diritti della persona come metro per stabilire la validità di una ideologia e di un sistema politico. È tuttavia opportuno affermare che la singolare perfezione dell'essere umano, posta sopra tutte le cose, prima ancora che nei trattati filosofici, nei codici del diritto, nelle formulazioni ideologiche o nei programmi politici, sta nella coscienza di ogni individuo. Questa coscienza ci aiuta a ritenere che la persona umana è, in realtà un insieme di valori costituiti dall'autonomia dell'essere, dall'autocoscienza, dalla libertà, dall'autodeterminazione, dalla capacità di comunicazione, dall'autotrascendenza come segno di spiritualità.

Questi valori crescono in ognuno di noi, nel tempo, a formare quella persona che non è ancora completamente presente alla nascita, ma si costruisce, come una continua conquista, nella storia personale di ogni essere umano. Ciò non toglie che quest'ultimo meriti, per dignità, il rispetto che si deve alla persona anche quando è, in embrione ma con grande potenzialità di sviluppo, agli inizi della propria esistenza.

Va qui ricordato ciò che sta scritto nella Summa Theologica di San Tommaso d'Aquino: "La persona è ciò che vi è di più nobile e perfetto in tutta la natura".

Come si è già detto, d'altra parte, questa autorevole esaltazione filosofica della persona umana può talvolta ricevere ampio discredito, soprattutto ai giorni nostri, nell'ambito del diritto, della scienza, della politica e della stessa bioetica.

Ciò costituisce un'offesa al valore della vita umana, fondato sulla sacralità della persona come primo di tutti i diritti di ogni individuo.

Accanto al valore della vita, vanno tuttavia considerati anche altri valori che trovano fondamento nella sacralità della persona, derivante dalla sua totalità e unità, e ne sono, al contempo, componenti essenziali: la corporeità e l'equilibrio psicofisico, cioè la salute.

Per quanto si riferisce al *corpo*, si può dire che esso va considerato come il reale modo di essere dell'uomo nella sua storicità e singolarità.

Modalità diverse di approccio culturale alla corporeità si concretizzano poi in modi differenti di considerare la persona umana e di instaurare un rapporto significativo con le varie strutture sociali, economiche, ambientali e sanitarie.

Va ancora osservato che non è coretto ridurre l'essere umano ad una somma di organi e funzioni, ignorando così le dimensioni della sfera psichica, emozionale, sentimentale e spirituale che caratterizzano e specificano la persona.

Il corpo va dunque considerato come la rappresentazione della totalità dell'uomo: ciò permette di affermare la priorità dell'essere umano come persona nei confronti di ogni altra entità sociale.

Per quanto si riferisce alla salute, si può dire che essa è la condizione di vivibilità della vita umana rapportata alla corporeità.

Va qui sottolineata la definizione di salute proposta dal noto bioeticista Sgreccia: "Equilibrio dinamico all'interno della persona fra soma, psiche e spirito, all'esterno della persona fra soggetto e ambiente".

Il valore della salute è legato e conseguente al valore della vita stessa: la salute è, infatti, l'insieme delle condizioni ottimali per poter realizzare il compito principale affidato all'uomo che è la vita vissuta positivamente in tutte le sue espressioni.

Quando la salute è presente nella sua pienezza, consente alla persona un sereno e costruttivo svolgimento della vocazione che dà valore alla sua vita.

Per queste ragioni si parla oggi (anche nella Costituzione italiana) della salute come diritto della persona. In realtà essa, come si è già detto in altra occasione su queste pagine, va considerata anche come un dovere che ognuno di noi è chiamato, come persona responsabile, a salvaguardare con ogni cura.

Tra le varie strutture sociali che, come si è detto, sono chiamate ad instaurare rapporti significativi con una popolazione costituita da persone in evidente stato di bisogno, meritano particolare attenzione le *strutture sanitarie*, in cui operano figure diverse per competenze e funzioni come medici, infermieri, tecnici, amministratori: scopo del loro agire è il servizio alla persona malata.

Ma v'è da chiedersi: sono sempre queste strutture, veramente rispettose della dignità e dei diritti della persona?

La questione è di indubbia rilevanza bioetica.

Le strutture sanitarie sono costituite da un insieme di molteplici risorse finanziarie, tecniche, professionali ed ambientali ricondotte a sistema organizzato allo scopo di garantire la effettuazione di svariate prestazioni finalizzate alla cura dei malati.

Tali strutture, più di altre realtà sociali, realizzano, in virtù delle loro specifiche funzioni, stretti rapporti con persone che si trovano in particolari momenti della loro esistenza: spesso in condizioni di assoluta impotenza e di indubbia sofferenza, esse avvertono e manifestano la necessità di una particolare relazione di aiuto e di indispensabili prestazioni sanitarie.

Da un punto di vista sociologico, il rapporto tra persona malata e struttura sanitaria si trasforma spesso in confronto, non sempre lineare, tra due realtà che possono talvolta entrare in conflitto.

Ciò è purtroppo frequente soprattutto quando, ad esempio, il rapporto medico-paziente (e, più genericamente, struttura-paziente) diventa anonimo, burocratico, spersonalizzato: in realtà la persona malata diventa allora una entità nosologica da accertare attraverso indagini più o meno sofisticate, che consentiranno diagnosi scientificamente documentate e terapie correttamente impostate da équipe di specialisti coadiuvati da altri operatori.

E v'è da aggiungere che esistono frequentemente fattori esterni al rapporto malato-struttura che penalizzano la persona a favore della organizzazione e dell'efficienza. La struttura sanitaria risulta spesso condizionata da proprie esigenze gestionali, da rigide regole interne ed esterne, da inevitabili necessità economiche di sopravvivenza.

L'ospedale si presenta talvolta come struttura monolitica, non flessibile, costretto ad adeguare ai suoi rigidi meccanismi coloro che vi sono accolti, modificando spesso le singole realtà personali e giungendo, di conseguenza, alla negazione della dignità della persona ammalata.

Il quadro descritto, che vede la persona bisognosa di cure talvolta in posizione di sudditanza nei confronti della struttura sanitaria (o dei servizi sanitari in genere), può essere attribuito frequentemente al fenomeno che gli studiosi definiscono come il risultato della evoluzione della medicina *personale* in medicina delle popolazioni, detta anche *scienza della sanità politica* secondo le indicazioni della Organizzazione mondiale della sanità (OSM).

Secondo questa impostazione, il valore della persona umana viene considerato come valore sociale, essendo la comunità l'oggetto principale dell'intervento sanitario: con ciò è ovviamente più facile giungere a quella posizione di sudditanza della persona a cui si è fatto cenno.

Per queste ragioni cresce, nell'opinione pubblica, una domanda continua di umanizzazione della pratica professionale sanitaria e degli ambienti in cui essa si esplica.

Purtroppo però la mentalità dominante nella nostra società si mostra ancora distratta nei confronti dei conflitti e delle sofferenze di quella che può definirsi la "persona negata" nelle strutture di carattere sociosanitario: ciò rende più difficile, salvo rare e fortunate eccezioni, l'auspicato processo di umanizzazione della sanità.

D'altra parte l'aspetto più inquietante del problema non è tanto la crisi del rapporto persona-strutture sanitarie o, più in generale, persona-società, quanto la latitanza, da parte di chi di dovere, nei confronti dell'obbligo morale, personale e comunitario, di modificare tale rapporto col pieno riconoscimento del valore della persona umana.

È giusto ricordare, a tale proposito, i molti documenti in cui il primato della persona, accanto al bene comune, al principio di sussidiarietà e al principio di solidarietà, costituisce la Dottrina Sociale della Chiesa.

Ed è altrettanto importante ricordare le parole, recentemente pronunciate da Benedetto XVI: "L'individuo umano ha la dignità di persona ed è capace di conoscersi, di possedersi, di liberamente donarsi e di entrare in comunione con altre persone".

QUALITÀ DI VITA

Nel corso delle varie argomentazioni che vengono proposte a sostegno di tesi diverse su problemi di bioetica, un elemento di sicuro interesse è frequentemente costituito dalla *qualità di vita*, intesa non solo come modalità del vivere, ma anche come possibilità di sviluppo e di realizzazione della persona. Vi possono essere, nella vita di ogni individuo, momenti e circostanze in cui la qualità del vivere diventa, per ragioni diverse (psico-fisiche, ambientali, sociali), sempre più scadente, tanto che la persona sembra perdere progressivamente la propria dignità.

La qualità della vita diventa allora non solo un elemento di giudizio per delineare un traguardo da raggiungere, ma anche un criterio di valutazione che riguarda l'essere di un determinato individuo.

Ciò porta, talvolta, ad affermare che, per una scadente qualità, quella vita non merita di essere vissuta, considerando la sofferenza e i disagi che essa comporta per l'interessato ed i suoi familiari.

Nel caso poi di una diagnosi prenatale sfavorevole si usa spesso proporre ed eseguire la interruzione volontaria della gravidanza, non ritenendosi quell'essere umano degno di vivere, poiché esso comporta oltretutto un impegno eccessivo per la famiglia e per la società. Proprio in previsione della scadente qualità di vita del nascituro, la legge italiana prevede il cosiddetto "aborto terapeutico", da procurarsi anche dopo il terzo mese di gravidanza, quando sia previsto un danno per la salute psico-fisica e sociale della madre.

Ma non si può dimenticare che i parametri fisici e lo stato di salute esprimono solo in parte l'essenza dell'essere umano, corporale e spirituale. La qualità della sua vita, attuale o futura, va giudicata infatti a partire da ciò che è (o sarà) la persona, dalla sua dignità e non soltanto da quell'equilibrio psico-fisico che è la salute o dal benessere materiale.

Qualità di vita, interruzione volontaria della gravidanza ed aborto terapeutico sono concetti che interrogano, nel loro insieme, le coscienze di molti operatori sanitari, data la delicatezza dei problemi e la loro rilevanza bioetica.

Proprio in previsione di ciò e nel doveroso rispetto delle diverse posizioni etiche, il legislatore ha previsto l'applicazione dell'istituto della "obiezione di coscienza", che prevede l'astensione dalle procedure della interruzione volontaria della gravidanza.

Va ora osservato che le considerazioni sulla qualità del vivere, se sono determinate, o comunque condizionate, da una mentalità secolarizzata, portano inevitabilmente ad un esclusivo interesse per le realtà temporali e, alla fine, al rifiuto di ogni dipendenza dell'uomo da Dio e dalla legge morale.

La secolarizzazione del pensiero e della vita rivela così la incapacità di dare un senso, dopo averle combattute, alla sofferenza e alla morte. Si fa strada, allora, la propensione verso l'eutanasia ed il suicidio, che sono il segno evidente di una rivendicazione dell'uomo a disporre pienamente di sé, della propria vita e della propria morte.

La secolarizzazione si fa più marcata attraverso l'utilitarismo produttivistico, il consumismo e l'etica dell'edonismo: per questo tipo di cultura la sofferenza e la morte costituiscono ovviamente elementi di massimo disturbo e rappresentano certamente un disvalore che suscita perciò atteggiamenti di rifiuto.

Ma la proposta eutanasica viene avanzata, da più parti, anche nei casi in cui si ritiene che la vita abbia perduto "qualsiasi dignità, bellezza, significato, prospettiva di avvenire" (Monod).

È evidente che il concetto di *dignità* è assolutamente relativo e dipende dalle diverse concezioni antropologiche e dalla capacità di riconoscere o meno, ad ogni persona, la sacralità derivante dalla totalità ed unità dell'essere umano anche in condizioni di sofferenza. A proposito di qualità della vita non si può dimenticare la delicata questione relativa alle persone in età avanzata.

La Congregazione per la Dottrina della Fede ha affermato: "Una discriminazione fondata sui diversi periodi della vita non è giustificata più di qualsiasi altra. Il diritto alla vita resta intatto in un vegliardo, anche molto debilitato; un malato incurabile (inteso come "inguaribile" - n.d.r.) non l'ha perduto".

Vanno anche ricordate le parole di Giovanni Paolo II che nella *Evangelium Vitae*, a proposito delle persone anziane e debilitate, dice: "Esse vengono molto spesso isolate dalla famiglia e dalla società, organizzate esclusivamente sulla base di criteri di efficienza, produttiva, secondo i quali una vita irrimediabilmente inabile non ha più alcun valore". Segue l'invito, da parte del Papa, a ritrovare, alla luce della ragione e della fede, la verità integrale dell'uomo e quindi a rispettare assolutamente l'inviolabile dignità di ogni persona, senza alcuna discriminazione.

Un'ultima, doverosa riflessione sulla rilevanza bioetica della qualità della vita va fatta a proposito dell'accanimento terapeutico: esso va assolutamente evitato anche per non esporre i pazienti inguaribili ad inutili sofferenze ed umiliazioni, peggiorandone la già precaria qualità di vita proprio al termine della loro esistenza.

VOLONTARIATO E ASSISTENZA

Una realtà che, nella società di oggi, si propone alla nostra attenzione con un valore etico di indubbia rilevanza è il Volontariato sociale.

Esso costituisce il chiaro superamento di un'etica individualistica da tempo presente nell'ambito delle attività di sostegno a favore delle persone ammalate e bisognose di una relazione di aiuto. Per tali attività, sul piano storico, va riconosciuta al mondo cattolico una lunga tradizione, evidente espressione di sentimenti ispirati alla carità cristiana.

Il Volontariato, che ha trovato negli ultimi decenni ampio riconoscimento anche da parte del legislatore nell'ambito delle norme che riguardano l'assistenza socio-sanitaria, si fonda oggi su valori da tutti indubbiamente ritenuti condivisibili e non solo enunciabili, ma anche realizzabili e capaci di incidere nella cultura sociale del nostro paese. Questi valori sono: la solidarietà, la gratuità, la responsabilità e la scelta dei più deboli.

La *solidarietà* va certamente considerata come un legame prezioso che rende possibile una sana convivenza tra gli esseri umani e dipende da ciò che si intende per persona e per società.

Esistono, della solidarietà, sia una visione laica che una visione religiosa: ambedue convengono nel considerare la società in una visione organica in cui agiscono l'interdipendenza e la complementarietà di quelle che si possono definire le membra del corpo sociale.

Circa la *gratuità* si può dire che la specificità del volontariato sta anzitutto nel suo essere un servizio gratuito, per il quale non sia prevista alcuna remunerazione. Alla gratuità va riconosciuto un grande significato etico, in quanto esalta l'altruismo in un contesto sociale in cui prevale prepotentemente la logica del profitto.

Il valore della *responsabilità* è quello del sentirsi chiamati a rispondere anche degli altri, soprattutto di coloro che hanno bisogno di aiuto, ma va detto che la responsabilità implica anche una ricerca discreta di chi è in difficoltà e rimane nell'ombra.

Ecco allora che la *scelta* dei più deboli diventa un valore: si tratta di concentrare una particolare attenzione sulle persone che hanno maggior bisogno e che, più di altre, rischiano di essere sottovalutate ed emarginate, di non contare e di essere private dei servizi dovuti.

Per gli operatori del volontariato, scegliere i più deboli significa avere la consapevolezza non solo di dover lavorare nelle aree di maggior bisogno, ma anche di dover portare un contributo ideale e sostanziale alla costruzione di una società più giusta e più civile.

Sul piano operativo, perché l'attenzione ai più deboli non si riduca dunque ad una semplice dichiarazione di buone intenzioni, sono necessarie anche una accurata ed aggiornata lettura delle povertà esistenti in un determinato territorio e una precisa individuazione delle cause che le producono.

Va qui osservato che le povertà non sono un fenomeno statico, ma sono legate alle domande della società, che variano continuamente nelle loro dimensioni ed espressioni. Accanto alla povertà economica, che comporta ovviamente carenze di tipo anche assistenziale, esistono oggi delle nuove povertà (precarietà del lavoro, disturbi cognitivi e comportamentali, dipendenze di varia natura) che il mondo del volontariato deve prendere nella giusta considerazione.

Circa le cause, vecchie e nuove, delle povertà e dei bisogni che ne conseguono, va detto che esse sono di natura sia economica che socio-culturale ed ambientale. La ricerca delle cause della povertà e della emarginazione è per il volontariato, anche sul piano etico, di grande significato: esse sono infatti la conclusione di una serie di fattori causali che è moralmente doveroso contribuire a contrastare e a ridurre, nel limite del possibile.

Mediante l'organizzazione e l'azione delle numerose Associazioni di volontariato, tanto preziose quanto indispensabili secondo le normative che regolano la materia al fine di garantire un volontariato corretto ed efficace, dopo la lettura dei bisogni e l'individuazione delle cause, è necessario stabilire delle chiare e adeguate piste operative.

Recenti studi sul volontariato hanno portato alla conclusione che esso, pur con i suoi limiti e le sue ridotte competenze, non dovrebbe solo erogare servizi, ma anche offrire il proprio contributo nel momento della programmazione e definizione delle regole dello stato sociale, controllare e verificare la qualità e l'efficacia dei vari servizi, continuando ad esercitare, nel frattempo, un'opera di sensibilizzazione e di stimolo dell'opinione pubblica nei confronti della solidarietà.

Non v'è dubbio, d'altra parte, che l'operatività del volontariato si manifesta, oltre che nella non facile assistenza domiciliare in stretta collaborazione con coloro che istituzionalmente debbono farsi carico di quest'opera di sostegno alle persone sole e bisognose di aiuto, anche nelle strutture socio-sanitarie.

In esse il volontariato può incidere, in maniera talvolta determinante, sul delicato rapporto tra persona e struttura. Il volontariato, come fenomeno sociale che esprime la sua potenzialità soprattutto nei confronti di persone bisognose di attenzione e di difesa morale, è oggi sempre più conosciuto: esso infatti si manifesta in modo più evidente in momenti e circostanze particolari, nei quali si accentua la crisi dei modelli di vita sociale, specialmente nell'ambito della sanità pubblica.

La capacità progettuale e di modifica, in misura più umana, dei rapporti interpersonali all'interno della organizzazione sociosanitaria, con una presenza attenta e discreta dei volontari delle varie associazioni, permette di mettere in atto una preziosa umanizzazione della degenza dei ricoverati, ovviando alle eventuali o talvolta inevitabili carenze delle strutture e degli operatori sociosanitari.

Il volontariato, mettendo liberamente e gratuitamente a disposizione delle persone bisognose, ammalate ed emarginate, il proprio tempo, le proprie risorse individuali, le proprie conoscenze e varie capacità professionali, opera sempre nel senso della solidarietà, fondamento di grande rilevanza etica della convivenza umana. Il volontario, con libera scelta, assume il difficile compito di ascoltare e confortare le persone, specie le più povere e più sofferenti, partecipando, nella condivisione, alla vita di ognuno, aiutandolo in un difficile cammino di liberazione e di crescita.

Il volontario sa anche inventare e animare con idee nuove, davanti a situazioni difficili di malattia, sofferenza, povertà ed emarginazione, portando un rinnovamento alla cultura del nostro tempo, con una significativa testimonianza di vita che vale certamente più delle parole.

Beneficiando dei diritti costituzionali e delle leggi e svolgendo un servizio libero, gratuito ed organizzato, il volontario assume di fatto la funzione di proporre un nuovo, disinteressato e costruttivo modo di essere nella società; nell'ambito del rapporto tra persona e struttura sociosanitaria emerge così, per merito del volontariato, una particolare forza di miglioramento culturale ed operativo.

Le norme legislative che opportunamente disciplinano le attività del volontariato, realtà preziosa della società di oggi, prevedono che chiunque voglia offrire il proprio apporto volontaristico al complesso mondo dell'assistenza, lo faccia esclusivamente come appartenente ad una Associazione di volontariato ufficialmente riconosciuta.

Tale condizione è, in effetti, indispensabile se si vogliono garantire prestazioni non solo utili, ma anche sicure e non gravate dai rischi della improvvisazione in un ambito delicato e talvolta complesso come è quello dell'assistenza socio-sanitaria. In esso infatti, pur essendo meritevole di elogio non può bastare la buona volontà: per questa ragione è doveroso, sul piano etico, prepararsi adeguatamente al servizio.

A questo scopo le norme legislative prevedono la preventiva partecipazione di ogni singolo aspirante-volontario ad un Corso base per l'apprendimento di elementari norme giuridico-legislative, bioetiche, clinico-scientifiche, psicologico-affettive, oltre a conoscenze comunque relative a tutto ciò che, per una corretta attività di volontariato, possa ritenersi indispensabile.

Negli statuti, oltre ad una copertura assicurativa, sono anche previsti aggiornamenti culturali ed organizzativi attraverso periodici incontri degli appartenenti alle varie Associazioni, finalizzati alla esposizione di nuove acquisizioni ed allo scambio di esperienze e di proposte operative. Questi incontri assumono grande rilevanza dal momento che i valori che ispirano il mondo del volontariato non sono una proprietà personale ed esclusiva, ma un patrimonio ideale per tutti.

Va sottolineato che coloro che si dedicano al volontariato sono persone che hanno scelto questa via come il modo migliore per servire il prossimo, trovando nel *servizio* motivazioni forti e risposte efficaci al desiderio di dare maggior senso alla propria vita.

Il volontariato porta così a costruire legami, a mettere in relazione chi è in cerca di aiuto con chi è preposto a rispondere istituzionalmente ai bisogni, a camminare al fianco delle istituzioni: il tutto con umiltà e con la consapevolezza che la solidarietà e l'amore per i sofferenti sono l'unica direzione da intraprendere per coloro che hanno scelto uno stile di vita oblativo, senza nulla aspettarsi in cambio.

Stile di vita che talvolta è possibile incontrare anche tra gli stessi operatori sanitari, che sono capaci di offrire la propria professionalità e competenza con generosità e spirito di donazione.

LE BIOTECNOLOGIE

Il notevole progresso tecnico-scientifico che si è registrato, anche in campo medico-biologico, negli ultimi decenni, ha certamente portato a nuove ed importanti conoscenze che hanno permesso lo sviluppo di preziose bio-tecnologie: da esse è nata una vera e, propria industria biotecnologica caratterizzata da applicazioni in ambiti di vario genere, dall'ingegneria genetica alla diagnostica, dalla farmacoterapia alla pratica agricolo-zootecnica.

L'*ingegneria genetica* si fonda su nuove tecnologie che permettono di isolare i geni (contenuti nei cromosomi), di moltiplicarli, di inserirli entro le cellule e di esaminarli nelle loro funzioni specifiche.

Nel campo della *diagnostica* le biotecnologie permettono di accertare determinate malattie ereditarie, che possono manifestarsi sia in epoca fetale che alla nascita o in momenti successivi.

Alcune malattie genetiche sono legate ad anomalie cromoso-miche ereditarie, mentre altre sono trasmissibili in seno ad una famiglia e sono dovute alla presenza di geni anomali nel patri-monio genetico di una ascendenza.

In ambito *terapeutico* è possibile prevedere la possibilità di una terapia genica, ovvero di una diretta manipolazione e corre-zione di geni anomali, mediante l'inserimento di geni normali in cellule che ne siano prive. Ciò sarebbe possibile grazie alla map-patura del genoma umano, recente acquisizione della scienza biologica.

Anche nel campo della *farmacoterapia* le biotecnologie offro-no il loro prezioso contributo, in quanto permettono di identifica-re e produrre su scala industriale importanti sostanze terapeuti-che. Ne sono esempi l'insulina umana, l'ormone della crescita, gli interferoni (proteine che regolano la risposta immunitaria), i fattori della coagulazione, i vaccini ed altre proteine di grande valore.

Tutto ciò offre vantaggi che riguardano sia la qualità e l'effi-cacia della terapia, resa possibile dalla estrazione di queste so-stanze caratterizzate da un elevato stato di purezza, sia gli aspetti economici. Va ancora osservato che l'acquisizione, in ambito agricolo-zootecnico, di nuove conoscenze genetiche permette oggi di compiere importanti interventi sul mondo vegetale ed animale.

È il caso dei prodotti e soggetti transgenici, che presentano in-dubbie caratteristiche positive, pur suscitando alcune riserve ri-guardanti la sicurezza e quindi la eticità delle scelte che si com-piono in questo campo.

Bisogna riconoscere, a questo punto, che le biotecnologie ap-plicate alla medicina, dopo aver suscitato comprensibili entusia-smi, sono ora anche motivo di allarme e di preoccupazione.

È il caso di ricordare quanto disse, qualche decennio fa, Gio-vanni Paolo II: "Non v'è dubbio che la scienza applicata ha por-tato e porterà degli immensi servizi all'uomo, purché sia ispirata dall'amore, regolata dalla saggezza, accompagnata dal coraggio che la difenda dall'indebita ingerenza di ogni potere tirannico".

In effetti è questo il rischio: che le nuove tecniche possano es-sere utilizzate come potere tirannico nei confronti dei più deboli, come ad esempio gli esseri umani nelle prime fasi del loro sviluppo; in virtù delle nuove acquisizioni, si potrebbe giungere persino a modificare la costituzione dell'uomo, a progettare la nostra discendenza.

Ma se il potere bio-tecnologico giungesse a tanto, sarebbe necessaria (come afferma Tettamanzi) una seria riflessione su ciò che è umanamente auspicabile e su quale sia la vera immagine dell'uomo.

Le biotecnologie comportano dunque serie riflessioni filosofiche e antropologiche: chi sia l'uomo e quale sia il suo vero significato, se la dimensione fisica esaurisca la totalità dell'essere umano, quale debba essere in realtà il fine della ricerca scientifica sono le questioni che ne scaturiscono.

Secondo i sani principi della Bioetica, la ricerca scientifica e le biotecnologie devono procedere nella consapevolezza che l'uomo non va visto come semplice materiale biologico da studiare e che la scienza non può esaurire da sola le risposte ai quesiti sulla essenza dell'essere umano. Alle domande sulle sue origini e sul senso della sua esistenza, le risposte debbono venire, oltre che dalla biologia, anche dalla filosofia, dall'antropologia e dalla teologia.

Vale ancor'oggi la visione filosofica cristiana che guarda all'uomo come unità materiale e spirituale, dalla cui imprescindibile dignità derivano precise responsabilità etiche.

Modificare il patrimonio genetico umano ha il significato non solo di agire su materiale biologico, ma anche di intervenire sul complesso mondo rappresentato dall'essere umano, sulle sue dimensioni fisiche, psicologiche e spirituali.

Va anche detto che la ricerca scientifica comporta responsabilità etiche riferite ai mezzi che vengono scelti ed utilizzati: anche in questo ambito la dignità dell'uomo è talvolta calpestata in nome di una libertà della scienza che invece non può essere assoluta, ma deve darsi quei limiti che, anche in questo campo, i principi irrinunciabili dell'etica comportano.

Anche nel campo delle ricerche sulle Biotecnologie, al mondo scientifico bisogna chiedere la capacità responsabile di distinguere ciò che è tecnicamente possibile da ciò che è eticamente accettabile, evitando di *fare* e di *conoscere* a tutti i costi, chiedendosi per di più se si stia veramente promuovendo il bene dell'uomo, o se ne offenda piuttosto la dignità.

È ancora il caso di ricordare le parole di Giovanni Paolo II: "È il rispetto per la vita e, in primo luogo, per la dignità della persona umana la fondamentale norma ispiratrice di un sano progresso economico, industriale e scientifico". Se non si riconoscono dunque limiti etici e antropologici alla ricerca scientifico-tecnologica si rischia di consegnare, nelle mani di pochi, un eccessivo potere a danno dei più deboli.

Va anche sottolineata la necessità del rispetto per la natura ed il dovere, per gli essere umani, di custodire, di salvaguardare, di incrementare e di utilizzare quell'immenso patrimonio costituito dal mondo animale e dal mondo vegetale che furono messi (in un universo caratterizzato, come disse Kant, da ordine, bellezza e provvidenza) a disposizione dell'uomo.

Le nuove tecnologie vanno dunque studiate, prodotte e adottate nel rispetto dei principi etici a cui si è fatto riferimento.

Per quanto riguarda l'*ingegneria genetica* e la possibilità, ad essa collegata, di produrre sostanze con proprietà terapeutiche (insulina, ormone della crescita, fattori della coagulazione, vaccini ecc.) va detto che non esistono problemi morali, se si eccettuano eventuali riserve sui mezzi utilizzati.

Qualche cautela va poi impiegata nella utilizzazione dei dati che si riferiscono al *genoma umano*: esso infatti non deve mai essere utilizzato, ad esempio, per attuare una qualsiasi discriminazione su esseri umani, usando eventuali predisposizioni a malattie come pretesto per emarginare persone in ambito lavorativo o sociale. Le informazioni sulle caratteristiche genetiche dei singoli individui vanno dunque protette, mentre i dati delle ricerche in genere devono essere continuamente messi a disposizione della comunità scientifica.

La manipolazione dei geni è lecita solo se applicata a fini terapeutici, per prevenire o curare malattie: non esiste infatti alcuna finalità sociale o scientifica che possa giustificare interventi sul genoma umano se non di carattere terapeutico.

Anche nel campo agricolo-zootecnico è possibile procedere senza particolari problemi di carattere morale, superate alcune riserve sulla innocuità di alcuni prodotti transgenici.

Superate tutte le remore etiche a cui si è fatto cenno, le Biotecnologie si pongono dunque al servizio dell'uomo, rispettandone la dignità.

L'ETICA IPPOCRATICA

Ippocrate, vissuto in Grecia più di 400 anni prima di Cristo, è universalmente considerato il fondatore della medicina occidentale. Autore di numerose opere, è famoso per il celebre *giuramento* che viene ancora oggi proposto, più o meno solennemente, ai neolaureati in medicina e chirurgia di varie università italiane, tra cui quella di Pavia.

Dal famoso giuramento derivarono, nei secoli, un modello di medico e un'etica ippocratica che ancora oggi mantengono, per molti aspetti, una loro innegabile validità.

Il giuramento si divide in tre parti: la prima è costituita dalla *introduzione*, che comprende l'invocazione rivolta agli dei pagani dell'epoca come testimoni di quell'atto di grande rilevanza che ogni medico era invitato a compiere e la cui solennità e connotazione sacrale veniva appunto confermata dal richiamo alle divinità.

La seconda parte è costituita dalla *assunzione di doveri*, che comprendono gli obblighi verso i malati e verso la fraternità medica: il tutto vissuto con competenza, coerenza, coscienza e disponibilità alla collaborazione. Importante risulta anche la concezione dell'ammaestramento degli allievi: essa è intesa come dono da trasmettersi soltanto a coloro che dichiarano di volersi consacrate alla professione medica. Emerge poi chiaramente la preoccupazione di curare e guarire, impegnandosi ad evitare ingiustizie e corruzioni oltre che trattamenti capaci di determinare la morte o l'interruzione della gravidanza. È evidente la grande attualità di questi temi che fanno discutere anche ai giorni nostri.

Nella terza parte il giuramento prevede *sanzioni* che le divinità, secondo Ippocrate, possono riservare ai medici che mostrino di non essere fedeli ai propri impegni.

Il giuramento di Ippocrate ha recentemente suscitato polemiche in ordine alla opportunità di ufficializzarne l'adozione nelle università come momento solenne e significativo alla conclusione degli studi di medicina e chirurgia. Accanto a coloro che, considerandolo anacronistico, ne propongono l'abolizione o quantomeno l'aggiornamento, esistono autorevoli e convinti sostenitori che ne evidenziano la costante e sostanziale validità sul piano etico e deontologico.

Va comunque osservato che il giuramento di Ippocrate, accolto per altro con grande favore sia dal mondo romano che dalla cultura cristiana, costituisce ancora oggi il testo morale più importante di tutta la tradizione medica occidentale.

La ragione di tanta fortuna sta nella grandezza della figura del medico e della sua missione proposta da Ippocrate: col giuramento egli offre al medico un riferimento etico di grande impegno, paragonabile ad un codice giuridico. Con esso la categoria dei medici viene oltretutto considerata come una specie di sacerdozio: il medico ippocratico esercita un'arte che lo porta a fare il bene dei malati ed è guidato da principi che, in seguito, si chiameranno di *beneficialità*.

Da sottolineare è l'invito che Ippocrate, nei suoi scritti, rivolgeva ai medici perché dedicassero i propri studi anche alla filosofia. Egli affermava inoltre che fra la medicina e la sapienza non esistevano grandi differenze, considerando le comuni caratteristiche come il disinteresse, la saggezza, la, modestia, l'integrità, l'amor proprio, il rifiuto di impurità e di superstizioni, la conoscenza di ciò che è veramente nobile e necessario per l'esistenza.

Queste affermazioni portarono Galeno, seguace di Ippocrate, a dedicare un'opera dal titolo: "Il medico perfetto deve essere anche filosofo" in cui si invitavano i medici a studiare la filosofia, la fisica, la logica e soprattutto l'etica (che fa parte anche oggi della filosofia morale). Tutte queste conoscenze dovevano, secondo Galeno, accompagnarsi ad abitudini di vita guidate dalla virtù della temperanza.

Nella visione ippocratica della professione, emerge la evidente solitudine del medico, unico e vero interprete della natura, chiamato a ristabilire gli equilibri biologici devastati dalla malattia. Il paziente, pur amato e rispettato, viene pertanto a trovarsi in posizione di inferiorità rispetto al curante, unico depositario dell'arte medica: nasce così quella concezione paternalistica della medicina che durerà per molti secoli.

È interessante aggiungere che Ippocrate riteneva opportuno suggerire ai medici di non dire sempre la verità al malato, per non turbarne la condizione psicologica e permettergli di rimanere docile e disponibile ai vari trattamenti terapeutici. Secondo Ippocrate il medico doveva governare i pazienti come figli e come figli doveva trattare i propri discepoli.

È interessante, a questo punto, prendere in considerazione l'accoglienza e l'interpretazione che il mondo cristiano, al suo nascere, riservò all'etica ippocratica, ancora ben presente nella medicina di allora.

Dopo che il mondo pagano aveva accettato con favore il Giuramento e gli altri scritti di Ippocrate, apprezzandone l'eticità, il cristianesimo non poteva che operarne la purificazione ed il superamento.

Il principio della beneficialità e del filantropismo, ben presenti nel giuramento, diventavano espressione etica della *carità*. Curare e guarire i malati era la concreta applicazione del comandamento dell'amore, mentre il principio della non-maleficenza costituiva una norma che imponeva di evitare l'aborto ed ogni pratica che portasse volutamente alla morte del malato.

Secondo il Cristianesimo poi, l'alta considerazione evidenziata da Ippocrate nei confronti della professione e della missione del medico esprimeva un aspetto della Redenzione: Cristo è infatti un grande medico, venuto a servire l'umanità sofferente.

Nel corso dei secoli il Cristianesimo diede vigore e carattere di universalità all'etica ippocratica, quantomeno nel mondo occidentale, per molti secoli e fino al Rinascimento.

Un moralista di quell'epoca giunse ad affermare con forza che la gente doveva onore e rispetto ai medici, strumenti di Dio e benefattori dell'umanità: i malati dovevano ubbidire e lasciarsi curare anche contro la propria volontà.

Prendeva così maggior vigore quel carattere paternalistico della medicina che sarebbe durato poi fino all'ottocento.

L'etica ippocratica continuava dunque ad influenzare medici e studiosi: se da un lato il Giuramento costituiva un prezioso codice etico di comportamento per il medico, questi veniva esaltato al massimo grado per la sua sacralità.

Il successivo diffondersi del pensiero liberale e di nuovi principi etici e razionali, riconosciuti validi anche in ambito cattolico, porterà a modificare la fisionomia del medico e del suo rapporto con il paziente, del quale si comincerà a riconoscere l'*autonomia*: si farà strada, nel novecento, il concetto di *alleanza terapeutica* che, valido ancora oggi, trova comunque le sue radici, per molti aspetti, nell'antica ma gloriosa etica ippocratica.

ECOLOGIA E BIOETICA

È ormai riconosciuto, dai molti studiosi che si interessano di questioni ambientali, che tra ecologia e bioetica esiste un profondo legame. In realtà l'ecologia non si esaurisce nell'insieme delle problematiche naturali relative all'ambiente in cui vive l'uomo, ma riguarda senza dubbio anche questioni antropologiche che conseguentemente mostrano innegabili valenze di tipo etico.

È sempre più urgente una profonda riflessione sui dati allarmanti che ci vengono forniti dagli esperti: il degrado ecologico rende indispensabile una riflessione etica sui rischi a cui sta andando incontro l'umanità, come è chiaramente affermato e documentato da importanti Istituti a livello internazionale.

Il mondo è oggi seriamente minacciato da una serie di preoccupanti fenomeni che pongono inquietanti interrogativi sul futuro del nostro pianeta.

Il lento e progressivo riscaldamento della terra è il primo di questi fenomeni: lo strato di ozono atmosferico, che protegge la vita dalle radiazioni ultraviolette, si sta assottigliando, per il noto *effetto serra*, e sta provocando, come conseguenza, una diminuzione dei raccolti, un danno alle forme di vita nei mari, un aumento dei tumori cutanei ed altri preoccupanti effetti.

Tutto ciò, secondo i rapporti forniti da autorevoli Centri di studio, è sicuramente provocato dai gravi insulti portati dall'uomo all'atmosfera terrestre, negli ultimi decenni, con una sconsiderata e non controllata produzione di energia in nome del progresso. Si temono ora l'avanzata dei deserti e l'innalzamento del livello dei mari: ciò finirà col penalizzare soprattutto le popolazioni del terzo mondo, dotate di scarse risorse per difendersi da questi pericoli.

Un altro inquietante fenomeno è quello dell'inquinamento radioattivo, chimico ed organico: esso incombe sulla salute e sulla qualità di vita degli uomini. Né va sottovalutato il crescente inquinamento da materie plastiche praticamente indistruttibili.

Le cause dei fenomeni accennati sono da ricercarsi nello sconvolgimento degli equilibri dinamici della biosfera, che rendono possibile la vita sulla terra, e nella progressiva distruzione delle risorse naturali attraverso un selvaggio disboscamento e l'alterazione del prezioso equilibrio idrogeologico.

Alla luce delle amare considerazioni che precedono, si può ben dire che la questione ecologica non è solo *naturale* ma anche *antropologica*, nel senso che riguarda il complesso rapporto dell'uomo con la natura. L'uomo si fa aggressore, della biosfera: egli diviene addirittura devastatore e distruttore di ciò che lo circonda.

Ma a questo punto v'è da chiedersi quale sia la radice culturale che spinge l'uomo ad un simile atteggiamento e comportamento. Non v'è dubbio che l'aggressione subita dalla natura da parte della società moderna è propria soprattutto della civiltà occidentale e dei suoi caratteristici disvalori, costituiti dallo sfrenato consumismo, dal cinico utilitarismo, dall'esasperato sfruttamento delle risorse.

A questo proposito è però certamente da respingere la tesi, tanto curiosa quanto assurda, che qualche studioso ha avanzato recentemente: la civiltà occidentale è erede del pensiero giudaico-cristiano ed è quindi nella Sacra Scrittura e nella sua cattiva interpretazione che andrebbe ricercata la ragione dell'aggressività dell'uomo nei confronti della natura. In realtà una attenta lettura della Genesi permette di dare una interpretazione corretta dell'invito del Creatore a soggiogare e dominare la Terra.

I successivi riferimenti biblici al Messia ed alla sua benefica opera di giustizia, di liberazione e di riscatto dalla violenza, sono la conferma di una profezia di bene in cui si inserisce pienamente il dominio dell'uomo sulla natura come elemento assolutamente positivo.

Un dominio umano dispotico e distruttivo viene comunque respinto anche dai documenti della Chiesa: essi prendono spunto, in effetti, dalla Genesi proprio là dove si afferma che il Signore pose l'uomo nel giardino dell'Eden perché lo coltivasse e lo custodisse con amore. Va detto inoltre che una lettura adeguata della Sacra Scrittura a proposito di questioni ecologiche va estesa a tutta la Rivelazione.

È interessante ricordare quanto disse, a suo tempo, Giovanni Paolo II: "Adamo ed Eva avrebbero dovuto esercitare il loro dominio sulla Terra con saggezza e con amore. Essi invece distrussero l'armonia esistente, ponendosi deliberatamente contro il disegno del Creatore".

Da allora, in effetti, tutto il creato è soggetto alla caducità e attende di esserne liberato.

È ora il caso di individuare e soppesare le vere responsabilità dell'uomo di oggi, affrontando il problema nei suoi aspetti antropologici e bioetici.

Le responsabilità più evidenti sono certamente quelle riferibili ad una insufficiente conoscenza delle leggi che governano gli equilibri della biosfera. Fino a pochi decenni fa si riteneva che le risorse della natura fossero inesauribili e comunque capaci di riparare i danni provocati dall'uomo: ci si è accorti che ciò non corrisponde al vero. Lo sviluppo della scienza ecologica ha portato recentemente alla scoperta del già citato *effetto serra*, preoccupante fenomeno che ora si cerca disperatamente di ridurre, con grandi difficoltà anche di politica internazionale (Protocollo di Kyoto).

La ricerca continua e spregiudicata del massimo profitto col minimo costo rappresenta certamente un altro elemento di responsabilità per la società di oggi: i sistemi produttivi non si accompagnano, il più delle volte, ad efficaci sistemi di depurazione.

Ed ancora la politica energetica dei vari paesi è rivolta al comune ricorso a fonti facilmente disponibili, come il carbone e il petrolio, ma gravemente inquinanti.

Queste gravi responsabilità hanno origini di carattere culturale e sono, in effetti, tipiche del mondo occidentale, proteso a procurarsi una crescente abbondanza di beni materiali sotto la spinta di una mentalità consumistica sempre più esigente e diffusa.

Da tutto ciò deriva che le questioni ecologiche hanno, in modo evidente, una grande rilevanza di carattere etico. Lo sfruttamento selvaggio del territorio è un grave insulto all'ordine esistente nel creato, inteso come realtà cosmica dotata di un meraviglioso e dinamico equilibrio. L'umanità è stata chiamata a scoprirlo, con grande rispetto, per trarne legittimo beneficio per tutti: ciò è chiaramente affermato anche nei vari documenti della Chiesa.

È dunque eticamente inaccettabile che pochi persistano nell'accumulare beni, consumando poi disordinatamente preziose risorse ed ignorando miliardi di esseri umani che vivono nella miseria.

L'attuale dissesto ecologico è la prova di un aberrante rapporto dell'uomo con la natura e di una distorta concezione della convivenza umana.

Da più parti giunge, a chi studia le problematiche della bioetica nei suoi rapporti con l'ecologia, la preoccupata richiesta di elaborare principi e valori che diano corpo ad una vera *etica ecologica*; in particolare sono molte le iniziative nate con l'intento di proporre una riflessione cristiana sullo studio e sulla regolamentazione del rapporto tra l'uomo e la natura.

Si sente, in effetti, l'esigenza di una chiara conversione ecologica, cioè di un cambiamento di mentalità attraverso una svolta di carattere culturale.

Né può mancare l'impegno a modificare e a rendere più efficaci i mezzi e i criteri educativi da mettere in atto nella famiglia, nella scuola e in tutte le varie agenzie educative: gli stessi mezzi della comunicazione sociale, consapevoli della propria potenza (e prepotenza), dovrebbero rivedere i propri codici di autoregolamentazione allo scopo di promuovere, in ogni caso, il rispetto della natura.

Gli esperti sono concordi nel ritenere urgente la necessità di educare alla responsabilità ecologica: responsabilità verso sé stessi, verso gli altri e verso l'ambiente.

V'è poi da sottolineare che la formazione di una sana coscienza ecologica trova, tra i suoi fondamentali criteri, il rispetto della vita in genere e di quella umana in particolare: ancora una volta l'uomo è chiamato a rispettare con coerenza la propria dignità personale, mentre l'antropologia si trova nuovamente a guidare i criteri e le scelte di carattere etico.

Ma non mancano purtroppo anche gli errori antropologici: essi si manifestano non solo nei danni che vengono provocati all'ambiente *naturale*, ma anche in quelli provocati all'ambiente *umano*.

Esiste infatti una vera e propria ecologia della persona: l'uomo è chiamato a rispettare anche la propria, struttura naturale e morale, mirabile dono del Creatore.

È allora il caso di ricordare quanto è stato affermato nell'enciclica *Centesimus annus*: "Sono da menzionare, in questo contesto, i gravi problemi della moderna urbanizzazione, la necessità di un urbanesimo preoccupato della vita delle persone, come anche la debita attenzione ad una ecologia sociale del lavoro".

Si è già detto più volte che, per la soluzione dei vari problemi della bioetica, il rispetto della vita e della dignità della persona gioca un ruolo determinante: in particolare si può aggiungere che la ricerca medica e biologica si trova in qualche modo legata anche alle problematiche dell'ecologia. Serie preoccupazioni nascono da una indiscriminata manipolazione genetica, dallo sviluppo disordinato di nuove specie vegetali e animali, da incontrollati interventi sulle origini stesse della vita umana.

Una crescente coscienza ecologica porta tuttavia a suggerire determinati comportamenti che derivano da attente valutazioni e conseguenti scelte di vita. Data per scontata l'esigenza di un efficace impegno educativo, emerge chiara l'esigenza di una consapevole revisione degli stili di vita. Se si accetta la tesi che l'inarrestabile degrado ecologico è dovuto, come si è già detto, ad una logica individualistica, consumistica ed edonistica, non resta che proporre stili di vita ispirati alla solidarietà, alla sobrietà e all'autodisciplina come soluzione del problema. Non si può tuttavia negare la obbiettiva difficoltà di una simile *conversione*, che troverebbe soprattutto nella virtù cristiana della carità (che va ben oltre la filantropia) gli strumenti fondamentali per una sua naturale realizzazione.

Tutto ciò riguarda un'esigenza morale che coinvolge le singole persone, ma che richiede anche un coinvolgimento più ampio per un rapporto più costruttivo e più umano tra paesi industrializzati e paesi in via di sviluppo, al fine di ritornare ad un più naturale equilibrio ecologico.

È dunque la politica, nazionale ed internazionale, a doversi fare carico di scelte coraggiose. Quella politica che è, secondo la definizione contenuta nella *Christifideles laici*: "Molteplice e varia azione economica, sociale, legislativa, amministrativa e culturale, destinata a promuovere organicamente e istituzionalmente il bene comune".

Del bene comune fa certamente parte l'equilibrio ecologico, da perseguire come valore fondamentale per la vita e la qualità della vita. Si può dunque affermare che esistono precisi compiti ai quali anche lo Stato non può sottrarsi: ad esso compete di adottare provvedimenti legislativi, organizzando sistemi di gestione delle risorse e di prevenzione del degrado ambientale, ben coordinati anche a livello internazionale.

L'assunzione di precise responsabilità individuali e collettive verso l'ambiente costituisce oggi una ineludibile necessità sul piano scientifico, giuridico, politico e soprattutto etico.

Le neuroscienze

Ricerche e scoperte sempre più affascinanti sulle prestazioni cognitive, sulle emozioni e sulle attività decisionali del nostro cervello sono, da tempo, un settore d'avanguardia degli studi medico-scientifici e costituiscono le *neuroscienze*. Esse si avvalgono di particolari tecnologie diagnostiche, in continuo sviluppo, che permettono di stabilire interessanti correlazioni tra eventi fisici (organici) cerebrali ed eventi mentali.

Il rapporto tra i dati scientifici di questo settore e le interpretazioni filosofiche della relazione tra mente e cervello ha portato ad una particolare attenzione per gli aspetti etici riguardanti le tecnologie di cui si è detto e le possibilità di impiego di sostanze farmacologiche capaci di produrre alterazioni funzionali e comportamentali.

L'estremo interesse degli studiosi per le problematiche su esposte ha portato alla creazione di una particolare sezione della bioetica chiamata *neuroetica*, cioè relativa agli aspetti etici delle neuroscienze. Qualcuno ha anche proposto, sulla scorta di riflessioni neuroetiche, di giungere. ad una filosofia fondata sulla funzionalità del nostro cervello: la conoscenza dei meccanismi cerebrali ci permetterebbe infatti di comprendere meglio l'essere umano e in particolare il suo rapporto etico, psicologico e sociale con la malattia e con la morte. Questa visione comporterebbe tuttavia il rischio di considerare l'aspetto neuroscientifico come determinante nella definizione delle questioni di carattere bioetico: si potrebbe addirittura giungere a preoccupanti riserve circa la dignità dell'embrione ancora sprovvisto di tessuto cerebrale, ovvero dell'individuo affetto da demenza o in stato neurovegetativo persistente.

Accanto a queste considerazioni, certamente riduttive e più che discutibili, sui nuovi orizzonti che le neuroscienze sembrano aver aperto davanti a noi, è ora più interessante prendere in attenta considerazione gli aspetti etici che emergono dalle possibilità di impiego dei nuovi strumenti tecnico-scientifici: essi permetteranno infatti di conoscere sempre meglio i fenomeni cerebrali e di apportarvi modificazioni significative.

Ciò potrà essere determinante, secondo gli studiosi, per l'esperienza di vita di ogni individuo e per il suo comportamento nell'ambito della convivenza sociale; ma potrà anche costituire una sfida sul piano applicativo delle conoscenze neuroscientifiche, come sul piano della sua auto-interpretazione e concezione etica.

Prendiamo dunque in considerazione alcune delle numerose applicazioni tecnologiche che sono ipotizzabili nell'ambito delle neuroscienze e che sollevano certamente questioni di carattere bioetico.

Il potenziamento delle prestazioni cognitive e le modificazioni dello stato psicologico ed emotivo sono provvedimenti molto presenti nel campo dei trattamenti neuro-farmacologici. Gli antidepressivi sono un esempio di sostanze che, frequentemente impiegate, producono benefici effetti sui sintomi, sull'autostima e sui rapporti sociali, senza provocare importanti effetti collaterali indesiderati. Non mancano i farmaci che migliorano il sonno o l'appetito agendo sui centri cerebrali, ma meritano particolare attenzione le sostanze che si usano per il trattamento dei disordini delle attività cognitive (attenzione e memoria).

Né va trascurato, per le implicazioni etiche, il diffuso impiego di prodotti finalizzati al potenziamento delle capacità mentali al di fuori delle indicazioni terapeutiche per specifiche patologie. Oltre a problemi di sicurezza e di controllo di eventuali effetti indesiderati, emerge in questi casi la questione di una eventuale nuova e raffinata forma di *eugenetica*, capace di produrre conseguenze negative per i singoli e per la collettività. A ciò si aggiunga l'effetto che le alterazioni delle capacità mentali possono produrre sulla identità personale e l'autonomia degli individui.

Altro campo di estremo interesse è quello riguardante l'eventuale abuso delle tecniche di *neuroimmagine*: esse permetterebbero un accesso diretto alla personalità dei soggetti o comunque alle strutture fisiche cerebrali con cui essa si esprime. Si potrebbe ipotizzare, in tal caso, una sorta di violazione della *privacy*, potendosi teoricamente ricavare, dalle immagini, indicazioni sulle propensioni degli individui a determinati comportamenti (acquisti commerciali, false testimonianze, attività criminose ecc.).

Va tuttavia osservato, ad onor del vero, che tali applicazioni non presentano attualmente sicure caratteristiche di affidabilità e che la predisposizione, sia pur oggettivamente supportata da *neuroimmagini*, ad un comportamento antisociale, non necessariamente deve considerarsi certamente seguita da fatti concreti.

Prima di passare ad un maggior approfondimento delle implicazioni etiche derivanti dalla presenza, oggi determinante, delle acquisizioni neuroscientifiche, è opportuno sottolineare che l'impiego delle tecnologie sempre più sofisticate (Tomografia a emissione di positroni o PET, Tomografia computerizzata a emissione di singolo fotone o SPECT, Risonanza magnetica RMI o FRMI ed altre) è servito anche a studiare, con immagini a colori, l'attivazione di aree cerebrali in particolari condizioni come, ad esempio, nei casi di stato vegetativo persistente (donde la riconsiderazione dell'obbligo di nutrizione-idratazione di tali pazienti).

Tornando alla necessità di una attenta riflessione sulle conseguenze dello sviluppo delle neuroscienze, va detto che esiste il rischio di una radicale *naturalizzazione* della mente e della coscienza, con la riduzione dei fenomeni spirituali alle loro basi materiali e la eliminazione dell'esperienza morale tradizionalmente intesa.

Alcuni studiosi sono giunti a sbrigative conclusioni, fondate sulle funzioni cerebrali, per le quali, quando un individuo decide di agire secondo una convinzione morale, si avrebbe in realtà una attivazione delle aree cerebrali coinvolte dal fatto emotivo, durante la valutazione del quesito morale considerato: ciò determinerebbe la scelta comportamentale. È evidente che questa interpretazione porterebbe a cancellare il concetto di *libero arbitrio* che invece, pur con qualche necessario adeguamento alle oggettive acquisizioni della moderna neuro-fisiopatologia, rimane il tradizionale e fondamentale presupposto della concezione morale dell'agire umano.

Un'ipotesi avanzata recentemente riguarda il ruolo che l'evoluzione avrebbe avuto nel selezionare alcune forme di risposta istintiva alle sollecitazioni del mondo esterno; tali risposte, utili per la sopravvivenza, sarebbero state progressivamente acquisite nei meccanismi del funzionamento cerebrale degli individui. Ciò, in realtà, appare assurdo se si pensa alle oggettive disparità culturali, sociali e religiose che determinano, in individui di età, razze e culture diverse, risposte completamente differenti a situazioni capaci di provocare reazioni morali adeguate e conseguenti.

Una discutibile interpretazione filosofica delle implicazioni relative alle basi neurologiche del comportamento morale sembrerebbe portare ad una sorta di naturalizzazione dell'etica: i fattori, storici, culturali, religiosi e le riflessioni razionali di ogni individuo non starebbero alla base delle scelte morali, le quali sarebbero invece determinate da decisioni inconsce, dovute a meccanismi acquisiti dal cervello umano attraverso i fenomeni evolutivi.

Dopo quanto si è detto finora, si può affermare che le neuroscienze costituiscono oggi una nuova forma di conoscenza del cervello umano e del suo funzionamento: essa porta a molte ipotesi tratte dalla ricerca psico-neurologica e da una serie di speculazioni e interpretazioni degne di attenzione.

Molte teorie psicologiche, sociologiche, filosofiche, politiche e persino economiche hanno acquisito credibilità attraverso presunti legami e fondamenti tratti dalle teorie neuroscientifiche. Queste ultime, di cui tuttavia non si può negare una certa ambiguità, hanno recentemente destato, in molti studiosi, sia giusti entusiasmi che legittime preoccupazioni, mettendo esse in discussione i concetti fondamentali che tradizionalmente stanno alla base dello studio e della comprensione degli esseri umani.

Particolarmente discutibili e preoccupanti sembrano essere le teorie interpretative delle varie tecniche e delle varie metodologie di ricerca neuroscientifica: suscita perplessità, ad esempio, la presunta possibilità di ridurre ad una semplice base *neurale* ciò che in realtà attiene alla sfera morale (emozioni, raziocinio, scelte che ci caratterizzano come esseri pensanti). Ed è tutta da dimostrare la modalità di relazione causale che viene ipotizzata tra eventi cerebrali ed eventi mentali. Così come appare discutibile la tesi di alcuni scienziati secondo i quali la riduzione a basi biologiche di tutto ciò che appartiene a livelli culturali o spirituali è solo questione di tempo: ciò che la scienza non ha ancora spiegato dovrebbe certamente trovare spiegazione in futuro. Nella religione come nell'etica non esisterebbero dunque verità superiori rispetto a quella adattabilità evolutiva che spiegherebbe i vari comportamenti umani: lo stesso bisogno di spiritualità potrebbe essere ridotto ad una particolare *sindrome* di tipo neurologico.

Varie altre teorie, altrettanto opinabili, riguardano presunte interazioni tra aree cerebrali nella produzione di risposte morali: anche esse costituiscono la sfida che le neuroscienze, e perciò la *neuroetica*, propongono oggi avanzando la possibilità di sostituire all'immagine di un essere umano capace di azioni libere quella di un soggetto costretto ad agire da forze incontrollabili, frutto di millenari fattori evolutivi. Tutte queste ipotesi sono ovviamente da considerarsi non solo opinabili, ma il più delle volte assolutamente infondate.

La *neuroetica* rimane dunque, per ora, solo un affascinante percorso che appartiene alla attività di ricerca sui fenomeni ancora misteriosi che stanno alla base delle scelte di ogni individuo e soprattutto sui fattori causali che li determinano.

BIOETICA E INFANZIA

Quando si affronta il delicato problema del rapporto tra bioetica e infanzia, attraverso l'interessante letteratura sull'argomento, si ha la sensazione che i bioeticisti possano dare, studiando la problematica dei minori, considerati non come futuri adulti ma come *persone*, il loro massimo contributo a quella costruzione di una nuova immagine dell'uomo che costituisce una delle sfide più importanti della nostra epoca e della nostra cultura.

Va anche sottolineato che, nel dibattito bioetico, ambiti teorici e di ricerca, considerati tra loro estranei, si confrontano per costruire una cultura condivisa sui principi indispensabili alla convivenza degli esseri umani, che differiscono per età, cultura, funzioni, linguaggi e credenze. È anche evidente l'estremo interesse del confronto di questi ambiti con la cultura dell'infanzia, che esprime il bisogno di una nuova comprensione dell'età dello sviluppo: tale confronto fa emergere nuove riflessioni e nuovi spazi di intervento, introducendo peraltro anche perplessità e doverose cautele.

Il confronto inoltre, dando una opportuna dimensione bioetica alla comprensione dell'infanzia, mette in rilievo concetti basilari della bioetica stessa, per cui si può parlare di bioetica insita nella stessa idea di infanzia e di infanzia ispiratrice della bioetica.

Dagli studi dei bioeticisti scaturisce anche un *progetto infanzia* che evidenzia la doppia responsabilità degli adulti: educare le giovani generazioni e, nello stesso tempo, educare se stessi facendo proprie le qualità, capacità, visioni del mondo appartenenti all'infanzia e troppo spesso dimenticate.

Questo progetto, data la complessità della cultura dell'infanzia, deve essere necessariamente adeguato ai reali bisogni biologici, affettivi e cognitivi dei bambini.

Va anche osservato che, secondo il sapere *pedagogico*, il diritto alla vita non può essere riduttivamente considerato in termini solo biologici: il bambino, il cui *nascere* non si esaurisce nel venire alla luce, ha anche il diritto ad essere oggetto di protezione, di cure, di attenzioni educative che promuovano una soddisfacente qualità di vita.

La pedagogia conferma la necessità di un processo educativo interdisciplinare che tenda alla progressiva maturazione della identità personale, alla massima autonomia possibile e al corretto sviluppo della *competenza*, che è l'insieme delle abilità sensoriali, percettive, motorie, linguistiche ed intellettive.

È ora importante considerare la dimensione bioetica degli interventi contro i rischi che minacciano la vita e la salute dei bambini, anche prima che vengano al mondo, e degli adolescenti. Bioetica della pediatria significa bioetica dello sviluppo e della appropriatezza delle cure, intesa come uso corretto ed efficace delle risorse diagnostiche e terapeutiche.

È da sottolineare che l'operatività pediatrica ha subito, negli ultimi tempi, una modificazione significativa: dal *curare*, con provvedimenti adeguati di diagnosi e cura, al *prendersi cura* anche delle condizioni generali, ambientali e affettive del minore. Il pediatra diventa così il medico non solo delle malattie, ma anche della salute, intesa come equilibrio psico-fisico e sociale. Rispetto al passato il pediatra è oggi maggiormente impegnato soprattutto quando si tratti di affrontare malattie croniche, dovendo esercitare, in tal caso, delicate funzioni di mediatore tra i piccoli pazienti, i familiari e gli specialisti eventualmente coinvolti: problema bioetico diventa allora, per il pediatra, stabilire quanto e come deve cambiare la propria cultura per adeguarsi alle nuove esigenze. Recenti studi hanno evidenziato la necessità di considerare con cura gli aspetti antropologici, l'individualità e la relazionalità del minore, nonché il valore del suo corpo, inteso anche come corpo-comunicazione.

Nella cultura medica, anche pediatrica, sta prendendo piede il concetto di riumanizzazione come arricchimento culturale finalizzato ad una migliore comprensione della persona umana e dei suoi bisogni, particolarmente necessaria nell'età infantile.

In ambito sociologico sono oggetto di studio, negli ultimi anni, i diritti *relazionali*, riferiti inevitabilmente alla famiglia e alle sue innegabili trasformazioni. Il problema riguarda in modo particolare i minori, poiché il nucleo familiare rappresenta l'ambiente, lo spazio e il tempo in cui si realizza lo sviluppo e la consapevolezza della dimensione relazionale dell'esistenza, delle dipendenze e dei limiti dell'autonomia individuale. L'infanzia riceve, nella famiglia, impronte indelebili che determinano benessere o difficoltà, serenità o turbamenti penosi.

Ma la famiglia sta purtroppo subendo preoccupanti trasformazioni e ciò determina condizioni di minor protezione psico-affettiva (oltreché giuridica) dei soggetti più deboli.

V'è da augurarsi che, con senso di responsabilità, prevalga un costante investimento sociale nella *genitorialità*, così da giungere, in ogni caso, a rispettare gli innegabili diritti dei soggetti in età evolutiva.

Si è già detto dell'importanza degli interventi diagnostico-terapeutici a favore dei neonati, preceduti da provvedimenti di controllo dello sviluppo prenatale intrauterino: il tutto va curato tenendo presente che la nascita di un bambino, come dicono gli esperti, è fase di estensione del ciclo vitale della famiglia ed anche processo di formazione di fondamentali legami affettivi. È dimostrato che le prime interazioni tra madre e figlio, in un rapporto in cui gioca un ruolo importante anche il padre, sono presupposto indispensabile del consolidarsi di una proficua, stabile e duratura relazione. Le eventuali patologie del neonato costituiscono tuttavia un rischio per il processo di consolidamento del legame affettivo: da ciò nasce la necessità di assicurare al bambino e ai genitori, da parte dei sanitari, il massimo dell'attenzione e delle cure. Si tratta talvolta di affrontare delicati problemi etici, soprattutto quando non sia facile, nei casi più gravi, operare scelte tra provvedimenti evidentemente doverosi e provvedimenti che invece rischiano di sconfinare nell'accanimento terapeutico.

Passando ora a considerazioni più generali che riguardano la pediatria moderna, si deve riconoscere che essa è divenuta gradualmente sempre più *preventiva*. Ne sono prova gli screening di massa, i bilanci periodici sulla salute dell'infanzia, i vari suggerimenti finalizzati ad orientare i comportamenti di chi ha funzioni di protezione e di cura dei soggetti in età infantile. Il rischio è però quello degli eccessi, capaci di portare ad una poco raccomandabile *medicalizzazione* dello sviluppo: l'accentuarsi della tendenza preventivistica porta a superare i limiti della logica epidemiologica e clinica.

Altro problema di rilievo è quello della *prescrizione* delle cure, che deve essere frutto di una attenta valutazione del rapporto rischi-benefici. La coscienza di tale rapporto si fonda sulla cultura epidemiologica, sulla clinica, sulla comunicazione e sull'etica dei medici chiamati a decidere. Informare i bambini e gli adolescenti è necessario e doveroso, ma costituisce un impegno tutto particolare; va detto tuttavia che se l'informazione è chiara e viene data con pazienza e rispetto, il risultato è buono e crea fiducia e disponibilità ad una preziosa alleanza terapeutica e ad una attiva partecipazione alle cure.

Di non poca rilevanza è il *consenso* alle terapie: esso compete ufficialmente ai genitori, previa adeguata informazione, ma accurati studi confermano l'importanza di tener conto anche del consenso o dissenso dei piccoli pazienti, soprattutto a partire dai 12 anni. Ciò diventa eticamente obbligatorio e prioritario dopo i 14 anni, fatta ovviamente eccezione per i casi in cui prevalga lo stato di necessità.

Con i bambini più piccoli è più difficile instaurare un rapporto comunicativo soddisfacente: essi parlano con difficoltà, non discutono col medico, non reagiscono, spesso non capiscono. In questi casi il pediatra è chiamato ad essere "voce di chi non ha voce", divenendo egli stesso il difensore della salute dei bambini a lui affidati.

A lui competono compiti e responsabilità rispondenti alle attese non solo dei piccoli pazienti, ma anche delle famiglie e della società; a lui si chiedono perciò grande pazienza e disponibilità, adeguata preparazione, spirito di servizio e, come sempre, scienza e coscienza.

Va anche considerato il fatto che l'informazione che precede il consenso, seppur adeguata, non è la sola base delle decisioni: lo è anche il bilancio delle risorse interiori di fronte alle prove più difficili. Il medico deve essere preparato ad accettare, nei casi più gravi, il rifiuto delle cure, rispettando il bambino che si abbandona al suo destino ed i genitori che possono scegliere la perdita del figlio perché sanno di poter elaborare quel lutto, mentre temono di non saper tollerare, in caso contrario, le angosce di una vita inutilmente protratta.

Sempre a proposito di consenso va osservato che, negli studi riguardanti i minori, questo tema occupa grandissimo spazio: la bioetica nel suo complesso ha infatti trascurato, fino ad ora, molte altre delicate questioni riguardanti bambini e adolescenti, quali l'abuso fisico, sessuale e psicologico e la carenza di cure adeguate per lesioni, malattie e minacce per la vita stessa dei minori. La ragione di questa negligenza sta nel fatto che la bioetica è stata finora caratterizzata da una concezione fortemente restrittiva, dominata dal principio di autonomia con l'esclusione del vissuto esperienziale del bambino, dei familiari e di coloro che sono chiamati ad assisterlo.

Un'altra ragione della negligenza a cui si è fatto cenno sta nel fatto che la riflessione bioetica è stata finora costruita su un modello conoscitivo di natura scientifica, difficilmente comparabile con le ragioni che ci permettono la comprensione del vero significato socio-culturale dell'esperienza dei minori.

Alcuni studiosi (W. Reich, Comitato Nazionale di Bioetica, S. Spinsanti) hanno proposto di ripensare la bioetica a partire dall'infanzia e da altre condizioni di fragilità, anziché considerare la bioetica delle prime fasi della vita come capitolo a sé stante che riguarda persone dotate di una loro autonomia.

Si è già detto dell'importanza, in ambito assistenziale, del passaggio dal curare al prendersi cura: in campo infantile ciò comporta il coinvolgimento di discipline diverse come la psicologia, la pedagogia, la sociologia, il diritto. Poiché tutti i sistemi che si occupano di infanzia tendono a migliorare la qualità di vita dei minori, è interessante decifrarne le connessioni e le ricadute sul destinatario bambino.

I servizi sanitari in modo particolare vanno continuamente sottoposti a verifiche della effettiva capacità di determinare miglioramenti qualitativi soprattutto a lungo termine.

Come osservatorio privilegiato delle cure all'infanzia è frequentemente considerato, dagli esperti, il campo della *riabilitazione*, vista come funzione complessa dell'organizzazione sociale rivolta ai più deboli e più fragili: in particolare la riabilitazione per affezioni neurologiche si presta per questa analisi, ma va riconosciuto che vi sono molte altre patologie invalidanti che sono capaci di condizionare la qualità di vita del bambino (asma, emofilia, talassemia, diabete ed altro) e di creare perciò vincoli inevitabili e duraturi col mondo della sanità. Molti esempi, presi dal versante medico della riabilitazione, potrebbero fornire la chiave di lettura delle significative connessioni esistenti trai vari sistemi impegnati (terapia intensiva neonatale, riabilitazione psicologica, fisioterapia, insegnamento scolastico di sostegno e altro). Va anche sottolineato che, allo scopo di evitare disservizi nel campo della riabilitazione, è importante assicurare una continua verifica delle metodologie rispetto agli obiettivi di miglioramento della qualità di vita delle famiglie che si vogliono raggiungere.

A questo punto della riflessione bioetica sull'infanzia, è il caso di prendere in considerazione anche il potenziale contributo che il *diritto* può offrire alla bioetica. È riconosciuto, dagli studiosi, che mentre la discussione bioetica ha una necessaria e imprescindibile ricaduta giuridica, non è facile, in compenso, stabilire in base a quali paradigmi giuridici si possano stabilire norme di natura bioetica. È riconosciuto che affrontare seriamente, nella sua specificità, il problema dei minori è, per la dottrina del diritto, un compito particolarmente complesso. In conclusione il contributo che il diritto può offrire per una bioetica dell'infanzia non riguarda solo l'elaborazione di principi fondamentali, ma anche la scuola, il lavoro, la salute, la giustizia, l'informazione. Il diritto ha anche il compito di garantire la salvaguardia dei *diritti* dei minori, attraverso l'organizzazione di servizi soprattutto a favore dei soggetti più deboli ed emarginati.

BIOETICA E TERZA ETÀ

Alla fine degli anni '70 è entrata nell'uso, attraverso i mezzi di comunicazione, la definizione di *terza età* per indicare le fasi della vita umana a partire dal 65° anno. La crescente aspettativa di vita, dovuta agli indubbi progressi della medicina, ha portato oggi la media della durata dell'esistenza, soprattutto femminile, oltre gli ottant'anni: ciò ha suggerito di cominciare a parlare addirittura di *quarta età*, in considerazione dell'aumento delle persone anziane che superano quel limite.

Le riflessioni bioetiche riguardanti la terza e la quarta età non possono che partire dalla affermazione indiscutibile del valore e della dignità della persona anziana. Bisogna tuttavia riconoscere che la cultura dominante che caratterizza oggi soprattutto il mondo occidentale, superati i tempi in cui la vecchiaia era stimata e valorizzata, è giunta, con criteri sempre più utilitaristici e produttivistici, al progressivo deprezzamento dell'età avanzata, misconoscendone il valore, umano, sociale e morale. La nostra società e la nostra cultura pongono, come fondamento dell'esistenza, l'avere, il potere e il piacere (fortemente e costantemente proposti dai mezzi di comunicazione di massa attraverso molteplici sollecitazioni anche pubblicitarie) oltre che la produzione, il consumo e il profitto: ne deriva una distorta valutazione della *persona*, che vale non tanto per quello che è, ma per quello che fa e che sa produrre. È chiaro che, con questi criteri, la persona anziana tende ad essere progressivamente emarginata, mentre la mentalità efficentistica fa apparire insopportabile il numero crescente delle persone anziane debilitate. Molto spesso esse vengono isolate dalla famiglia e vengono organizzate esclusivamente secondo criteri di efficienza produttiva.

Esiste dunque l'urgenza di ritrovare, alla luce della ragione e dei principi etici che derivano soprattutto dalla fede, ma non solo da questa, una integrale conoscenza dell'uomo e della sua inviolabile dignità di persona, indipendentemente dalla sua età.

È ora di ritrovare l'amore, la stima, il rispetto e la disponibilità al servizio nei confronti dei deboli, dei fragili, dei bisognosi quali sono molto spesso gli anziani.

Sarebbe eticamente importante considerare la presenza crescente di persone anziane nella società di oggi come una ricchezza umana e morale, nonostante le indubbie problematiche che essa comporta.

È dimostrato dagli esperti che gli anziani possono dare ancora un contributo significativo alla umanizzazione della nostra società e della nostra cultura. È il caso di ricordare che un prezioso documento del Pontificio Consiglio per i Laici parla di "carismi della vecchiaia" indicando come tali la gratuità, la memoria, l'esperienza e una visione più completa della vita.

Anche dalla Sacra Scrittura si possono ricavare importanti riflessioni sulla vecchiaia: per la Bibbia infatti la vita è realtà globale, non semplice esistenza, e in questa ampia concezione ogni età acquista significato, ciascuna con la sua originalità e il suo carisma. La vecchiaia è caratterizzata da un prezioso realismo e, mentre si fa tramite della tradizione, presenta a tutti il carisma dell'esperienza, della moderazione e della saggezza.

Fatte tutte queste considerazioni, v'è ora da chiedersi: la società di oggi, caratterizzata da tutti quei disvalori che abbiamo ricordato, riserva alle persone anziane sufficiente rispetto e considerazione? Secondo gli esperti la risposta è in genere negativa.

Qualcuno parla addirittura di *violenza psicologica* costituita dalla mancata risposta alle domande degli anziani: mentre le loro attese vengono tradite, essi sono tenuti frequentemente in una condizione di dipendenza, di isolamento e di abbandono. Ciò determina inevitabilmente un senso di inutilità dell'esistenza, avvertito da chi è ormai avanti negli anni.

Non v'è dubbio che il *pianeta* anziani è una realtà complessa, caratterizzata quasi sempre da una processualità segnata da tappe importanti: il pensionamento e la perdita dell'identità sociale, l'allontanamento dei figli e la verifica della solidità della unione della coppia anziana, la scomparsa di uno dei due coniugi. Queste tappe comportano frequentemente un aumento del senso di solitudine e di inutilità personale. Un aspetto che, secondo gli studiosi della terza età, merita particolare considerazione è, come si è detto, la violenza psicologica come frustrazione dei bisogni materiali e immateriali dell'anziano. Tra i primi vanno citati quelli dovuti alle carenze economiche, strutturali (casa, attività) e di salute. Tra i secondi vanno ricordati quelli di carattere relazionale (l'anziano non ama la solitudine, ha bisogno di comunicare, di coltivare amicizie), di carattere affettivo (il bisogno di affetto, talvolta mascherato, è ben presente nell'anziano), di carattere spirituale (è un bisogno che, in misura più o meno evidente, tende a svilupparsi per dare un senso appagante all'esistenza). La violenza psicologica agli anziani è dunque costituita dalla mancata risposta alle loro domande. Le conseguenze di questo tradimento delle loro attese possono essere varie: sono frequenti i suicidi, è in aumento l'uso di calmanti e di psicofarmaci, sta crescendo il fenomeno dell'alcolismo tardivo come tentativo di rimediare alla solitudine, alla depressione, all'abbandono, Le concrete risposte ai vari bisogni non sono facili e rischiano di essere inefficaci e scorrette: si assiste infatti, molto spesso, a ospedalizzazioni incongrue, a "deportazioni" assistenziali verso case di riposo, ad abbandoni veri e propri di persone non autosufficienti.

Circa le Case di riposo, va detto che esse costituiscono comunque, se correttamente utilizzate e gestite, una realtà positiva che può risolvere, con modalità diverse, il problema degli anziani soprattutto non autosufficienti. Queste istituzioni, pubbliche o private che siano, sono intese a sviluppare le capacità di rispondere, con attenzione e umanità, al bisogno di accoglienza e di cura di persone anziane, fragili e malate, nel contesto specifico di appositi istituti o anche nel loro personale domicilio: ciò avviene, in genere, attraverso l'azione preziosa di operatori con varie qualifiche, diverse competenze e necessaria professionalità. Nelle migliori realtà di questo tipo, il rispetto e la dignità di ogni persona assistita occupano una posizione centrale, nella impostazione delle attività e nella organizzazione dei servizi, con attenzione rivolta anche a particolari esigenze dei familiari.

I migliori modelli organizzativi vengono promossi attraverso la creazione di un clima sociale umano, positivo e accogliente, ispirato dalla preoccupazione di assicurare risposte eticamente corrette e tecnicamente efficaci nei confronti degli ospiti. Va anche detto che è necessario, nelle varie strutture, dedicare molta attenzione alla continua valorizzazione dell'ambito familiare: gli operatori non devono infatti, ove possibile, sostituirsi alla famiglia, ma sentirsi collaboratori della stessa, con spirito di solidarietà e di sussidiarietà. Né va trascurato il rapporto di collaborazione con le comunità di riferimento e con le istituzioni pubbliche (Comuni, ASL, Provincie e Regioni).

Il segreto del successo dell'efficacia delle Case di riposo sta nella più che doverosa attenzione alla centralità della *persona*, nonché nel desiderio e nella volontà di rispondere ai reali bisogni degli anziani e delle loro famiglie, non tanto con modelli standardizzati, ma con forme il più possibile personalizzate. Ciò è possibile con veri e propri percorsi assistenziali realizzati attraverso vari servizi residenziali, diurni o domiciliari, con particolare attenzione alle esigenze legate alla alimentazione, alla riabilitazione, alla animazione ed alla assistenza religiosa. In questo contesto va ancora una volta sottolineato il prezioso contributo che il *volontariato* può offrire per una più completa assistenza ed un miglior conforto, soprattutto umano ed affettivo, alle persone anziane bisognose di un efficace relazione d'aiuto.

Va comunque sottolineato che, negli ultimi tempi, si è verificato un sicuro mutamento dello scenario dell'assistenza sociosanitaria agli anziani: esso è rappresentato dalla crescita dell'offerta di strutture, di posti letto e di servizi alternativi, mentre è anche in atto un'aumentata valorizzazione delle strutture attraverso una crescente *cultura* della *qualità* in questo settore.

Alla luce di queste considerazioni, è opportuno affermare il dovere morale delle istituzioni di creare o promuovere strutture e organizzazioni capaci di offrire servizi agli anziani, evitando comunque la segregazione o, al contrario, il soffocamento protettivo. Con la collaborazione delle famiglie, ovviamente tenute a risolvere a monte, quando possibile, i problemi nel proprio ambito, è doveroso provvedere alla creazione e alla gestione di case di riposo, comunità alloggio, case-albergo, centri diurni, organizzazioni di assistenza domiciliare. Quest'ultima soluzione va correttamente concepita e gestita, evitando il sostanziale isolamento psicologico della persona anziana, a cui possono non bastare brevi momenti di presenza assistenziale al giorno. È il caso di ricordare che la quarta età può essere intesa non solo in senso cronologico, ma anche in senso psico-fisico, date le pesanti menomazioni che l'anziano può presentare quando sia gravemente compromessa la sua autosufficienza. L'attenzione per la terza e quarta età dell'uomo non può prescindere dalle più recenti acquisizioni della Gerontologia, intesa anche come preziosa scienza di revisione culturale, con rilevanti implicazioni psicologiche e sociali, fonte di continuo progresso terapeutico a favore degli anziani.

È anche il caso di ricordare che la moderna gerontologia-geriatria intende superare l'antica visione della tarda età secondo l'affermazione "Senectus ipsa morbus est - La vecchiaia è di per sé una malattia": in realtà il rispetto di regole e norme per una sana conduzione della propria esistenza può consentire agli anziani un lungo e sereno invecchiamento senza gravi menomazioni, Anche in questo campo vale il principio che la salute è non solo un diritto, ma anche un dovere. Come per tutti, anche per gli anziani esiste, in qualche misura, il dovere della prevenzione di patologie che, per l'età, sono più facili a verificarsi. Una sana alimentazione, una adeguata attività fisica, l'abolizione del fumo ed altre precauzioni, oltre alle eventuali terapie prescritte dai medici, stanno alla base di un buon invecchiamento. L'anziano va aiutato ad essere il protagonista della propria valorizzazione, prendendo serenamente atto degli inevitabili condizionamenti ed evitando la perdita di motivazioni affettive e morali. A lui e a quanti gli sono vicini spetta il compito di trovare e ravvivare continuamente queste motivazioni: esse possono permettere una gratificante e serena convivenza con quanti, a vario titolo (coniuge, figli, nipoti ed amici), fanno parte del suo mondo.

Sta in effetti emergendo, nell'opinione pubblica, una nuova figura di anziano: non più quella tradizionale dell'inerzia e della rassegnazione, ma una figura più dinamica, attenta alle trasformazioni della società e culturalmente più attiva. Ne sono espressione varie iniziative come, ad esempio, le Università per la terza età. Si ritiene necessario proporre una visione meno negativa della vecchiaia e superare i pregiudizi che fanno considerare gli anziani come pesi inutili, caratterizzati da un processo tragicamente degenerativo.

Si ritiene sempre più fondata la tesi secondo cui ogni età ha una funzione specifica da svolgere nella organizzazione sociale: perciò è eticamente doveroso riportare gli anziani nelle comunità, affidando loro incarichi socialmente utili.

Ma esiste, d'altra parte, il rischio dell'affermarsi di un giovanilismo spinto e innaturale, favorito da una malintesa vocazione della medicina moderna che, nella estensione esasperata della speranza di vita, vede una delle finalità della moderna *bio-gerontologia*. Le ricerche scientifiche in atto sui farmaci antiossidanti, sulle terapie ormonali, sulle restrizioni caloriche e persino sulle terapie geniche o sulle cellule staminali, stanno creando aspettative molto spesso esagerate, che vanno ben oltre una auspicabile riduzione degli stati di malattia ed un rallentamento dei processi di invecchiamento.

Tutto ciò deve indurre ad attente riflessioni sulle possibili ricadute delle varie ricerche sul piano *etico-sociale*. Sono infatti numerose le riserve sulla innocuità di certe procedure, tanto da evidenziare importanti controindicazioni relative a possibili effetti negativi (maggiore incidenza di tumori, maggiore vulnerabilità dei soggetti nelle fasi riproduttive della vita ed altro).

Una longevità forzata finirebbe senza dubbio col determinare un preoccupante impatto sugli equilibri demografici, nonché indubbie conseguenze sui sistemi sanitari: l'aumento inevitabile dell'assegnazione di risorse a favore del crescente numero delle persone anziane metterebbe sempre più in crisi il sistema dell'assistenza sanitaria.

In conclusione si può affermare che la ricerca di un esasperato prolungamento della vita non è dettata da una positiva e doverosa rivalutazione dell'età avanzata: in una società in cui non ci si prende cura della qualità della vita e delle sue relazioni, il semplice prolungamento dell'esistenza rischia di risultare non solo inutile, ma anche dannoso per gli esseri umani e la loro dignità.

L'ONCOLOGIA

L'*oncologia*, cioè lo studio delle cause, dei quadri clinici e delle terapie riguardanti le malattie tumorali, costituisce un campo particolarmente ampio ed in continua evoluzione nella medicina di oggi: essa è anche caratterizzata da indubbie e complesse problematiche di natura bioetica. Queste sono soprattutto legate alle sperimentazioni e alle strategie terapeutiche, frutto di innumerevoli progetti di ricerca, che offrono sempre maggiori speranze di successo, pur non avendo ancora permesso di raggiungere la soluzione definitiva nella lotta contro i tumori. Oltre ad interventi chirurgici sempre più mirati o talvolta arditamente demolitivi, oltre ai trattamenti radioterapici sempre più efficaci (l'*adroterapia* costituirà un importante presidio d'avanguardia), va riconosciuto che le numerose ricerche scientifiche clinico-sperimentali hanno portato alla scoperta di efficacissimi farmaci chemioterapici, capaci di debellare alcuni tipi di tumore o, quantomeno, di rallentarne l'evoluzione. Anche l'impiego delle cellule staminali sta dando eccellenti risultati (si pensi al trapianto di midollo osseo in onco-ematologia). Per non parlare di certe terapie alternative che vengono proposte, talvolta con apparente successo clinico (e sicuro clamore mediatico), senza che però siano rispettati i canoni di una corretta sperimentazione clinico-scientifica e senza portare, di conseguenza, un serio contributo alla lotta contro i tumori.

Va detto con chiarezza, a questo punto, che una corretta impostazione bioetica richiede, in ogni caso, una scrupolosa valutazione del quadro clinico di ogni paziente e la scelta, fra le varie possibilità e tecniche terapeutiche, di quelle più corrette e quindi più efficaci. Va aggiunto che, molto spesso, è opportuno e doveroso privilegiare strategie che prevedono l'associazione di presidi e tecniche di diversa natura (chirurgia, radioterapia, chemioterapia).

Va anche sottolineato che il campo dell'oncologia moderna si presta certamente a considerazioni etiche riguardanti soprattutto l'*accanimento* terapeutico. Terapie ritenute, in taluni casi, ormai certamente inefficaci e comunque gravate da pesanti effetti collaterali, vanno sicuramente evitate, come si è già più volte affermato, per non rendere inutilmente penosa la qualità della vita di pazienti la cui sopravvivenza è sicuramente segnata da una prognosi infausta.

Una delle risorse di grande valore in campo oncologico, che va indicata come assolutamente doverosa, è la *terapia del dolore*: gli studi di fisiopatologia e terapia del dolore hanno raggiunto infatti, negli ultimi anni, traguardi molto significativi. È soprattutto l'oncologia a giovarsi delle conquiste dell'algologia ed a permettere quelle *cure palliative* che sanno rendere più umana la qualità di vita dei pazienti affetti da forme tumorali di varia natura e comunque caratterizzate da gravi sintomatologie dolorose. Soprattutto nelle fasi terminali della malattia tumorale, il dolore non è più un sintomo (molto spesso utile nel richiamare inizialmente l'attenzione del paziente e del medico, permettendo così una più o meno tempestiva diagnosi), ma diviene una vera e propria malattia.

Tutto ciò rende assolutamente doveroso trattare il dolore, ridurre la sofferenza, organizzare gli interventi secondo strategie efficaci, superando remore e difficoltà legate, molto spesso, a timori e pregiudizi non più accettabili. È doveroso, per la classe medica e per le autorità preposte nelle varie istituzioni, creare strutture ed organizzazioni capaci di soddisfare le esigenze di malati neoplastici sempre più numerosi e bisognosi di trattamenti anti-dolore, eventualmente anche a domicilio e con l'apporto prezioso anche delle associazioni di volontariato.

A proposito dell'assistenza domiciliare per il trattamento del dolore, va purtroppo riconosciuto che l'Italia è caratterizzata ancora oggi da molte carenze a questo riguardo: le ragioni di ciò sono probabilmente da ricercarsi nelle obbiettive difficoltà di controllo degli innegabili effetti collaterali dei farmaci analgesici, che sono certamente molto efficaci ma spesso poco maneggevoli e, per un impiego corretto, bisognosi di particolare competenza e professionalità. Tutto ciò presenta, non si può negarlo, innegabili e delicate implicazioni anche di carattere medico-legale. Ma venendo a considerare quello che rimane il problema etico centrale della *malattia neoplastica*, va affermato che esso sta soprattutto nel riconoscere la necessità, per questa condizione morbosa, di assicurare un impegno congiunto e multidisciplinare da parte degli operatori sanitari e della comunità, al fine di assicurare non solo l'efficienza operativa ed organizzativa, ma anche una visione organica che ponga il paziente al centro dell'attenzione comune come soggetto degno di considerazione e mai strumento per il raggiungimento di scopi irrispettosi della sua dignità.

Nel trattamento del malato neoplastico, il rischio da evitare è quello di ritenere che la scienza medica abbia il solo compito, oltre ai tentativi di guarigione, di sconfiggere la sofferenza. In realtà ciò è doveroso, ma non è sufficiente: è necessario anche prendersi cura, in modo più ampio, della persona che soffre non solo fisicamente. Il paziente portatore di tumore, che raggiunge una certa gravità del quadro clinico, soprattutto nei casi in cui si accorge che sono poche le speranze di guarigione, entra molto spesso nella condizione che Saunders ha chiamato di *dolore totale*, cioè di profonda sofferenza, che va oltre la componente fisica (oggi suscettibile di efficaci trattamenti) per comprendere anche l'aspetto psicologico, affettivo e sociale.

Ecco dunque emergere la necessità di considerare la persona nella sua completezza, in nome di una bioetica che sia veramente e pienamente umana e perciò anche umanizzante.

Intervengono necessariamente, a questo punto, le considerazioni di carattere antropologico: l'antropologia, cioè la visione dell'uomo nella sua essenza, è infatti certamente la base, il criterio ed il metro dell'etica che debba ispirare qualunque scelta di intervento sull'uomo, sulla sua vita e sulla sua malattia. Per i cristiani è soprattutto l'antropologia *personalistica* che, secondo i più autorevoli studiosi, permette di individuare, attraverso una riflessione razionale e matura, orientamenti eticamente corretti e rispettosi della inviolabile dignità dell'uomo come persona.

Ciò darebbe, in modo particolare, contenuto e significato all'insieme dei trattamenti che riguardano le malattie oncologiche, tanto più se di rilevante gravità. Nell'assistenza offerta al paziente gravemente compromesso dalla malattia, va garantito lo spazio per una matura riflessione umana allo scopo di affrontare la sofferenza eventualmente come mistero e non come enigma, riconoscendo ad essa, se possibile, il significato di un disegno superiore, pur nella consapevolezza di dover assolutamente lottare con ogni mezzo per alleviare il dolore.

Si deve tenere presente che nel momento in cui il paziente si trova di fronte alla sofferenza ed al declino delle proprie forze, chiede fondamentalmente di non essere lasciato solo davanti agli inevitabili interrogativi che riguardano il senso della malattia, della sofferenza e della morte. La medicina non ha il compito di dare queste risposte, ma coloro che svolgono attività sanitaria o che comunque assistono, a qualunque titolo, un malato sofferente, hanno il dovere di assicurare, come persone, una presenza ed una testimonianza ricca di empatia, di solidarietà e di amore.

Va tuttavia riconosciuto che, nel contesto culturale che caratterizza la nostra società nel momento attuale, dare risposte agli interrogativi così inquietanti sulla sofferenza e sulla morte costituisce, senza dubbio, un'impresa complessa e difficile: si tende infatti, nell'opinione pubblica come negli ambienti culturali e nell'ambito dei mass media, a censurare i discorsi e le argomentazioni sui temi delicati del soffrire e del morire.

Ciò rende più difficile raggiungere, da parte di chi in qualsiasi modo ne sia coinvolto, la necessaria consapevolezza in caso di malattia neoplastica, specie se grave o, ancor più, chiaramente inguaribile e giunta alla fase terminale del decorso clinico.

Uno dei problemi, certamente rilevante sotto il profilo etico, che si presentano ai curanti in ogni momento della malattia, ma soprattutto nelle fasi avanzate o addirittura terminali, è quello dell'informazione, cioè del dire o non dire la verità al malato.

Abbiamo già avuto modo di affermare, su queste pagine, che nel rapporto medico-paziente, mentre la menzogna non deve essere presa come linea di condotta, la verità rimane in ogni caso la meta a cui è sempre doveroso tendere: è però importante sottolineare che la verità da comunicare deve essere adeguata, cioè accuratamente commisurata alla capacità del malato (per età, cultura e caratteristiche psicologiche ed affettive) di riceverla in modo umano e consapevole.

È indubbio che il dialogo tra medico e paziente fa parte, come componente necessaria, dello stesso atto terapeutico. Il medico può spesso essere coinvolto, con la, propria umanità, dalle ansie e dalle paure del paziente, ma deve mantenere sufficiente freddezza per poter aiutare colui che soffre, con oggettività, competenza e saggezza. È quindi doveroso, in determinate circostanze, non nascondere la gravità delle condizioni cliniche e della prognosi: ciò è soprattutto importante quando il paziente abbia evidenziato la necessità di affrontare, prima della fine, seri problemi personali e familiari allo scopo di adottare tempestivamente decisioni importanti e fondamentali. In effetti nessuno, più di lui, può realmente conoscere i suoi rapporti col mondo che lo circonda e con la propria coscienza.

Al termine di queste riflessioni sugli aspetti bioetici delle problematiche relative all'oncologia, è opportuno sintetizzare i punti fondamentali di quella che può definirsi una vera e propria *strategia*, nel trattamento delle malattie tumorali, attraverso un impegno responsabile da parte di tutti coloro che, in vario modo, siano chiamati ad affrontare le delicate ed inquietanti situazioni che si verificano in questo settore.

È essenziale, prima di tutto, ribadire che i malati oncologici, pur essendo talvolta *inguaribili*, soprattutto se la diagnosi non è tempestiva, non vanno mai considerati *incurabili*: ciò significa che mai deve essere messo in atto l'abbandono terapeutico. Il prendersi cura del malato oncologico è sempre, come negli altri campi della medicina, un preciso dovere morale. D'altra parte, non trova mai giustificazione neppure l'atteggiamento opposto, caratterizzato dalla ostinazione terapeutica, cioè da quell'accanimento che non ha ragione di essere quando il protrarsi di terapie che si mostrino inutili arreca danni al paziente, peggiorandone la qualità di vita.

Indispensabile è la *sinergia* da parte di coloro che sono presenti, a vario titolo, accanto al malato (operatori sanitari, parenti, volontari), con una molteplicità e organicità di competenze che sappiano realizzare un preciso mosaico assistenziale. Agli operatori si richiedono professionalità e qualità umane particolari, considerando la frequente fragilità dei pazienti, ai quali è opportuno assicurare, quando sia il caso, anche adeguata assistenza domiciliare, accompagnata da sufficiente opera di supporto alle famiglie. Si è già detto della grande utilità delle cure palliative, che vanno impiegate in modo responsabile, e della necessità di mettere in atto una corretta informazione del paziente sulla sua attuale condizione clinica e sulle prospettive che riguardano sia gli aspetti prognostici che le reali possibilità terapeutiche: la comunicazione della verità deve sempre rispettare esigenze morali, con una opportuna e adeguata progressione, secondo criteri di carattere pedagogico.

In conclusione è opportuno sottolineare, ancora una volta, la grande importanza che comunque riveste la *prevenzione*: essa va realizzata assicurando risorse alla ricerca, ai trattamenti diagnostico-terapeutici, alle iniziative di carattere educativo, con la denuncia dei fattori di rischio, allo scopo di determinare comportamenti, da parte di tutti, maggiormente consapevoli e responsabili.

IL RISCHIO CLINICO

Nel, complesso sistema della sanità agiscono molteplici fattori: la pluralità delle prestazioni sanitarie, le varie competenze specialistiche, i diversi ruoli professionali, gli eterogenei processi di lavoro, le più o meno sofisticate applicazioni tecnologiche. Tutto ciò, attraverso l'integrazione del coordinamento dei vari elementi citati, è finalizzato ad ottenere risultati che dovrebbero corrispondere ai bisogni assistenziali dei malati, ai quali è eticamente doveroso assicurare ogni volta la miglior cura possibile.

Non si può tuttavia negare che, come in altri sistemi complessi, anche in ambito sanitario possono verificarsi errori, incidenti e complicazioni di vario genere.

Esiste dunque un *rischio clinico*, strettamente legato alle attività diagnostico-terapeutiche che si svolgono nei luoghi di cura, ed è perciò eticamente doverosa una costante attenzione, da parte di coloro che sono preposti a vario titolo in ambito normativo, amministrativo e soprattutto assistenziale, alla prevenzione ed al controllo di tale rischio. Spesso la probabilità che si verifichi un evento avverso è legata ad insufficienze più o meno latenti, ad errori di progettazione ed organizzazione, ad inefficienze della vigilanza (cioè tutto quanto viene definito come "mala sanità"), oltre che a negligenze, imprudenze o imperizie dei singoli operatori. Tutti questi elementi rimangono silenti fino a quando un fattore scatenante non li rende manifesti, talvolta in modo drammaticamente grave.

In considerazione di quanto si è detto è pertanto eticamente doveroso progettare, nelle varie sedi di competenza, modelli di *controllo* del rischio clinico, allo scopo di prevenire, quanto più possibile, il verificarsi di incidenti e, quando questi si verifichino, di contenerne le conseguenze.

Va osservato che, come causa diretta ed immediata di un evento avverso, è solitamente individuabile una insufficienza *attiva*, cioè un errore umano, o il mancato rispetto di una procedura prevista. L'individuazione dell'errore attivo non esonera tuttavia dalla ricerca costante di errori latenti e potenziali. Sono infatti le insufficienze del sistema che devono essere soprattutto rimosse quando si voglia ottenere un efficace controllo del rischio, ridurre la probabilità di errore (*prevenzione*) e contenere le possibili conseguenze degli incidenti (*protezione*).

La prevenzione degli errori evitabili ed il contenimento dei possibili effetti dannosi corrispondono ad un preciso dovere morale, finalizzato alla garanzia della sicurezza dei pazienti, e costituiscono il prezioso sistema studiato e definito, a livello internazionale, come *gestione del rischio clinico* (Clinical risk management).

È però indispensabile, a questo punto, qualche altra definizione. Si intende per rischio un evento potenziale che può modificare l'esito atteso di un processo ed è misurato in termini di probabilità: il *rischio clinico* corrisponde alla possibilità che un paziente subisca un danno involontario, imputabile alle cure sanitarie, che può produrre un prolungamento delle degenze, un peggioramento delle condizioni di salute o addirittura la morte.

È anche il caso di sottolineare che il rischio clinico e l'errore in medicina sono costantemente oggetto di studio, attraverso doverose ricerche clinico-statistiche, presso l'Organizzazione Mondiale della Sanità e il Ministero della Salute: ciò ha portato alla definizione del concetto di *errore* e di *evento avverso*, oltre alla importante distinzione tra errore *attivo* ed errore *latente*. Le definizioni sono preziose in quanto permettono di mettere a punto soprattutto adeguati sistemi di prevenzione: l'evento avverso derivato da errore viene infatti definito come "prevenibile".

I numerosi studi sul rischio clinico hanno permesso di stabilire che la maggior parte degli incidenti nelle organizzazioni complesse (oltre alla sanità sono degni di rilievo i sistemi di difesa, l'Aviazione, le Centrali nucleari ed altro) è provocata dall'interazione fra le diverse componenti del sistema, cioè quella tecnologica, quella gestionale, quella umana e quella relativa ai fattori esterni: di tutte è doveroso tener conto.

In ambito sanitario la componente *tecnologica* riguarda le strutture, gli ambienti, la sicurezza, le apparecchiature, le infrastrutture, l'automatizzazione. La componente *gestionale* riguarda l'organizzazione del lavoro, l'impiego delle risorse umane, la comunicazione, le linee guida, l'ergonomia. La componente *umana* si riferisce invece alle caratteristiche individuali del personale, alla professionalità, alle dinamiche di gruppo ed alla cooperazione.

I *fattori esterni* sono costituiti dalla epidemiologia dell'utenza, dai suoi aspetti socio-culturali, dai vincoli finanziari, dalle normative e dalla rete sociale.

È interessante osservare come, nei sistemi complessi caratterizzati da un elevato controllo dei rischi, si sia creata una *cultura* del rischio e dei sistemi di prevenzione. Ma va anche sottolineato che una certa cultura della colpevolizzazione ha impedito, fino ad oggi, di affrontare il problema degli incidenti prevenibili, nell'ambito della sanità, con la necessaria oggettività e trasparenza. È dunque importante, anche sul piano etico, la promozione di una cultura della sicurezza che non sia solo costituita da dichiarazioni di intenti, ma che sappia prevedere preziosi processi di comunicazione e di formazione.

La letteratura internazionale sugli eventi avversi è ricca di dati e statistiche: le ricerche hanno avuto come campo d'azione sia l'area ospedaliera che quella extra-ospedaliera, soprattutto in riferimento agli eventi avversi provocati dai farmaci.

In questi ultimi anni il tema del rischio clinico e della sua gestione è stato seriamente affrontato nei Paesi più avanzati ed ha portato a preziose raccomandazioni, finalizzate soprattutto a produrre una maggiore attenzione sugli eventi avversi evitabili in medicina, sulla diffusione di procedure basate sulle evidenze, sulla attivazione di alcuni organismi governativi e non governativi.

In Italia tutti i soggetti del "sistema salute" sono teoricamente coinvolti dall'impegno per la promozione della sicurezza: è previsto che la gestione del rischio clinico venga sviluppata a tutti i livelli di programmazione e di controllo. È però evidente che l'impegno e la correttezza di ogni singolo operatore sono commisurati al grado di competenza, professionalità e sensibilità morale che lo caratterizzano.

Anche le Società scientifiche e gli Ordini professionali hanno elaborato interessanti documenti che indicano alcune necessità operative. Risulta utile, ad esempio, promuovere eventi di formazione ed informazione finalizzati a promuovere la cultura della prevenzione dell'errore, definire misure organizzative ed appropriate tecnologie per la riduzione degli incidenti, elaborare raccomandazioni per la prevenzione degli eventi "sentinella" (cioè premonitori di possibili eventi avversi) e linee guida per la rilevazione degli errori, raccomandare la corretta segnalazione degli incidenti. Risultano importanti inoltre: il monitoraggio degli eventi avversi, la sperimentazione di nuovi metodi di segnalazione, raccolta ed elaborazione dei dati.

Dai numerosi studi sul tema del rischio clinico risulta altresì evidente la necessità di promuovere il coinvolgimento non solo degli operatori sanitari, ma anche dei pazienti, dei familiari, dei volontari e dei cittadini in genere, allo scopo di realizzare una sensibilizzazione ed una cultura della prevenzione del rischio clinico.

Nel corso degli ultimi decenni sono stati sviluppati, a livello internazionale in Italia, diversi *metodi e strumenti* per l'analisi degli errori più comuni e la gestione del rischio clinico. La finalità dei metodi è quella di individuare le insufficienze del sistema, che possono contribuire allo scatenarsi di eventi avversi, e progettare idonee barriere protettive. Essi possono seguire due diversi approcci: quello che parte dalla revisione delle procedure, identificando i punti di criticità, e quello che, partendo da un evento avverso, ricostruisce a ritroso la sequenza degli avvenimenti, identificando i fattori che sono stati causa dell'incidente.

Nelle organizzazioni sanitarie dove si vogliano introdurre correttamente processi di gestione del rischio, i due approcci citati sono utilizzati entrambi con grande efficacia.

Gli strumenti per la identificazione del rischio vanno dai sistemi per la scrupolosa segnalazione di ogni evento avverso alle *riunioni* periodiche degli operatori, alle *visite* dei referenti per la sicurezza presso le unità operative. La cultura della sicurezza che ne deriva rientra in un più ampio e doveroso scambio culturale che prevede un rapporto sempre più aperto e diretto tra i vari operatori in un clima di preziosa collaborazione e integrazione. Altri strumenti interessanti sono gli *incontri* tra operatori, pazienti e familiari (che prevedono discussioni su problemi particolari di sicurezza e franco scambio di esperienze anche negative), la attenta *revisione* delle cartelle cliniche, i sistemi di *screening* sulla base di banche-dati e infine la *osservazione* effettuata da esperti esterni alle strutture, con lo scopo di rilevare le discordanze tra le attività assistenziali e gli standard di risultati attesi, soprattutto in relazione agli eventuali errori di terapia.

Si può affermare, a questo punto, che tutte le metodologie e gli strumenti a cui si è fatto cenno sono finalizzati alla doverosa correzione della organizzazione sanitaria a favore della sicurezza: è dunque necessario mettere in atto una chiara identificazione degli obiettivi da raggiungere, delle responsabilità, delle competenze, dei compiti e delle risorse.

È anche necessario semplificare i compiti e i processi operativi, rendendoli sempre meno dipendenti dalle capacità di attenzione e concentrazione, riducendo lo stress da lavoro, riducendo flussi, orari e carichi soprattutto nelle unità ad alto rischio, utilizzando correttamente le strumentazioni e promuovendo l'utilizzo corretto dei protocolli e delle linee guida.

La scrupolosa osservanza delle norme che si riferiscono ai protocolli e alle linee guida costituisce un preciso dovere morale per coloro che operano nei luoghi di cura: ciò permette di prevenire soprattutto gli eventi avversi più comuni, come le infezioni ospedaliere, lo scambio delle documentazioni, le cadute accidentali, gli errori farmacologici, gli errori strumentali, le insufficienti valutazioni cliniche, la scarsa attenzione alle patologie iatrogene (cioè provocate, come effetti collaterali, dalle terapie in atto).

Passando ora a considerare più approfonditamente le responsabilità morali di ogni singolo operatore sanitario, possiamo dire che una componente fondamentale della relativa valutazione etica è la *volontarietà*, diretta o indiretta, degli atti compiuti e che la responsabilità non può essere riferita semplicemente al mancato rispetto di regole e procedure. Talvolta la condotta può essere scorretta in modo consapevole, mentre in altri casi l'errore può verificarsi in un contesto in cui si è agito diligentemente, ma le circostanze hanno provocato eventi avversi. Esistono poi atti negativi in sé non volontari, ma derivanti da precedenti comportamenti scorretti di cui erano prevedibili le conseguenze.

Secondo gli esperti, la rilevanza etica del comportamento umano varia a seconda che l'errore sia di tipo *conoscitivo* (connesso ai limiti del sapere umano), *applicativo* (legato alla applicazione ancora incerta di conoscenze pur adeguate) e *operativo* (che deriva da imperizia, negligenza o imprudenza, come è previsto anche in campo giuridico).

Esiste certamente, d'altra parte, la responsabilità morale di chi non cura adeguatamente la propria formazione professionale e il continuo aggiornamento.

È importante sottolineare che, in campo sanitario, data per scontata la rilevanza etica della scrupolosa analisi dei rischi e della loro corretta gestione in termini di prevenzione, non va mai trascurata l'adeguata comunicazione da riservare ad ogni paziente, al fine di assicurargli elementi fondamentali di giudizio per l'espressione di un valido consenso alla procedura, diagnostica o terapeutica, richiesta dalla sua malattia.

Il concetto di *rischio clinico* deve dunque essere strettamente legato, nella pratica medica, a quello di *consenso informato*, che già più volte abbiamo considerato, su queste pagine, per la sua rilevanza e complessità.

IL RISCHIO OPERATORIO

Dopo aver affrontato il tema del rischio clinico nelle sue generalità, è ora il caso di prendere in considerazione un particolare ed importante tipo di rischio: quello relativo ai trattamenti sanitari, diagnostici e soprattutto terapeutici, di carattere chirurgico o para-chirurgico, cioè il *rischio operatorio*. Anche questo tipo di rischio presenta indubbie implicazioni di carattere bioetico, riferibili a momenti ed aspetti diversi della pratica medica: correttezza dell'approccio al caso clinico e della diagnosi, correttezza dell'informazione e della raccolta del consenso, correttezza delle indicazioni operatorie e della esecuzione degli interventi, correttezza dell'assistenza post-operatoria.

Affrontare il tema della valutazione e della prevenzione del rischio operatorio significa, prima di tutto, darne una definizione appropriata, che può essere la seguente: "Possibilità di un danno futuro, indipendente dalla volontà umana, derivante da un atto operatorio".

Non è, d'altra parte, possibile definire tale rischio senza intendersi su ciò che significa *atto operatorio*. Esso non va inteso come atto esclusivamente chirurgico o para-chirurgico, bensì come atto costituito dall'insieme dei trattamenti a cui il paziente viene sottoposto, compreso ovviamente quello anestesiologico e cioè relativo alle tecniche di anestesia locale, loco-regionale o generale.

Negli ultimi decenni, in parallelo con il progresso della scienza medica, è andata espandendosi, anche per ragioni etiche, una attenta analisi dei fattori favorenti il rischio operatorio ed una notevole varietà di studi è stata rivolta ai vari aspetti del problema: fattori individuali di rischio presenti nella fase pre-operatoria, incidenza statistica della mortalità e della morbilità operatoria, specifiche complicazioni possibili dell'anestesia e dell'atto chirurgico con attenta identificazione delle cause.

Una migliore definizione del rischio operatorio richiede comunque che esso venga distinto in: *rischio primario* (legato allo stato pre-operatorio del paziente), *rischio secondario* (legato al tipo di "aggressione" anestesiologica e chirurgica) e *rischio accessorio* (legato alle caratteristiche ambientali ed al personale operante).

È importante sottolineare che, in occasione di un qualsiasi atto operatorio, l'approccio al problema del rischio viene, in realtà, realizzato in tre momenti fondamentali: la *previsione*, la *prevenzione* e la *esposizione* al rischio stesso.

La valutazione attenta e scrupolosa delle condizioni psicofisiche dell'operando costituisce il momento fondamentale e irrinunciabile della fase che si riferisce alla *previsione* del rischio.

Dopo che il chirurgo è giunto alla diagnosi ed ha posto l'indicazione all'intervento, è solitamente compito dell'anestesista-rianimatore (quando la sua collaborazione è necessaria, come nella stragrande maggioranza dei casi) procedere alla valutazione generale preoperatoria del paziente, finalizzata alla quantificazione del rischio rapportato alla necessità dell'intervento, secondo l'importante (ed eticamente rilevante) criterio del rapporto costi-benefici.

Come per il chirurgo, anche per l'anestesista-rianimatore (sul quale pesa la responsabilità del controllo intraoperatorio di tutte le funzioni vitali) è doveroso instaurare col malato un rapporto di reciproca conoscenza e fiducia, nonché raccogliere i dati anamnestici (storia clinica), esaminare i dati strumentali e di laboratorio, procedere ad un attento esame obiettivo, chiedere eventuali consulenze polispecialistiche, esprimere alla fine il *giudizio di operabilità*. È altresì doverosa la corretta programmazione dell'intervento nell'ambito di una preziosa collaborazione tra chirurgo e anestesista, le cui competenze e responsabilità sono ben distinte e riconosciute anche in ambito medico-legale. A tutto ciò deve assolutamente seguire una adeguata informazione del malato ad una valida espressione del consenso (all'anestesia, all'intervento, alla eventuale trasfusione di sangue).

La *prevenzione* del rischio si realizza attraverso una idonea preparazione dell'operando, sia sul piano psicologico che fisico e farmacologico. È doveroso, in questa fase, risolvere i problemi clinici legati ad eventuali scompensi cardiovascolari, respiratori e metabolici, ai fini di una effettiva riduzione del rischio operatorio: tutto ciò è talvolta estremamente problematico negli interventi d'urgenza. Le scelte tecniche, sia in campo anestesiologico che in quello chirurgico, sono fondamentali e vanno coscienziosamente adeguate alle esigenze del caso, così come è doverosa la predisposizione di un efficace sistema di monitoraggio delle varie funzioni (cardiocircolatoria, respiratoria, renale), che certamente contribuisce alla prevenzione del rischio.

Nella fase di *esposizione* i vari fattori sono costituiti dai farmaci e dalle tecniche di anestesia (l'abolizione della coscienza, provocata dall'anestesia generale, costituisce un problema etico di indubbia rilevanza), dal monitoraggio (talvolta invasivo), dalla posizione, dall'intervento chirurgico, dalle trasfusioni, dall'assistenza postoperatoria.

Né va dimenticata la componente umana: essa è tanto più fonte di rischio quanto meno è elevato il grado di preparazione, qualificazione, affiatamento dell'équipe e quanto più è elevato il grado di affaticamento.

Esistono tuttavia, ai giorni nostri, conoscenze e tecnologie che consentono di affrontare correttamente interventi sempre più impegnativi con una sempre maggiore consapevolezza in ordine alla riduzione del rischio operatorio.

Se si considerano, oltre agli aspetti bioetici, anche quelli medico-legali e talvolta giudiziari relativi all'esito sfavorevole di taluni atti operatori, colpisce il relativo disinteresse che gli autori di pubblicazioni clinico-scientifiche dedicano a questo argomento, soprattutto sul piano etico. Ciò mette in discussione la credibilità della letteratura medica in un momento in cui l'opinione pubblica e i mass-media, mentre accettano che la medicina sia talvolta incapace di ottenere utili risultati, non possono ritenere accettabile che da un atto operatorio, anziché la guarigione, possa derivare un esito negativo (o talvolta addirittura fatale) per imperizia, negligenza o imprudenza.

Nei casi in cui la letteratura scientifica si occupa di eventi avversi conseguenti a procedure operatorie, l'approccio dei ricercatori è generalmente di tipo statistico e cioè solitamente riservato ai fenomeni soggetti al caso, per i quali non sarebbe possibile uno studio analitico secondo i principi del rapporto causa effetto. Tale rapporto è certamente corretto se si considera la statistica come prezioso strumento di ricerca, ma non lo è se alla valutazione statistica si sottintende la convinzione che gli eventi dannosi sono effettivamente soggetti al caso e perciò imprevedibili.

Su un piano che potremmo considerare puramente filosofico, secondo criteri razionali per i quali ogni effetto è conseguente ad una causa (criterio molto seguito in ambito biomedico), ritenere il rischio operatorio semplicemente soggetto al caso significa impostare la questione in modo scorretto. Sul piano psicologico tale impostazione assume poi, per gli operatori, un significato di auto-protezione che comporta inevitabilmente anche un senso di impunità non solo nella sua accezione medico-legale, ma anche nel suo significato etico-deontologico. Ciò porta ad attenuare e superare l'impatto psicologico negativo che gli operatori subiscono quando dalla loro opera consegue un danno per il paziente. Secondo gli esperti, un processo di questo tipo possiede chiari meccanismi inconsci: il rischio operatorio si distribuirebbe inevitabilmente e imprevedibilmente tra i casi clinici e colpirebbe i pazienti più "sfortunati".

È chiaro che una simile impostazione porterebbe ad una disastrosa e fatalistica accettazione degli eventi negativi e non a un doveroso impegno di coscienziosa valutazione, previsione e prevenzione del rischio operatorio.

È dunque evidente che concepire il rischio semplicemente come un insieme di fatti legati al caso è estremamente scorretto, sia sul piano etico-deontologico che su quello clinico-scientifico. Esso va in realtà considerato, in genere, come l'insieme di scorrette impostazioni, errate valutazioni e inadeguate decisioni che portano all'errore con innegabili responsabilità di carattere etico-deontologico da parte degli operatori.

Va ora osservato che, oltre agli incidenti operatori dovuti ad errore umano oppure a fattori biologici (gravissime aritmie, gravissime emorragie da improvvise turbe della coagulazione, shock anafilattico o altro), un certo numero di esiti sfavorevoli di atti operatori eseguiti su pazienti ad elevato rischio si verificano senza che possa essere evidenziata una particolare disfunzione di organi ed apparati. Una successiva e più attenta analisi dei fattori in gioco permette tuttavia, nella maggioranza dei casi, di individuare le effettive cause dell'incidente. Anestesia e intervento chirurgico costituiscono indubbiamente un'aggressione fisica, biologica, farmacologica: talvolta la programmazione dell'atto operatorio viene fatta senza tenere nel dovuto conto le reali capacità di tollerare l'aggressione da parte del paziente, considerando così in modo scorretto il rapporto *costo-beneficio*.

Ciò è ancora più grave quando l'indicazione chirurgica è scarsamente rilevante ai fini della sopravvivenza e quando il rischio anestesiologico appare, per le preoccupanti condizioni generali del paziente, per certi versi *sproporzionato*.

Va sottolineato che, in attesa di sempre più approfondite conoscenze di fisiopatologia, finalizzate a quantificare le numerose variabili riguardanti ogni atto operatorio e quindi a permettere una più corretta previsione individuale del rischio, i criteri prognostici sono tuttora di natura *probabilistica*. Va qui comunque ricordata la preziosa classificazione ASA (American Society of Anaesthesiologists) sullo stato fisico degli operandi, efficace strumento per la indiretta quantificazione del rischio operatorio globale.

È dunque indispensabile, anche sul piano etico, una seria e continua riflessione sulla complessità di queste problematiche da parte degli operatori in questione. Chirurghi e anestesisti-rianimatori non devono semplicemente prepararsi ed impegnarsi a condurre i pazienti fuori dalle inevitabili insidie delle procedure operatorie, ma devono farsi carico di una vera e responsabile *protezione* di chi si sottopone ad un intervento, solitamente con piena fiducia: un corretto approccio al problema clinico deve prevedere perciò una scrupolosa attenzione alle condizioni psico-fisiche del paziente, alle indicazioni e alle eventuali controindicazioni dell'atto chirurgico.

L'operando ha diritto ad una adeguata informazione anche sui rischi non prevedibili e ad un efficace aiuto psicologico, al fine di esprimere un "consenso informato" veramente consapevole:

troppe volte tale consenso viene sottoscritto come semplice formalità, senza che sia preceduto da un doveroso dialogo tra il paziente e i sanitari operatori.

Un'attenzione particolare meritano, come affermato recentemente anche da Benedetto XVI, i malati inguaribili, per i quali possono essere comunque previste, affrontando un rischio calcolato, cure anche chirurgiche, purché capaci di ridurne le sofferenze: ciò secondo il fondamentale principio che non esistono malati *incurabili*, ma solo malati eventualmente *inguaribili*.

IL PRINCIPIO DI PRECAUZIONE

Da alcuni decenni, nell'ambito delle scienze mediche e perciò della protezione della salute, viene applicato, sempre più frequentemente, il *principio di precauzione*.

L'espressione di tale principio fu coniata negli anni settanta, così come oggi è convenzionalmente intesa, con riferimento alla protezione dai danni provocati all'ambiente; in seguito fu usata con efficacia in numerosi documenti, trattati, convenzioni e normative riguardanti l'ambiente e la sua salvaguardia.

Tutto ciò si è verificato per una crescente consapevolezza che, in ogni campo scientifico, si forniscono risposte spesso provvisorie a quesiti di varia natura e che, in diverse circostanze, si debbono compiere scelte difficili in assenza di acquisizioni scientifiche consolidate, ovvero in presenza di dati incerti o contraddittori, ma comunque non conclusivi. Di tutto ciò non si possono negare implicazioni di carattere etico, soprattutto in campo clinico-scientifico.

È il caso di sottolineare l'importanza di un documento internazionale come la "Dichiarazione di Rio" della Conferenza delle Nazioni Unite del 1992 sulla protezione dell'ambiente.

In esso si sosteneva la necessità dell'applicazione del principio di precauzione e comunque si affermava che "...in caso di rischio di danno grave o irreversibile, l'assenza di certezza scientifica assoluta non deve servire da pretesto per rinviare l'adozione di misure adeguate ed efficaci, anche in rapporto ai costi, dirette a prevenire il degrado ambientale". La possibilità di trasposizione del concetto di precauzione nell'ambito dell'attività medica, sia diagnostica che terapeutica, risulta evidente.

Il principio di azione fondato sulla precauzione impegna talvolta, anche sul piano etico, a scegliere con tempestività misure flessibili, oltreché provvisorie, di fronte a rischi potenziali, senza che si possa disporre di sufficienti conoscenze clinico-scientifiche. Ciò può avvenire anche quando si dispone di dati contraddittori, senza attendere che il progresso delle conoscenze possa permettere una scelta più razionale e più corretta.

È giusto sottolineare che i criteri di attuazione del principio di precauzione, definiti nei vari documenti sull'argomento, prevedono che il principio sia applicabile, anche se esistono incertezze sulla probabilità e la intensità di un danno potenziale, nei casi in cui il rischio clinico è stato almeno in qualche modo identificato e previsto, sulla base dell'esperienza e di una corretta valutazione del caso clinico.

Da tutto ciò risulta evidente il carattere transitorio dei vari provvedimenti considerati, che non dovrebbero mai produrre effetti caratterizzati dalla irreversibilità.

È il caso di ricordare, a questo proposito, il principio solennemente enunciato molti secoli fa ed ancora oggi di grande attualità in campo bioetico: "Primum non nocere", cioè "Prima di tutto non arrecare danno". Già allora, con ciò, si proponeva in qualche modo il principio di precauzione in campo medico.

L'applicazione del principio di precauzione all'esercizio della professione medica deve, com'è ovvio, accompagnarsi costantemente all'attenzione verso i principi etici irrinunciabili del rispetto della persona e della sua dignità, nonché della tutela della vita e della salute: si tratta di valori fondamentali che da sempre guidano le scelte in campo sanitario. Tali scelte sono certamente facilitate da un approccio precauzionale ai problemi clinici non solo terapeutici, ma anche diagnostici. Se infatti le procedure terapeutiche, farmacologiche o chirurgiche, richiedono interventi spesso invasivi, ma improntati costantemente (salvo casi eccezionali) alla prudenza, anche le procedure di carattere diagnostico possono essere analogamente complesse e caratterizzate. Ciò è oggi particolarmente evidente se si tiene conto delle varie tecnologie che riguardano alcune procedure diagnostiche interventistiche (con impiego di cateterismi, mezzi di contrasto, complesse radiografie, endoscopie, biopsie ed altro).

Una importante considerazione va fatta, a questo punto, in un'ottica precauzionale finalizzata alla riduzione del rischio clinico, compreso ovviamente quello operatorio: gli operatori devono tenere presente, per ogni caso clinico, che la pretesa del "rischio zero" è non solo irrealistica, ma certamente irraggiungibile: proprio per questa ragione l'approccio precauzionale è indiscutibilmente doveroso.

Altra particolare considerazione riguarda le eventuali prospettive di trattamenti a lungo termine, per le quali vanno talvolta previsti scenari lontani nel tempo e non solo l'insieme di rischi immediati.

Degno di rilievo è poi il *criterio di proporzionalità* che permette di evitare squilibri nel dedicare attenzioni, risorse ed interventi alla prevenzione di alcuni tipi di rischio e non di altri, talvolta più importanti.

Va infine osservato che il principio di precauzione non va considerato come norma comportamentale applicabile in quanto procedura standardizzata: esso costituisce, in realtà, un *orientamento* finalizzato alla gestione intelligente delle varie situazioni, attraverso la scelta oculata e responsabile delle migliori soluzioni possibili.

Fanno eccezione, naturalmente, le urgenze-emergenze e gli stati di necessità: sia sul piano etico che su quello giuridico un eccesso di precauzione potrebbe risultare, in circostanze eccezionali per definizione, assolutamente negativo, poiché caratterizza la condotta degli operatori in senso più o meno gravemente omissivo, nonché lesivo del diritto di ogni malato di ricevere, al bisogno, tempestive cure di carattere anche straordinario.

L'AUTODETERMINAZIONE
DEL MALATO

Il tema dell'*autodeterminazione* della persona in stato di malattia, cioè della manifestazione di una volontà relativa alle proposte diagnostiche e terapeutiche, costituisce un problema di carattere bioetico di indubbia rilevanza, collegato com'è alla *libertà di coscienza* di ogni individuo. È il caso di ricordare qui il discorso di Benedetto XVI alla Società Italiana di Chirurgia con cui il Papa, dopo aver affrontato il delicato tema del rapporto tra medico e malato, un rapporto di "mutua fiducia" finalizzato a realizzare una "alleanza terapeutica" per combattere e, se possibile, sconfiggere la malattia, ha anche affermato con forza la necessità che tale rapporto venga difeso da "qualsiasi tentativo di intromissione dall'esterno". "È innegabile - ha aggiunto il Papa - che si debba rispettare l'autodeterminazione del paziente, senza dimenticare però che l'esaltazione individualistica dell'autonomia finisce per portare a una lettura non realistica e certamente impoverita della realtà umana".

L'affermazione del diritto all'autodeterminazione del paziente, e perciò del dovere di rispettare tale diritto, è certamente significativa e si collega, come si è detto, al principio della *libertà di coscienza* di cui ogni persona umana dispone come dono, in un compendio che prevede anche *consapevolezza* e *responsabilità*.

È interessante però sottolineare come Benedetto XVI manifesti la sua viva preoccupazione per una possibile esaltazione dell'individualismo in tema di autonomia, con la conseguenza di perdere la visione realistica dell'uomo di oggi, impoverito in una sorta di *sterile egoismo* ed egocentrismo.

Il riferimento alla "rilevanza primaria" della relazione di "mutua fiducia" tra medico e paziente, sulla base di una condivisione degli obiettivi, è seguito dalla raccomandazione che i medici non

cedano alla tentazione di "abbandonare il paziente quando si avverte l'impossibilità di ottenere risultati".

Se la guarigione non è più prospettabile, ha detto il Papa, "si
deve comunque alleviare la sofferenza del malato e accompa-
gnarlo nel suo cammino".

Questa doverosa assistenza terminale va ovviamente attuata
nel pieno rispetto dell'autodeterminazione della persona, alla
quale, a maggior ragione, dovrà essere assicurata una corretta informazione, adeguata alle sue caratteristiche psico-fisiche nonché morali ed affettive, al fine di rendere più umana quest'ultima
fase della sua esistenza

È ora il caso di cogliere e sottolineare lo stretto rapporto che
esiste tra il principio di autodeterminazione e il concetto di "testamento biologico" per il quale, come si è già detto, sono numerose le proposte legislative presso il Parlamento italiano. In nome
di quel principio ha preso corpo, in ambito etico-giuridico e so-
cio politico, la consapevolezza che esiste senza dubbio il diritto
di redigere, da parte dei singoli, direttive anticipate di trattamento riferibili a momenti successivi di eventuale malattia grave caratterizzata da incapacità di intendere e volere.

È interessante notare che anche un recente documento della
Conferenza episcopale italiana (CEI) fa esplicito riferimento alla
possibilità che il Parlamento italiano approvi appunto una normativa che legittimi la nozione di Testamento biologico, come
evidente espressione di una cultura dell'autodeterminazione.

Va però sottolineato che nel documento si esprime chiaramente anche la preoccupazione che con una legge, pur evitandosi
inutili e censurabili forme di accanimento terapeutico, potrebbero essere però legittimate e favorite forme mascherate di eutanasia attraverso l'*abbandono terapeutico* di pazienti in realtà ancora meritevoli di assistenza. Il principio di autodeterminazione potrebbe inoltre essere inteso nel senso della possibilità dei singoli
di mettere fine, col testamento biologico, alla propria esistenza:
quel principio finirebbe così col prevalere rispetto al principio di
non disponibilità della vita, riconosciuto peraltro anche dalla
Corte costituzionale. L'applicazione di una legge sul testamento
biologico (di cui si è già ampiamente trattato in precedenza su
queste pagine) metterebbe, fra l'altro, in evidenza il possibile

conflitto tra il diritto del paziente al rispetto delle sue volontà e il diritto del medico al rispetto della sua potestà di curare secondo scienza e coscienza. Il Comitato nazionale di Bioetica ha affermato (2003): "Si apre qui, infatti, lo spazio per l'esercizio dell'autonoma valutazione del medico, che non deve eseguire meccanicamente i desideri del paziente, ma anzi ha l'obbligo di valutarne l'*attualità* in relazione alla situazione clinica di questo e agli eventuali sviluppi della tecnologia medica o della ricerca farmacologica che possano essere avvenuti dopo la redazione delle dichiarazioni anticipate".

Va ricordato che il Parlamento italiano ha ratificato la Convenzione sui diritti umani e la biomedicina (Oviedo 1997) che attribuisce, all'art.9, particolare rilievo ai desideri precedentemente espressi dai pazienti, stabilendo però che essi dovranno semplicemente essere "presi in considerazione".

È evidente che la volontà eventualmente espressa nelle dichiarazioni anticipate non dovrebbe, secondo la Convenzione, avere un carattere particolarmente vincolante per il medico.

La valenza etica delle dichiarazioni (o direttive) anticipate dipende dal fatto che esse, nel processo di autonoma valutazione e interpretazione da parte del medico, conservino una loro attuale validità: in caso contrario egli dovrebbe quantomeno motivare e giustificare il proprio diverso convincimento e le scelte operative che, per coerenza, ritenesse di dover mettere in atto in considerazione di uno "stato di necessità" (previsto anche dal Codice penale).

Queste considerazioni rendono evidenti le effettive difficoltà che in Parlamento i legislatori stanno incontrando nel produrre un provvedimento legislativo rispettoso del principio di autodeterminazione del malato, pur con delle opportune e inevitabili limitazioni. L'eventuale riconoscimento giuridico del Testamento biologico si giustificherebbe però solo se collocato all'interno di una disciplina più generale riguardante l'importanza effettiva della volontà del paziente nell'attività diagnostico-terapeutica del medico: il problema corrisponde infatti ad ampi spazi di "incertezza del diritto" e suscita incertezze anche in campo bioetico.

Va pure osservato che il problema etico delle direttive anticipate è praticamente di carattere operativo più che dottrinale: attuare e consolidare una corretta *prassi* è una questione più culturale che giuridica.

Nel rispetto del principio di autodeterminazione del malato, le dichiarazioni anticipate di trattamento dovrebbero rappresentare, per la classe medica, un richiamo importante ai principi deontologici e alla necessità di un nuovo modello di esercizio della medicina secondo una struttura più "dinamica" delle relazioni professionali, nello spirito di una corretta *alleanza terapeutica*.

È comunque necessaria una forte consapevolezza etica della complessità del problema: essa deve certamente accompagnare l'adozione di provvedimenti legislativi. Tutto ciò nel rispetto della libertà di coscienza e, con le dovute limitazioni, dell'autodeterminazione del malato.

L'OBIEZIONE DI COSCIENZA

Nel suo significato più generale si deve intendere per *obiezione di coscienza* il rifiuto che una persona può opporre ad una imposizione che le proviene da una legittima autorità a cui è soggetta (come cittadino o associato o dipendente), ma che è in contrasto con i principi della sua coscienza: tale imposizione può essere contenuta in leggi, statuti o regolamenti.

In campo sanitario è di grande rilevanza *bioetica* l'obiezione di coscienza intesa come rifiuto, da parte di un operatore sanitario (medico, paramedico o ausiliario) di obbedire ad una norma che lo obbligherebbe ad effettuare interventi o prestazioni in contrasto con la propria coscienza.

Oltre gli aspetti etici, non si può negare la rilevanza *giuridica* dell'obiezione di coscienza nell'ordinamento italiano: va comunque sottolineato che le leggi intervengono, per regolarla, solo quando siano coinvolti interessi generali. Il legislatore deve approfondire le questioni e soprattutto precisare, con le normative, gli strumenti di verifica dell'autenticità delle motivazioni che l'obiettore può portare a sostegno della propria opposizione.

Va ricordato che, fino ad ora, specifiche norme riguardanti l'obiezione di coscienza sono state previste solo in riferimento al servizio militare (norme ora superate dall'abolizione dell'obbligo del servizio di leva) ed alla interruzione volontaria di gravidanza, ma non è escluso che l'istituto dell'obiezione di coscienza possa, in futuro, essere previsto anche da eventuali provvedimenti legislativi sul Testamento biologico, sui Testimoni di Geova, sulla prescrizione e sulla vendita di prodotti abortivi, sulla Eutanasia.

La natura e l'ambito di applicabilità dell'obiezione di coscienza *sanitaria* e la sua fondatezza etica e giuridica sono stati, già in passato, oggetto di ampi dibattiti mediante congressi, giornali e mezzi radiotelevisivi. Va anche sottolineato che, in molti casi, l'obiezione di coscienza in ambito sanitario è stata considerata, da alcuni, una sorta di "generosa concessione" del legislatore, mentre venivano rivolte, a carico degli obiettori, critiche ed accuse di scarsa sensibilità umana e civile.

Va però osservato, a tale riguardo, che in molte occasioni, le discussioni hanno fatto registrare gravi imprecisioni di carattere giuridico sulla legittimità della obiezione di coscienza sanitaria, sia sotto il profilo costituzionale che sotto il profilo del diritto ordinario. Autorevoli studiosi hanno, d'altra parte, affermato che lo Stato non può sacrificare interamente i valori dell'autonomia individuale, tra cui va certamente compreso il diritto di agire secondo la propria coscienza.

È ora il caso di interrogarci sul concetto di *coscienza morale* di ogni essere umano. Essa è la sede, razionale ed insieme segnata dalla ricchezza psico-emotiva e volitiva della persona, in cui si incontrano la legge e la libertà dell'individuo, costruendone così la vita morale.

Va ricordato che la ricchezza della tradizione teologica e filosofica della coscienza morale è stata autorevolmente proposta, dal magistero della Chiesa, nella Costituzione pastorale "Gaudium et spes" del Concilio. In essa si legge: "Nell'intimo della coscienza l'uomo scopre una legge che non è lui a darsi, ma alla quale deve obbedire e la cui voce lo chiama sempre ad amare, a fare il bene e a sfuggire il male". E ancora: "Nella fedeltà alla coscienza i cristiani si uniscono agli altri uomini per cercare la verità e per risolvere secondo verità tanti problemi morali, che sorgono tanto nella vita dei singoli quanto in quella sociale".

Le persone ed i gruppi sociali, allontanandosi da comportamenti arbitrari, devono tendere dunque a conformarsi alle norme oggettive della moralità.

Non si può escludere, tuttavia che la coscienza induca talvolta all'errore per ignoranza, senza perdere per questo la sua dignità. Ma ciò non vale quando la persona non tende alla ricerca della verità e del bene, facendosi moralmente insensibile a causa dell'abitudine alla trasgressione e all'errore.

Si può dire che nella *coscienza* si incontrano e si legano saldamente la legge e la libertà, costituendo così un dialogo che è insieme divino ed umano e che corrisponde alla sostanza stessa della vita morale.

È interessante riportare qui una definizione del bioeticista Sgreccia: "La coscienza rappresenta la consapevolezza del valore etico di una determinata azione: è il luogo e il momento in cui risalta la convenienza o non convenienza dell'atto con il quadro di riferimento morale proprio del soggetto e presente nel soggetto... Si tratta di un giudizio della ragione in relazione all'idea di bene e di male".

Possiamo dunque concludere che la coscienza morale è un atto conoscitivo di giudizio: esso ci permette di applicare la legge naturale all'azione concreta che va compiendosi attraverso la nostra libera volontà.

Riprendendo ora il discorso sull'obiezione di coscienza, ricordiamo che essa, sul piano legislativo, è stata presa in considerazione, dopo un lungo dibattito parlamentare, con l'approvazione (1972) di una legge sull'obiezione di coscienza nei confronti della chiamata alle armi.

Va osservato, a tale proposito, che la Costituzione italiana non prevede espressamente il diritto di *libertà di coscienza*, ma sono tuttavia contenuti, in essa, i presupposti per il riconoscimento di tale diritto. Nel rapporto tra individuo e società prevale, secondo gli esperti, la dominanza del diritto soggettivo e un'impronta evidentemente *personalistica* della carta costituzionale: la centralità della persona costituisce, in essa, una delle caratteristiche più rilevanti e nessuna norma pone ostacoli all'obiezione di coscienza.

Il riconoscimento dei diritti inviolabili dell'uomo, l'affermazione della libertà di manifestazione del pensiero e del diritto di professare liberamente la propria fede religiosa, il ripudio della guerra come strumento di offesa sono principi costituzionali che avevano portato ad una positiva valutazione dell'obiezione di coscienza nei confronti del servizio militare (il cui obbligo è oggi abolito per legge).

Nel 1978, essendo prossimo il riconoscimento giuridico-legislativo del ricorso all'interruzione volontaria della gravidanza, si manifestò tra i medici, paramedici ed ausiliari italiani, la presenza di un grande numero di potenziali obiettori.

Ciò costrinse i legislatori, in considerazione dei diritti di libertà riconosciuti dalla Costituzione, a riconoscere la facoltà giuridica di opporre obiezione all'obbligo di intervenire attivamente nel corso delle interruzioni volontarie di gravidanza e nelle "procedure" ad esse collegate.

Va sottolineato che la Legge 194, promulgata nel 1978 col titolo "Norme per la tutela sociale della maternità e sull'interruzione volontaria della gravidanza" prevede (art. 2 e 5) che presso i consultori familiari gli operatori addetti svolgano una preziosa attività "contribuendo a far superare le cause che potrebbero indurre la donna all'interruzione della gravidanza", esaminando "le possibili soluzioni dei problemi proposti", aiutandola nel "promuovere ogni opportuno intervento atto a sostenere la donna, offrendole tutti gli aiuti necessari sia durante la gravidanza sia dopo il parto".

Questo particolare tipo di assistenza, prevista nella parte positiva della legge, corrisponde ad alcune "procedure", non indicate peraltro in modo preciso come invece esigerebbe la rilevanza che esse assumono in riferimento all'obiezione di coscienza, dal momento che l'eventuale partecipazione dell'obiettore a tali procedure produce (art. 9) la "revoca dell'obiezione".

È ora il caso di chiedersi: quando la Legge 194 prevede l'esonero dell'obiettore dalle "procedure" e quando prevede la decadenza dall'obiezione qualora l'obiettore partecipi a tali procedure, a quali pratiche (o procedure) si riferisce? Il legislatore, in realtà, ha inteso indicare due tipi di intervento: quello che si riferisce ad una vera e propria consulenza e relazione d'aiuto (esame delle oggettive difficoltà della gestante, tentativo di rimuoverne le cause) e quello che invece riguarda in modo diretto e concreto l'interruzione della gravidanza. Il primo non ha, in effetti, un rapporto diretto con l'aborto, ma anzi si pone obiettivamente sulla linea di un possibile superamento del doloroso progetto di interruzione della gravidanza.

Questa considerazione farebbe ritenere che gli obiettori possono (ed alcune leggi regionali lo prevedono esplicitamente) partecipare utilmente quantomeno alla attività preliminare del consultorio, pur esimendosi poi dal redigere, conclusi i colloqui con le gestanti, l'eventuale documento che attesta lo stato di gravidanza e la volontà di abortire: tale certificato è in effetti il documento, indispensabile per poter legalmente e gratuitamente ottenere poi l'intervento abortivo.

Tale interpretazione delle norme legislative consentirebbe di sgomberare il campo da ogni polemica, uscendo dalla sterile contrapposizione tra obiettori e non obiettori: ciò permetterebbe di guardare in modo costruttivo a quanto la legge si propone in una fase così delicata nella vita di una donna. Per realizzare ciò occorre però assicurare una adeguata formazione degli operatori sanitari, in modo che l'incontro con ogni gestante in difficoltà avvenga in modo corretto e rispettoso delle finalità positive della legge.

Essa prevede in effetti che le regioni, d'intesa con le università e gli enti ospedalieri, promuovano l'aggiornamento del personale sanitario, così come (è giusto sottolinearlo) prevede che i consultori si avvalgano anche della collaborazione volontaria di idonee formazioni sociali e di associazioni di volontariato, allo scopo di perseguire i fini di una legge che, non va dimenticato, si intitola "Norme per la tutela sociale della maternità e sull'interruzione volontaria della gravidanza".

È, a questo punto, interessante riportare alcune dichiarazioni ufficiali espresse dalla Federazione degli Ordini dei Medici dopo la promulgazione della legge: "La Federazione, rispetto all'obiezione di coscienza, giudica entrambe le scelte che il medico può fare conformi ai principi della deontologia professionale, purché le scelte stesse rispondano effettivamente alla personale convinzione morale, religiosa e ideologica di ciascun sanitario, e siano esercitate resistendo a suggestioni, strumentalizzazioni o interessi di qualunque origine, che possano coartare la sua libera scelta di coscienza".

Da qualche anno anche in Italia si discute, in ambito bioetico, giuridico-legislativo e clinico-scientifico, sulla possibilità di impiego di un prodotto farmaceutico con proprietà abortive, la pillola "RU486", che potrebbe sostituirsi agli interventi di carattere chirurgico attuati per la interruzione volontaria della gravidanza.

Tale pillola abortiva, da assumersi entro le prime sette settimane dal concepimento (la Legge 194 concede l'interruzione della gravidanza entro le prime 12 settimane), è ancora oggetto di sperimentazione.

Essa è un preparato farmaceutico che interferisce sull'azione del *progesterone* (ormone steroideo importante per il mantenimento dello stato gravidico). L'uso di tale preparato, considerato inizialmente con relativa superficialità e ritenuto pienamente idoneo a sostituire l'intervento tradizionale, non è stato in realtà adottato su larga scala, a causa di una sua relativa pericolosità. Nel corso delle varie sperimentazioni nel mondo, sono stati infatti descritti alcuni casi letali per gravi emorragie ed è comunque apparso chiaro, anche ai ricercatori italiani, che l'eventuale impiego della pillola RU 486 potrà essere autorizzato (dopo le sperimentazioni ufficiali e la registrazione) solo nel pieno rispetto delle norme previste dalla Legge 194 e quindi mediante il ricovero ospedaliero.

Va sottolineato, peraltro, che da più parti è stato avanzato il timore che, per la facilità di assunzione del prodotto e per una superficiale informazione, possa tornare a diffondersi la tendenza all'aborto clandestino. Per questa ragione la distribuzione dovrebbe essere tassativamente riservata alle farmacie ospedaliere.

Sul piano dell'obiezione di coscienza, va da sé che gli stessi operatori sanitari, previsti dalla legge, che sono autorizzati ad astenersi dalle pratiche abortive tradizionali possano, per analogia, esimersi dal partecipare alle procedure che prevedono l'impiego della RU486, salvo intervenire in momenti successivi per la comparsa di gravi complicazioni emorragiche.

Altro elemento di discussione è, da qualche tempo, la "pillola del giorno dopo" (Norlevo), capace di impedire l'annidamento, nell'utero, dell'ovulo fecondato.

Non è prevista, a tale proposito, una norma che prevede il diritto all'obiezione di coscienza per medici che vogliono esimersi dalla prescrizione o per farmacisti che non intendano provvedere alla distribuzione del preparato, considerato praticamente abortivo. Si può osservare, d'altra parte, che il Norlevo non può nemmeno essere considerato prodotto terapeutico, per il quale si dovrebbe prevedere una prescrizione ed una obbligatoria distribuzione. La questione fa discutere.

Una particolare forma di obiezione di coscienza riguarda, com'è noto, il rifiuto della trasfusione di sangue da donatore, la cui accettabilità morale come risorsa terapeutica è in realtà universalmente riconosciuta, mentre la dottrina etica e giuridica ne esaltano il valore di solidarietà. I *Testimoni di Geova*, in base a principi etico-religiosi, rifiutano le trasfusioni: da ciò nasce la questione sul loro presunto diritto-dovere di opporre il rifiuto per obiezione di coscienza e sulle conseguenze che l'eventuale riconoscimento di tale diritto comporta per il medico, quando il trattamento trasfusionale risulta essere l'unica via terapeutica risolutiva.

In realtà non si può escludere, in alcuni casi, l'esistenza di alternative alla trasfusione (succedanei del plasma, predeposito, emodiluizione, recupero intraoperatorio) e di rischi oggettivi (infezioni, errori, commercializzazioni), ma ciò esula dalla natura etica del problema che stiamo trattando.

Va osservato che non esistono disposizioni di legge che regolano l'ammissibilità dell'obiezione di coscienza e le condizioni di agibilità giuridica in questo campo. La materia riguarda piuttosto le norme, relative al consenso da parte del paziente ad un determinato trattamento, contenute sia nella Costituzione (art. 32), sia nel Codice di Deontologia medica; né si possono negare numerosi altri riferimenti legislativi (stato di necessità, atti di disposizione del proprio corpo, tutela dei minori e degli infermi di mente, violenza privata, omissione di soccorso ed altro). La copiosa letteratura sull'argomento fornisce interessanti interpretazioni dei principi e delle norme: in realtà il problema è più ampio e articolato di quanto si possa pensare ed offre interessanti analogie con questioni di altra natura, accomunate da identici principi fondamentali (rispetto dell'autonomia, rispetto della vita, rispetto della salute).

V'è anche chi si chiede: davanti all'assurdità del rifiuto di un trattamento salva-vita quale è spesso la trasfusione di sangue, non sarebbe possibile invocare, anche da parte di un medico competente e coscienzioso, l'obiezione di coscienza nei confronti di una realtà che gli appare inaccettabile e lesiva della sua riconosciuta *potestà* di curare?

In realtà gli esperti sono concordi nel ritenere che la soluzione migliore, in simili circostanze, appare quella ispirata al principio del rispetto della coscienza individuale del malato.

Va anche osservato che il Testimone di Geova in realtà non cerca la morte: intende solo osservare un presunto precetto che gli deriva dalla sua fede e dalla sua interpretazione della Sacra scrittura, pagando con la morte. Violare questa scelta costituirebbe atto di violenza, per il quale non sarebbe possibile invocare lo *stato di necessità*.

Va ancora osservato che il mancato ricorso alla trasfusione per formale opposizione da parte dell'avente diritto, non configura tanto la "omissione di soccorso" quanto piuttosto, secondo gli esperti, la "inagibilità giuridica del soccorso" in nome di una legge più generale che impone il rispetto della libera scelta del soggetto interessato.

Casi particolari sono quelli riguardanti i pazienti in età *minore* che sono, com'è noto, ufficialmente rappresentati dai genitori. Di fronte al rifiuto totale e irrevocabile della trasfusione da parte di questi ultimi, esistono in realtà procedimenti giuridici capaci di salvare i minori da questa indebita intromissione, che si configura come "abuso di potestà" mettendo in pericolo la sopravvivenza dei figli, in radicale contrasto con le finalità della potestà stessa; Nei casi di *urgenza relativa* il medico può invocare l'intervento del Tribunale per minorenni che può pronunciare la decadenza della potestà; nel caso di urgenza assoluta il medico può procedere, secondo scienza e coscienza, al trattamento trasfusionale, trasmettendo all'autorità competente una comunicazione ufficiale con chiaro riferimento allo *stato di necessità*.

Analogamente, nel caso di un paziente adulto, incapace di intendere e volere per menomazioni acute o croniche, che risulti Testimone di Geova, il medico, non potendo presumere la volontà attuale del paziente incapace di comunicare, dovrà procedere alla trasfusione che risulti assolutamente indispensabile. Ciò per l'adempimento di un preciso dovere giuridico (ed etico): quello di diagnosticare e curare, come è previsto dalla legge per i medici ospedalieri.

Tornando ora all'attenzione che in Parlamento il legislatore ha dedicato alla *obiezione di coscienza* nei provvedimenti legislativi riguardanti delicate problematiche di evidente rilevanza etica e sociale, va ricordato che anche la Legge 40 del 2004 sulle "Norme in materia di procreazione medicalmente assistita" prevede che il personale sanitario ed esercente le attività ausiliarie non è tenuto a prendere parte alle procedure per l'applicazione delle tecniche di procreazione medicalmente assistita quando sollevi obiezione di coscienza.

Lo stesso provvedimento è probabile che venga previsto nella formulazione della legge di prossima approvazione, a quanto pare, da parte del Parlamento, sul *Testamento biologico*.

Né l'obiezione di coscienza potrà essere ignorata da provvedimenti legislativi eventualmente discussi ed approvati, in futuro, su temi delicati ed inquietanti come l'eutanasia e le ricerche sulle cellule staminali embrionali.

L'EDUCAZIONE SANITARIA

Con la istituzione del Servizio Sanitario Nazionale (Legge 833 del 1978) si è costituita una svolta storica nel nostro Paese, caratterizzata da un servizio sanitario omogeneo, dalla globalità delle prestazioni di prevenzione, cura e riabilitazione, dalla unitarietà degli interventi, dal decentramento a livello regionale, dall'educazione sanitaria.

Quest'ultima è stata intesa come promozione, ad opera delle Unità (ora Aziende) sanitarie locali, degli Ordini dei medici, delle Università e degli Istituti ospedalieri, di una cultura delle salute attraverso l'acquisizione corretta di conoscenze, la revisione dei sistemi di vita, dell'attività fisica, dell'alimentazione, del riposo nonché la prevenzione degli eventi morbosi, mediante la valorizzazione delle potenzialità personali e tecniche a difesa della vitalità e dignità umana.

Va purtroppo sottolineato che una diffusa intolleranza nei confronti di ogni forma di sofferenza (quella che Illich chiama "iatrogenesi culturale"), accanto alla speculazione commerciale e purtroppo anche alla compiacente complicità di alcuni strati della classe medica, hanno provocato, in questi ultimi decenni, un deterioramento del fondamentale rapporto medico-paziente ed una maggiore difficoltà nel processo di progressiva educazione sanitaria della gente comune.

Si è in effetti diffusa una mentalità errata e dannosa sul concetto di salute e di malattia, sulla correttezza dell'uso dei farmaci (spesso abusati), sulla validità dei criteri di scelta dei medici curanti.

È il caso di dire che il sistema sanitario attuale non è sempre in grado di salvaguardare correttamente la popolazione per quanto attiene ai problemi della salute ed è talvolta incapace di rispondere ai bisogni reali che essa presenta. Al contrario induce spesso bisogni fittizi, correlati ad una modalità di sviluppo della medicina che è funzionale al mantenimento del proprio potere.

A tale scopo vengono spesso utilizzati interventi promozionali (talvolta gabellati come educazione sanitaria) a sostegno della ideologia dominante: della terapia come unica e costante soluzione di tutti i mali e della capacità infinita della tecnologia applicata alla medicina.

La gente viene così spinta a considerare gli ospedali, i medici e i farmaci come altrettanti beni di consumo e a ritenere che quanto più è elevato il loro uso, tanto più è alto il livello della propria salute.

Appare chiaro che siamo di fronte alla necessità di apportare adeguate modifiche al modo di funzionare del sistema sanitario e di correggere l'ottica degli interventi che esso realizza. Accanto ai momenti diagnostico-terapeutici della medicina, si deve dare largo spazio alla *prevenzione*, facendo sì che essa entri a far parte delle attività di tutti i servizi operanti nel settore della sanità.

Prevenzione intesa come riconoscimento e possibile eliminazione dei fattori di rischio e non soltanto come diagnosi precoce.

Ciò significa coinvolgimento della popolazione attraverso interventi di igiene individuale e comportamentale oltre che di igiene collettiva. Per ottenere la indispensabile partecipazione della gente, è necessario invertire i meccanismi di tendenza e creare nella comunità una vera e propria *coscienza* sanitaria, promuovendo un processo educativo attraverso il quale ciascuno possa comprendere la problematica di cui è protagonista e operare in coscienza le scelte più opportune, giorno per giorno.

Tutto ciò richiede anche una profonda modifica dello stesso ruolo degli *operatori sanitari*: essi devono assumere una maggiore apertura ed umanizzazione, un ruolo promozionale ed una funzione educativa. Essi devono essere in grado non solo di erogare prestazioni puramente tecniche, ancorché ineccepibili sul piano della competenza e della correttezza professionale, ma anche di individuare quei bisogni ai quali la risposta è, e deve essere, di tipo educativo, promuovendo pertanto, da parte dei cittadini, scelte corrette e consapevoli.

Ciò richiede, senza dubbio, l'affinamento delle sensibilità e delle capacità di comunicazione degli operatori di fronte a persone in stato di bisogno, dotate di bagagli culturali diversi, che presentano potenziali varietà di comportamento di fronte ai problemi della salute come conseguenza di un lento processo formativo al quale nessuno degli interessati è facilmente disposto a rinunciare, soprattutto considerando le innumerevoli convalide empiriche che sono spesso alla base, con vari pregiudizi, di regole di vita discutibili, ma ormai consolidate.

Chi studia i problemi dell'educazione sanitaria sa che ogni intervento educativo ha necessità di partire da un'esatta conoscenza dei fattori di rischio, ma anche di essere preceduto da un'attenta e approfondita analisi degli aspetti socio-culturali. Non è tuttavia pensabile che gli operatori sanitari, pur consapevoli della loro funzione anche di educatori, possano e debbano affrontare l'impegno di analizzare gli aspetti a cui si è fatto riferimento: essi debbono però conoscerli e tenerli nella giusta considerazione.

Quegli aspetti, secondo gli esperti, possono essere così schematizzati: conoscenza dei processi culturali e della circolazione delle informazioni, conoscenza che la popolazione ha della salute, analisi dei comportamenti, individuazione delle resistenze e degli atteggiamenti, analisi dei giudizi e delle valutazioni che la popolazione dà dei servizi e degli operatori, analisi delle fonti di informazione, analisi delle influenze che i servizi, i mass-media e la pubblicità esercitano sulla popolazione.

Il termine educazione sanitaria è stato certamente uno dei più inflazionati in questi ultimi tempi. Essa viene in realtà proposta da più parti, talvolta con finalità demagogiche, ed indicata spesso come elemento risolutore di tutti i malanni che affliggono la sanità. Uno dei primi obbiettivi del Servizio sanitario nazionale sarebbe la "formazione di una moderna coscienza sanitaria, sulla base di una adeguata educazione sanitaria del cittadino e delle comunità". La legge fissa l'obiettivo finale dell'intervento educativo, ma indica anche ciò che non può essere inteso come educazione sanitaria e che viene invece spesso contrabbandato come tale.

Le azioni educative oggi intraprese sono talvolta insoddisfacenti: gli interventi sono infatti caratterizzati da una concezione precettistica, basata sulla trasmissione di informazioni da esperti verso una popolazione ritenuta disinformata, in modo occasionale e settoriale, rivolte alla prevenzione di fenomeni morbosi più che alla difesa della salute globalmente intesa.

L'obiettivo perseguito dalle varie iniziative è quello della modifica dei comportamenti individuali, riducendo così le problematiche della salute ad un rapporto privatistico servizio-utente senza che si realizzi il formarsi di una vera coscienza collettiva.

La trasmissione dei messaggi educativi, o pseudo-educativi, avviene spesso quasi esclusivamente in modo unidirezionale, sfruttando i fondamenti della comunicazione di massa, facendo ricorso agli strumenti di quest'ultima (stampa, radio, televisione, manifesti, internet o altro) e utilizzando agenti esterni alla popolazione e al suo contenuto sociale.

Sulla comunicazione di massa va detto che il gigantesco sviluppo dei mass-media ed il loro consumo abituale da parte di tutti noi hanno portato, secondo gli esperti, ad una società nella quale "la maggior parte di ciò che la gente conosce, più o meno superficialmente, passa attraverso questi mezzi, così che la realtà finisce per coincidere in larga misura con la rappresentazione che essi ne danno: esiste ciò di cui i media si occupano, ciò che essi mostrano, l'immagine della realtà finisce per essere considerata l'unica o la vera realtà" (Zanacchi, 1999).

Si deve riconoscere che i mass-media si occupano abbondantemente dei problemi legati alla salute e alla malattia, attraverso informazioni, notizie interventi di esperti più o meno autorevoli, dibattiti, fatti di cronaca ed altro. Non tutto, però, viene proposto con la dovuta correttezza ed obbiettività, venendo meno così al preciso dovere morale del rispetto della verità: basti pensare all'impiego improprio e fuorviante di una certa terminologia medica per capire come l'educazione sanitaria, che si vorrebbe perseguire, venga gravemente compromessa a vantaggio di falsi e negativi convincimenti, talvolta paradossalmente confortati, ad esempio, da argomentazioni addirittura astrologiche, senza alcun fondamento scientifico.

Altro fattore frequentemente negativo è quello legato alla pubblicità di prodotti farmaceutici o di altra natura, comunque relativi ai problemi della salute. Molto spesso i messaggi pubblicitari si basano su presupposti scientifici opinabili o addirittura inconsistenti, che portano ad una informazione distorta, anche attraverso il fenomeno della persuasione occulta, e ad una vera e propria *dis-educazione* sanitaria.

Coloro che producono questi risultati, fortemente negativi, sono gravemente responsabili sul piano etico poiché, per interessi commerciali, contribuiscono ad impedire il formarsi di una vera cultura della salute.

Proseguendo nell'analisi dei campi d'azione in cui deve svolgersi l'educazione sanitaria, che rappresenta una indiscutibile esigenza per una società che voglia essere sempre più progredita e civile, non si può dimenticare il mondo della *Scuola*, per definizione finalizzato alla educazione delle nuove generazioni ed alla loro preparazione in vista di una convivenza sociale sempre più ricca di valori positivi e di potenzialità concrete di sviluppo.

In realtà, però, l'ambito scolastico riesce con difficoltà a fornire momenti efficaci di educazione sanitaria, peraltro non prevista nei programmi ufficiali. Le rare occasioni in cui gli esperti del mondo sanitario possono offrire la propria competenza, esperienza e testimonianza a scolari e studenti (e talvolta genitori) sono in realtà il frutto di una lodevole sensibilità e di pregevoli iniziative dei responsabili di istituto e di insegnanti che reputano doveroso offrire alla popolazione scolastica elementi educativi di sicuro interesse e di indubbio valore formativo. In tali occasioni è in effetti possibile formare, nei giovani, una mentalità più aperta di rispetto della natura, del proprio corpo, della propria salute come beni preziosi da salvaguardare.

Oltre alla scuola, vanno poi considerati, come si è già detto, altri ambiti in cui l'educazione sanitaria può trovare impulso e concreta realizzazione. Lo stesso *Parlamento* attraverso leggi appropriate (divieto di fumare, obbligo di casco e cinture di sicurezza, vaccinazioni, norme di sicurezza nei posti di lavoro ed altro) e campagne pubblicitarie sulla salute, le *Aziende* sanitarie locali, gli *Ordini* professionali, gli *Istituti* universitari, gli *Ospedali* e i luoghi di cura attraverso iniziative di promozione della salute e di prevenzione delle malattie: essi possono realmente contribuire ad un costruttivo processo di educazione sanitaria, adempiendo un preciso dovere morale, attraverso i loro rappresentanti, nei confronti della società.

Se è vero tutto ciò, va però ancora sottolineato il contributo primario ed essenziale che, in tema di educazione, possono e debbono offrire alla popolazione, sana o malata, gli *Operatori* sanitari: a loro, nell'esercizio della professione, si presentano le occasioni più preziose per realizzare ciò che, alcuni anni or sono, costituì proprio a Pavia il tema di un importante e riuscitissimo Convegno: "L'operatore sanitario è anche educatore sanitario". Non c'è bisogno di sottolineare il valore etico e sociale di questa significativa ed efficace affermazione.

ANALGESIA E ANESTESIA

Gli stati di *analgesia* e *anestesia* sono il risultato dell'abolizione del dolore mediante l'impiego di farmaci e di tecniche particolari da parte di medici specialisti, gli anestesisti-rianimatori, chiamati non solo alla somministrazione di quei farmaci e di quelle tecniche, ma anche alla adozione di provvedimenti di rianimazione per la eventuale compromissione di funzioni vitali da essi provocata (unitamente all'aggressione chirurgica).

La rilevanza etica, oltre che clinica e scientifica, dei trattamenti di analgesia e di anestesia (che verranno meglio definiti in seguito), risulta evidente se si considera il significato che il dolore assume nella vita di ogni essere umano.

È qui il caso di ricordare quanto venne affermato da Giovanni Paolo II nel discorso ai medici partecipanti al Congresso della Società di Anestesia e rianimazione (1984): "L'anestesia come l'analgesia, intervenendo direttamente in ciò che il dolore ha di più aggressivo e sconvolgente, ricupera l'uomo a sé stesso, rendendogli più umana l'esperienza del soffrire". V'è da aggiungere che in molti documenti ufficiali della Chiesa si afferma, in sostanza, che la sopportazione cristianamente motivata e certamente corroborata del dolore non deve indurre a ritenere che ogni sofferenza vada comunque passivamente sopportata e che non si debba invece attivamente intervenire per lenirla: già essa si pone come via di umanizzazione del dolore, mentre la carità cristiana e la solidarietà esigono, da parte degli operatori sanitari, ogni sforzo per alleviare la sofferenza fisica, e non solo fisica, dei malati.

Va altresì osservato che, mentre il dolore *acuto*, spontaneo o provocato da interventi più o meno invasivi e cruenti per finalità diagnostiche e terapeutiche, può essere sempre combattuto e risolto con farmaci e tecniche di analgesia o di anestesia, il dolore *cronico* richiede anche precise strategie che costituiscono l'insieme della "terapia del dolore" e delle "cure palliative".

La rilevanza umana e sociale della sofferenza dolorosa fa sì che sia un preciso dovere morale, oltre ai trattamenti di prevenzione e cura, anche la continua attività di ricerca, di sperimentazione e di produzione di efficaci mezzi, farmacologici e tecnici, atti a combattere ogni forma di dolore, naturale o provocato, che possa compromettere il benessere di ogni essere umano.

Passando ora alle definizioni, dobbiamo dire che, mentre per *analgesia* si intende la condizione di semplice abolizione della sensazione dolorosa, per *anestesia* si intende la condizione caratterizzata dalla abolizione di tutte le sensibilità, compresa quella del dolore. Sia la prima che la seconda possono essere dovute alla somministrazione di farmaci, ovvero a lesioni organiche del sistema nervoso centrale o periferico.

L'impiego dei farmaci analgesici e delle tecniche capaci di produrre analgesia trova la sua indicazione in casi particolari che meritano di essere qui ricordati, data la loro evidente rilevanza non solo clinica, ma anche umana ed etica.

Una indicazione è quella che riguarda il travaglio di parto. A questo proposito va osservato che la frase "partorirai con dolore" contenuta nel libro della Genesi non va interpretata, secondo i biblisti, come condanna inesorabile: prevenire o combattere la sofferenza della partoriente è dunque non solo lecito, ma doveroso per molte ragioni. Il dolore durante il travaglio, che varia da caso a caso, è dovuto infatti a molteplici fattori (ostetrici, neurologici, psicologici) e può complicare pesantemente l'espletamento del parto. Ridurre o abolire la sofferenza della partoriente significa accelerare il travaglio e, al di là degli aspetti umanitari, significa anche prevenire o ridurre in modo sensibile la sofferenza fetale e le conseguenze che potrebbero derivarne. I farmaci impiegati per ottenere l'analgesia possono agire per via generale (analgesici da somministrare con cautela per non deprimere il nascituro attraverso il passaggio transplacentare del farmaco), o locoregionalmente (anestetici locali da somministrare con tecniche particolari come la *peridurale* lombare). Queste tecniche, sempre più diffuse, hanno un indubbio valore etico-sociale ed è pertanto doveroso renderle possibili con un'adeguata organizzazione di personale medico (anestesisti-rianimatori) ed infermieristico competente e sensibile.

Un'altra importante indicazione per le pratiche di analgesia è la *terapia del dolore* che, con le *cure palliative*, permette di abolire o ridurre la sofferenza fisica dei pazienti affetti da patologie tumorali. Spesso si tratta di malati terminali dei quali è doveroso, con adeguate strategie e tecniche, migliorare la qualità di vita negli ultimi tempi della loro esistenza. Come si è già detto, gli studi sempre più numerosi sulla fisiopatologia e la terapia del dolore consentono oggi di ottenere più che apprezzabili risultati, che rendono più umana la sofferenza di questi malati, ai quali è doveroso assicurare particolare attenzione ed aiuto.

L'anestesia, come si è detto, è una condizione in cui sono abolite tutte le sensibilità, comprese quelle dolorifiche.

Essa può essere ottenuta con l'impiego di farmaci e di tecniche particolari che possono produrre anestesia *locale* per contatto o per infiltrazione, oppure *loco-regionale* (attraverso la somministrazione degli anestetici lungo le vie nervose periferiche o nello speco vertebrale come nell'anestesia *peridurale* o nella *subaracnoidea* detta anche spinale), o *generale* (detta *narcosi*).

Queste pratiche cliniche, realizzate solitamente per finalità chirurgiche, sono possibili, per ovvie ragioni etiche e giuridiche, solo col consenso informato del paziente. La narcosi in particolare, essendo caratterizzata dalla abolizione della coscienza, presenta implicazioni etiche e giuridiche di particolare rilevanza. È il caso di ricordare che anche il Codice penale (art. 728) vieta di procurare stati di narcosi o di ipnotismo per finalità che non siano legate a terapie o alla ricerca scientifica.

Sul piano etico è analogamente considerato lecito, per non dire doveroso, impiegare farmaci e tecniche che comportano la soppressione o la diminuzione della coscienza e dell'uso delle facoltà superiori. Essendo tali interventi anestesiologici finalizzati direttamente non tanto alla temporanea perdita della coscienza e della libertà personale quanto alla abolizione della sensibilità al dolore e delle inevitabili risposte neuro-vegetative allo stress chirurgico, ed essendo essi contenuti nei limiti delle sole necessità cliniche, sono da ritenersi eticamente legittimi.

Questo delicato aspetto dei trattamenti viene solitamente ignorato, ma è invece rilevante sul piano etico, soprattutto se si considera, nel contempo, anche l'assoluta necessità che le procedure di anestesia vengano correttamente praticate solo da medici specialisti, capaci cioè di prevenire o risolvere complicazioni che possano derivare da simili trattamenti.

Ciò rende ragione della assoluta obbligatorietà del *consenso informato* che il paziente, dopo il colloquio, le informazioni e la visita clinica del medico anestesista, deve sottoscrivere, così come avviene per l'intervento chirurgico e l'eventuale trasfusione di sangue.

Solo nei casi di emergenza e nella impossibilità di ottenere un valido consenso per le gravi condizioni del paziente, il consenso deve essere *presunto* dal medico che, secondo scienza e coscienza, ritenga di dover immediatamente procedere nell'esclusivo interesse del malato.

Degno di particolare considerazione è, per le innegabili implicazioni etiche, il rapporto che si instaura tra il paziente e il medico anestesista, un rapporto fondato sulla reciproca fiducia e sulla confidenza in un momento delicato o addirittura drammatico per le condizioni cliniche del paziente, che ha bisogno di essere confortato e rassicurato. Le sue condizioni possono in realtà essere gravi per la malattia che richiede l'intervento chirurgico, oppure per le gravi insufficienze (cardiocircolatorie, respiratorie, metaboliche, neurologiche) per le quali il medico anestesista dovrà programmare, secondo scienza e coscienza, un adeguato e personalizzato trattamento anestesiologico-rianimatorio, non prima di aver considerato il rischio operatorio globale (anestesia più intervento) ed aver espresso il giudizio di operabilità. Tale giudizio, rilevante anche sul piano medico-legale, gli spetta per competenza dal momento che, in caso di complicazioni intraoperatorie, proprio all'anestesista spettano le scelte rianimatorie, talvolta drammaticamente complesse. Si tratta dunque di procedere, dopo la attenta valutazione preoperatoria del caso, alla previsione e alla prevenzione del rischio secondo ben note classificazioni, riconosciute a livello internazionale, e alla scelta di idonei mezzi farmacologici e tecnici per realizzare un'anestesia corretta e sicura.

Di tutto questo, attraverso un colloquio che sia il più sereno possibile, deve essere informato il paziente perché possa, con consapevolezza, esprimere il proprio *consenso informato*.

Troppe volte tale consenso non è preceduto da un'adeguata (e mai "terroristica") informazione sull'entità del rischio operatorio globale: nel campo della giurisprudenza sono infatti numerosi i casi di condanna dei medici per insufficienza di informazione ai fini del consenso all'intervento.

L'*Anestesiologia*, in questi ultimi decenni, si è indubbiamente arricchita di un "corpus" dottrinale sempre più rilevante, che ha portato anche allo sviluppo della *Rianimazione* e della *Terapia intensiva* le quali, con l'Anestesiologia, costituiscono una disciplina unitaria, considerata caratteristica dell'*area critica* della medicina moderna, in virtù di comuni acquisizioni clinico-scientifiche, farmacologiche e tecniche. Si può ben dire che questa disciplina, per alcuni aspetti misconosciuta, ha in realtà offerto contributi rilevantissimi alla medicina e alla chirurgia.

Come si è visto, l'*anestesia* si inserisce dunque nel quadro di un grande complesso di realtà cliniche e non manca di caratterizzarsi per innegabili implicazioni di valore bioetico, essendo in ogni caso riferibile ad una persona ammalata, sofferente, meritevole di rispetto per la sua dignità, la sua libertà e la sua coscienza.

QUARANT'ANNI DI BIOETICA

Alla fine degli anni sessanta, accanto al fiorire di complessi e approfonditi studi di carattere giuridico che sfociano in importanti e significative Dichiarazioni a livello internazionale nasce, da più parti, la necessità di una riflessione filosofica tesa a giustificare la razionalità e soprattutto la eticità dei principi e delle proposizioni affermate in quei documenti internazionali. Non sembra sufficiente, infatti, enunciare i diritti dell'uomo, ma si ritiene necessario giustificarli con una indagine filosofica: il diritto alla vita, ad esempio, non va solo affermato sul piano giuridico, ma sostenuto e difeso con una riflessione etico-filosofica.

Il tumultuoso sviluppo della scienza medica acuisce il bisogno di un'etica fondata sulla ragione e sul valore oggettivo della vita umana e della persona. Nascono, negli Stati Uniti, centri di ricerca che si propongono di promuovere una concezione etico-biologica intesa come "antropologia morale".

Nel 1970 Rensselaer Van Potter propone agli studiosi il termine *Bioetica*, che da quel momento entra nell'uso comune, adottato da tutti gli esperti che lavorano in questo ambito. Va sottolineato che, secondo Van Potter l'etica, fino a quel momento intesa come riflessione sui valori umani ed umanistici e sulle caratteristiche ideali dell'agire dell'uomo, è stata relegata all'interno di dispute filosofiche: essa merita invece di uscire da quello sterile isolamento teorico per coniugarsi con una realtà medico-biologica in continuo progresso. Secondo il suo "fondatore" la Bioetica rappresenta il tentativo di unire la scienza della natura e della vita (biologia) e la scienza dello spirito (etica), al fine di assicurare, agli esseri umani, un avvenire più consono alla loro dignità e quindi più vivibile.

Van Potter vuole dunque tracciare, per l'umanità, un "ponte verso il futuro". Il titolo della sua opera più conosciuta pubblicata nel 1971, che qui merita di essere ricordata, è infatti: "Bioethics: Bridge to the Future", cioè "Bioetica: un ponte verso il futuro".

Lo sviluppo di questa disciplina gli darà ragione: da allora vi sarà, in tutto il mondo, un crescente fiorire di studi, di convegni, di pubblicazioni che dimostreranno la fondatezza del pensiero di Van Potter e di tutti coloro che, anche in Italia (Sgreccia, Perico, Tettamanzi ed altri) dedicheranno la loro attenzione di studiosi alle sempre più complesse, delicate ed inquietanti problematiche etiche della bio-medicina.

Degna di considerazione è la pubblicazione, avvenuta nel 1978, della *Encyclopedia of Bioethics* a cura del *The Kennedy Institute of Ethics* presso la Georgetown University di Washington. L'Istituto si proponeva di promuovere una concezione di bioetica intesa come ricerca di ciò che è universalmente umano e voleva offrire, con quella pubblicazione, il più completo e autorevole strumento di studio per chi intendeva occuparsi di temi bioetici.

Da allora la nuova disciplina cominciò ad essere introdotta in varie Università degli Stati Uniti e dell'Europa. È il caso di citare tra le prime la Georgetown University di Washington, l'Università Cattolica di Lovanio e l'Università Cattolica di Roma che, nel 1985, istituisce la prima Cattedra di Bioetica presso la Facoltà di Medicina e chirurgia.

In Italia si creano poi il Comitato Nazionale di Bioetica (nel 1990, presso la Presidenza del Consiglio) e numerosi Comitati Etici presso grandi Ospedali e Facoltà mediche delle Università. La Bioetica viene concepita come "quella parte della filosofia morale che ha per oggetto e ambito l'intervento dell'uomo sull'uomo in campo biomedico" (Sgreccia). Essa viene vista anche come elaborazione razionale che riguarda l'aspetto etico (la liceità) in medicina: si afferma il principio che non è sempre lecito tutto ciò che è tecnicamente possibile.

Mentre si moltiplicano, attraverso il progresso clinico-scientifico e tecnologico, le possibilità di incidere nell'ambito biomedico, compito primario dell'etica è quello di evitare di causare il male (come ammoniva l'ippocratico *primum non nocere*) e di prevenirlo, ancor prima di promuovere il bene. Una simile dimensione etica, che può apparire negativa per la libera attività degli individui, non va vista come oscurantista né come limite al progresso dell'umanità: essa vuole in realtà riconoscere i valori che difendono la vita e la dignità degli esseri umani.

Applicando norme morali alle varie situazioni e alle nuove acquisizioni scientifiche, con la bioetica non si svolge soltanto il compito di censurare alcuni comportamenti ed alcune scelte in campo clinico e di ricerca, ma si vuole promuovere efficacemente la difesa della persona umana, sottolineandone gli indiscutibili rapporti con la natura e la inviolabile dignità.

Una interessante osservazione, proposta in questi ultimi anni da alcuni autori, è quella secondo la quale la Bioetica è divenuta, nel tempo, una specie di cassa di risonanza etica che sa portare, nella coscienza della società di oggi, uno sviluppo ed una chiarificazione dei principi fondamentali e dei valori morali. Il biocentrismo dell'etica si è fatto evidente: dal valore della vita umana la riflessione si estende al mondo animale e persino al mondo vegetale.

Intanto si fanno strada alcuni interrogativi, prodotti dalla irruzione della bioetica (con giusta ragione) nell'ambito della scienza medica col fine di considerare i comportamenti dei protagonisti: perché si sente il bisogno di indagare e di giudicare le scelte dei medici e gli usi delle nuove tecnologie? Ed ancora: perché non si ritiene sufficiente il potere normativo del Codice deontologico professionale?

Qualcuno si è anche chiesto se la filosofia morale non abbia, in realtà, finito per appropriarsi della scienza e della tecnologia che dovrebbero invece, secondo chi propone questa riflessione, essere sganciate da considerazioni etiche e procedere, senza remore, sulle strade inarrestabili del progresso.

Compito della Bioetica è dare risposta a questi interrogativi: una nuova coscienza filosofica e medica sente di doversi far carico di affrontare, proponendo soluzioni, l'attuale momento di crisi dell'etica e della medicina.

La prima appare evidente in larghi strati della società contemporanea e diventa particolarmente significativa quando interessa ambiti delicati come quelli che riguardano i problemi della salute.

La seconda corrisponde ad un perturbamento diffuso del mondo sanitario, dovuto a molteplici fattori che si riferiscono al rapporto medico-paziente, all'organizzazione del servizio sanitario nazionale, alla crisi di identità degli operatori, alla burocratizzazione delle procedure, alla disumanizzazione della medicina.

A tutto ciò la Bioetica può offrire soluzioni, proponendo una profonda riflessione sui principi e sui valori, accompagnata da una convinta presa di coscienza, da parte degli operatori, della propria essenza e della propria identità.

A trent'anni dalla prima edizione dell'*Encyclopedia of Bioethics*, di cui si è già detto, l'ideatore di quell'impresa, W. Reich, ha voluto precisare, in un interessante articolo comparso sulla rivista *Janus*, che la Bioetica non è nata semplicemente come risposta ad una serie di questioni morali legate alla bio-medicina, ma come fusione di tre filoni culturali: i nuovi valori degli anni sessanta, la crescente rilevanza della tecnocrazia e la messa in discussione delle autorità morali costituite. Il sogno di Reich era, con l'Encyclopedia, di offrire gli strumenti per sottoporre ad una attenta analisi etica tutti i problemi delle scienze della vita e fornire le basi culturali, storiche, filosofiche, religiose, teologiche, sociali, psicologiche e giuridiche per la discussione e il confronto delle idee.

Negli anni sessanta si era in effetti registrato, nel mondo occidentale, un profondo cambiamento della cultura e della morale come conseguenza di innegabili trasformazioni sociali: una sorta di "controcultura" metteva in discussione, o rifiutava, l'autorità morale delle generazioni precedenti e di istituzioni come la Chiesa e lo Stato, influendo sulla visione sociale e politica con i suoi simboli, i suoi sentimenti, la sua musica e le sue manifestazioni. Per il futuro prendeva corpo un'etica razionalista che non guardava alle formulazioni classiche del passato: veniva sottolineata invece, secondo Reich, l'importanza delle esperienze umane, comprese quelle sociali, spirituali e religiose.

Non privo di interesse, in quel contesto, è l'influsso che, sulla nascente Bioetica, ha avuto la tecnocrazia: essa sembrava escludere o minimizzare l'importanza dei valori e degli ideali, essendo percepita come integrazione tra scienza e società. Ancora oggi, del resto, la Bioetica è, per molti, orientata a risolvere i problemi con una razionalità progettata per adattarsi ai bisogni della società civile anziché promuovere ideali e difendere valori.

In conclusione, dopo quarant'anni, l'esame delle origini socio-culturali della Bioetica, nata alla fine degli anni sessanta, porta a ritenere, secondo Reich, che essa non sia nata come semplice risposta ai problemi etici della scienza medica, ma come prodotto della crisi morale della società, della consapevolezza del potere tecnocratico e di un certo scetticismo sulle reali capacità delle autorità costituite a risolvere le questioni etiche senza il contributo delle risorse culturali e soprattutto morali ancora ben presenti nella società di oggi. Per i bioeticisti l'interpretazione di Reich è certamente interessante e merita una attenta considerazione.

L'ASSISTENZA INFERMIERISTICA

Nel vasto mondo della sanità il ruolo infermieristico ha assunto, in modo crescente, una rilevanza sempre più riconosciuta e sempre più complessa. Sul piano della preparazione teorico-pratica si è passati, in questi ultimi anni, dai Corsi di Diploma professionale ai Corsi di Laurea in Scienze infermieristiche, capaci di formare, anche sul piano dottrinale, ottimi professionisti per un'attività assistenziale, pubblica o privata, moderna ed efficace.

Va sottolineato che, nel nuovo Codice Deontologico degli infermieri, si afferma che "Il rispetto dei diritti fondamentali dell'uomo e dei principi etici della professione è condizione essenziale per l'esercizio della professione infermieristica".

Il senso di responsabilità si esprime secondo la ragione, ma trova la sua origine nelle coscienza informata per edificare la persona.

Il Codice, che riveste fondamentale importanza etica, ribadisce con forza la necessità di superare la cultura dell'indifferenza con comportamenti ispirati alla professionalità, alla cooperazione e all'integrazione, allo scopo di rispondere con efficacia ai bisogni dell'assistenza in tutta la sua complessità. Il Codice ha altresì la funzione di sostenere il professionista nel superamento dell'individualismo e della eventuale tendenza alla deresponsabilizzazione nel passaggio, frequentemente richiesto dalla organizzazione del lavoro, dalla attività individuale a quella di gruppo, sia inter che intra-disciplinare.

Come operatori sanitari, gli infermieri sono persone che, a vari livelli e con diverse competenze, operano nell'ambito della salute, accanto ai medici, in tutti i suoi aspetti di prevenzione, cura, riabilitazione, palliazione ed educazione sanitaria.

Questi operatori della salute (di cui chi scrive ha potuto per lunghi anni apprezzare la preziosa collaborazione) sono capaci, esplicitando le proprie funzioni, di esprimere gesti terapeutici di grande efficacia per qualità e tempestività come segni del prendersi cura della persona ammalata, sofferente e bisognosa di aiuto.

È qui il caso di ricordare la Carta degli Operatori sanitari (del Pontificio Consiglio della Pastorale per gli Operatori sanitari) che afferma: "Salvaguardare, ricuperare e migliorare lo stato di salute significa servire la vita nella sua totalità".

La copiosa letteratura che, da qualche tempo, prende in considerazione l'interessante campo dell'attività infermieristica ha messo in evidenza quanto gli esperti e gli stessi operatori siano consapevoli dell'importanza che, nei servizi sanitari, riveste la presenza di infermieri che sappiano mettere in atto un approccio veramente umano alla persona ammalata: ciò significa che essi riconoscono la salute come bene fondamentale dell'individuo (e interesse della collettività) e pongono grande attenzione non solo ai bisogni fisici, ma anche alle esigenze affettive e relazionali dei pazienti a loro affidati.

Questi ultimi vanno aiutati, giorno per giorno, ad affrontare la malattia con la consapevolezza della sua realtà (senza minimizzazioni né esagerazioni) e l'accettazione responsabile non intesa come cieca e passiva rassegnazione, ma come serena coscienza e disponibilità alla collaborazione.

È il caso di affermare che gli infermieri, nell'esercizio talvolta delicato e difficile della loro professione, mettono in gioco la loro competenza (che può essere vista anche come espressione di carità) con gesti curativi che li rendono tanto più credibili quanto più è evidente il loro impegno di grande valore sociale.

L'innegabile crisi che, per molti fattori, sta caratterizzando il mondo sanitario viene frequentemente denunciata dai mass-media, ma essi non mettono sufficientemente in evidenza la matrice culturale che spiega le carenze, le disfunzioni, gli atteggiamenti individuali e collettivi che sono legati a determinate concezioni della vita, della malattia e della morte. La cultura dell'assistenza ai malati, compresa quella infermieristica, si estende dalle convinzioni etiche, filosofiche e sociali fino ai comportamenti più elementari e quotidiani del "prendersi cura" di chi soffre. La cultura sanitaria, testimonianza di solidarietà, si esprime nei gesti che curano la vita, mentre acquista una multidimensionalità assistenziale particolarmente preziosa.

Si può oggi affermare che è in atto una sfida culturale nel mondo della salute: è urgente proporre e difendere la persona malata nella sua globalità. Averne cura significa scegliere il trattamento più idoneo e dignitoso: esso scaturisce da un mosaico di competenze professionali tra cui quella infermieristica riveste un ruolo di indiscutibile rilevanza.

È giusto riflettere sul fatto che il modo di agire diagnostico-terapeutico degli operatori sanitari può risultare ineccepibile sul piano tecnico, ma essere gravemente lacunoso dal punto di vista umano.

È quindi opportuno considerare che, nella frantumazione delle competenze professionali in ambito sanitario, non solo si frantuma il malato in organi ed apparati (come avviene nella medicina specialistica, preziosa ma spesso irrispettosa della visione olistica, cioè globale, di chi è malato), ma si diventa incapaci di essere efficacemente attivi nei gruppi terapeutici, perdendo di vista lo scopo fondamentale dell'attività assistenziale che consiste non solo nel curare, ma nel prendersi cura.

Il malato, oggetto dell'attenzione di operatori sanitari diversi per estrazione e competenza, può vivere così un sentimento lacerante di offesa alla propria unitarietà di persona: ogni operatore, medico o infermiere che sia, agisce secondo punti di vista che scaturiscono dalle proprie specifiche capacità e competenze, ma talvolta senza la coerenza e la univocità che una corretta assistenza richiede.

In ogni comunità votata a combattere la malattia e a portare salute, gli infermieri professionali sono potenzialmente capaci di offrire il proprio prezioso contributo di esperienza e di proposta. Diventando tasselli di un mosaico, essi possono aiutare a realizzare un approccio terapeutico comunque positivo, anche quando il caso clinico è caratterizzato da una prognosi infausta.

Collaborando con la componente medica, gli infermieri debbono svolgere il proprio ruolo con la consapevolezza di chi contribuisce a realizzare un progetto diagnostico e terapeutico.

È certamente necessaria in ogni caso, un'azione coordinata dei diversi operatori: tra essi è giusto per altro perseguire anche la positività di sentimenti come la stima reciproca, il volersi bene e la disponibilità ad aiutarsi, soprattutto nei momenti difficili.

Le forme di fattiva collaborazione rappresentano, per i malati, una grande ricchezza: in questo clima è anche più facile che essi sappiano essere protagonisti attivi, e non passivi, di quell'alleanza terapeutica di cui debbono far parte, a buon diritto, anche gli infermieri professionali.

In ambito sanitario, il dialogo tra i diversi operatori risulta proficuo solo se esso diventa serio confronto anche verso la comunità clinico-scientifica.

Non si può dunque negare che ogni contributo proveniente anche dal mondo infermieristico possa essere importante purché venga riconosciuto, ad ogni professionista, un ruolo di servizio creativo e non di semplice e fredda esecuzione di ordini. Lo stile di presenza degli infermieri mantiene, negli eterogenei gruppi terapeutici, tutto il suo valore di attiva partecipazione ed efficacia. Il mosaico di questi operatori sanitari va oggi oltre le corsie ospedaliere per raggiungere gli altri luoghi di cura, le strutture per anziani o il domicilio di persone disabili.

In una società spesso caratterizzata da episodi di quella che i mass-media definiscono "mala sanità", è giusto sottolineare che sono numerosissimi, anche nel mondo infermieristico, gli operatori sanitari che agiscono con grande correttezza ed efficacia, protagonisti di una buona sanità che non fa rumore e serve con discrezione la comunità dei sofferenti e delle loro famiglie.

È anche il caso di sottolineare l'esigenza che agli infermieri si dedichi, da parte di chi ne ha il dovere e la competenza istituzionale, la dovuta attenzione alle condizioni di lavoro, alle risorse tecniche e strutturali a disposizione, alle possibilità di formazione permanente: ciò è indispensabile per rendere concrete, e non solo teoriche, le condizioni di equilibrio psico-fisico indubbiamente indispensabili per lo svolgimento corretto e rigoroso di un così rilevante impegno nel mondo della salute. Sul piano culturale è giusto ricordare che il nuovo Codice deontologico afferma che l'infermiere "fonda il proprio operato su conoscenze validate e aggiorna saperi e competenze attraverso la formazione permanente, la riflessione critica sull'esperienza e la ricerca". Così come, a proposito degli aspetti morali della professione, lo stesso Codice afferma che l'infermiere "si attiva per l'analisi dei dilemmi etici vissuti nell'operatività quotidiana e promuove il ricorso alla consulenza etica, anche al fine di contribuire all'approfondimento della riflessione bioetica". Tutto ciò conferma la delicatezza del ruolo infermieristico accanto a coloro che devono confrontarsi con la malattia, la sofferenza e talvolta la morte, portati in alcuni casi a ripiegarsi nella disperazione, che chiedono sostegno per poter superare la prova: ad essi e ai loro familiari gli infermieri possono veramente offrire efficaci risposte di assistenza solidale, attraverso un dialogo interprofessionale ed un mosaico di competenze che realizzino gesti non solo tecnici, ma anche di vero servizio alla persona ammalata.

Qualità dell'assistenza

La qualità dell'assistenza sanitaria è un tema che sta diventando, anche in Italia, di grande attualità per le sue innegabili implicazioni etiche, sociali, giuridiche ed economiche. L'importanza di questo delicato aspetto dell'assistenza viene peraltro ribadito, con notevole risalto, anche in numerosi documenti legislativi e nei piani sanitari nazionali.

Di indubbio interesse è un dettato legislativo che, nel 1995, ha proposto uno schema generale di riferimento per la costruzione della Carta dei Servizi. Con questo documento le varie organizzazioni, tra cui le Aziende sanitarie, dichiarano i propri impegni nei confronti dei cittadini, definendo le caratteristiche dei servizi erogabili. La Carta diviene così un prezioso strumento di trasparenza e di garanzia verso gli utenti delle organizzazioni sanitarie, che riconosce ad essi anche un potere di controllo nei confronti delle prestazioni erogate.

Non si può negare, tuttavia, che non è facile parlare di qualità dell'assistenza in una materia così delicata come la sanità, non essendo sempre facile sottoporre le prestazioni assistenziali ad una univoca e corretta valutazione. È però necessario un costante esame della qualità, purché essa non venga intesa come semplicistica misurazione di costi e risparmi, ma venga considerata nelle sue complesse dimensioni sociali, tecnico-organizzative, economico-gestionali, clinico scientifiche e, di conseguenza, anche etiche.

È dunque necessario sviluppare un metodo che consenta, anche agli assistiti, di valutare la qualità dell'assistenza ricevuta e di proporre miglioramenti. A tale scopo va opportunamente diffusa una corretta informazione che sia in grado di rendere l'assistenza un autentico servizio capace di soddisfare le esigenze degli assistiti.

Va riconosciuto che si fa strada, anche nei documenti normativi, il concetto della centralità del cittadino-utente che mette in discussione i modelli di valutazione dell'assistenza sanitaria basati sul controllo esclusivo della componente medica. La "soddisfazione del cliente" diviene così uno dei cardini della "qualità come sistema", secondo i criteri che emergono da altri ambiti come, ad esempio, quello imprenditoriale. Se dunque la qualità non viene elevata a sistema, è destinata a rimanere qualcosa di provvisorio e perciò di estraneo ad una seria ed eticamente valida organizzazione dell'assistenza.

Va osservato che in Italia, dopo la determinazione dei requisiti minimi di tipo strutturale, tecnologico e organizzativo richiesti alle strutture sanitarie pubbliche e private per ottenere l'autorizzazione ad operare, tocca ora alle Regioni definire ulteriori requisiti di accreditamento per la partecipazione delle strutture alla rete di utilizzo pubblico. In tal caso si può parlare di un accreditamento di tipo istituzionale con valenza regolatoria: esso non può non fare riferimento ai processi di accreditamento che si sono sviluppati in altri Paesi attraverso l'utilizzazione dei nuovi approcci alla qualità dell'assistenza. È il caso di ricordare che la nota ed autorevole Joint Commission on Accreditation of Healthcare Organizations, organo americano esterno di valutazione degli ospedali, ha finora utilizzato questi nuovi criteri, ispirati ad una linea evolutiva dell'accreditamento. La Joint Commission non intende scegliere un particolare approccio al miglioramento della qualità, né vuole obbligare le aziende sanitarie ad adottare un programma di miglioramento secondo i suoi standard di valutazione. Va però osservato che alcuni concetti di miglioramento della qualità diventeranno sempre più importanti negli standard che verranno richiesti agli ospedali. L'interesse fondamentale della Joint Commission è infatti quello di rendere migliori le prestazioni sanitarie.

Quantunque il miglioramento della qualità sia un efficace mezzo per migliorare le prestazioni di un luogo di cura, esso è un processo che non può essere imposto dall'esterno. Le motivazioni che portano ad un continuo affinamento dei processi devono provenire dall'interno, a cominciare da coloro che svolgono funzioni direttive.

Migliorare la qualità, anche attraverso lo studio e la interpretazione delle teorie di esperti famosi (Crosby, Juran, Derning e altri), deve essere una scelta, non un obbligo. Il miglioramento si ottiene dunque percorrendo strade nuove: bisogna trasformare gli ospedali in luoghi dove la qualità diventa una priorità doverosa perseguita quotidianamente da tutti gli operatori, dove i problemi vengono affrontati studiandone i relativi processi, dove i pazienti, coi loro bisogni, vengono accolti, compresi e trattati con senso di responsabilità.

Affrontare il problema della qualità dell'assistenza significa anche considerare la differenza che esiste tra elementi come i fattori di qualità, gli indicatori di qualità e gli standard di qualità.

Per fattori di qualità si intendono gli aspetti che risultano più rilevanti per la percezione della qualità da parte di coloro che sono i fruitori di un determinato servizio; facendone una esperienza concreta.

Per indicatori di qualità devono intendersi quelle variabili quantitative e quei parametri qualitativi che fanno registrare un certo fenomeno capace di indicare la qualità di un servizio. A questo proposito va ricordato che per la Organizzazione Mondiale della Sanità (OMS) gli indicatori vanno intesi come informazioni che permettono di valutare determinati cambiamenti riferendoli ai bisogni prioritari e di monitorare aspetti specifici della politica sanitaria.

Per standard di qualità si intende invece il risultato atteso per un determinato indicatore: è quindi l'insieme delle caratteristiche riguardanti una determinata prestazione, individuale in modo che il livello ritenuto normale corrisponda ad un livello medio. Attraverso gli standard di qualità delle prestazioni sanitarie è possibile aumentare le probabilità di ottenere risultati favorevoli e ridurre le probabilità di esiti non desiderati.

Partendo da una scrupolosa analisi delle esigenze specifiche del proprio territorio e della propria utenza, ogni Azienda Sanitaria Locale o Azienda Ospedaliera che abbia aderito alla citata Carta dei servizi del settore sanità, deve adottare la propria Carta, precisando quelli che sono i propri indicatori e i propri standard di qualità, sia sul piano generale che sul piano specifico.

È importante sottolineare come gli esperti del settore ritengano indispensabile, da parte di chi di dovere, una adeguata conoscenza anche dell'effettiva produttività del sistema sanitario, intesa come "produzione di salute" e come efficienza operativa dello stesso sistema. Sono perciò indispensabili concrete informazioni di carattere epidemiologico e di carattere gestionale riguardanti le strutture deputate all'assistenza territoriale e ospedaliera: nessun sistema organizzativo può infatti affrontare spese senza conoscere adeguatamente i bisogni degli utenti e i modi per soddisfare le loro esigenze. Tutto ciò rende indispensabile attuare anche una adeguata formazione degli operatori sanitari, al fine di approfondire il rapporto che esiste tra efficacia, necessità e appropriatezza degli interventi diagnostici e terapeutici.

Un aspetto particolare che riguarda la qualità dell'assistenza è costituito dal ruolo che il cittadino utente può svolgere come consumatore: la qualità si basa infatti anche sulle modificazioni positive che il cittadino può non solo percepire, ma anche, in qualche modo, determinare.

Ciò può essergli possibile definendo la qualità attesa, esprimendo valutazioni sulla assistenza ricevuta, informando gli operatori e gli amministratori ed aiutandoli a valutare la qualità assistenziale. Il cittadino-consumatore può dare dunque un prezioso contributo alla definizione della qualità e alla formulazione degli standard secondo i quali la qualità viene poi giudicata.

Nella sanità vanno considerate tre fondamentali componenti dell'attività assistenziale: i compiti tecnici, gli scambi interpersonali e le circostanze nelle quali le prime due componenti si verificano.

Contrariamente a quanto si potrebbe pensare, il consumatore ha molto spesso gli strumenti culturali per riconoscere, in linea di massima, i processi necessari per realizzare una buona assistenza tecnica, soprattutto se può fare confronti con altre realtà o pregresse esperienze. La qualità dell'assistenza tecnica non è comunque valutata solo per ciò che viene fatto, ma soprattutto per ciò che viene prodotto come risultato, considerati i rischi affrontati in quanto accettabili.

Per quanto si riferisce agli scambi interpersonali, il consumatore è solitamente (e legittimamente) piuttosto esigente e può dare un decisivo contributo per stabilire lo standard che si riferisce a ciò che è confortevole, accessibile, rispettoso della dignità

e della libertà di chi è ammalato e deve essere, oltretutto, ascoltato e adeguatamente informato.

La "soddisfazione del consumatore" è un elemento particolarmente rilevante nel campo dell'assistenza sanitaria. Essa rappresenta un giudizio sulla qualità: comprende infatti le aspettative e
le percezioni dell'assistito, il quale può svolgere una preziosa
funzione di informatore, riferendo le proprie esperienze, le proprie aspettative, le proprie insoddisfazioni.

Perciò il paziente può essere considerato anche come potenziale riformatore, potendo egli partecipare, direttamente ed in
modo effettivo, agli scambi tra operatori e pazienti. Ne consegue
pertanto il dovere morale, per chi lavora promuovendo salute, di
recepire con attenzione le istanze di chi soffre e ha bisogno di
aiuto.

A conclusione di queste riflessioni sulla qualità dell'assistenza
e al fine di definire più compiutamente l'"assistenza di qualità",
è possibile ora far riferimento, secondo la interessante proposta
di un esperto come Montésinos, a tre valori essenziali nella formazione classica tradizionale: il vero, il bene e il bello.

Il "vero" va considerato per il suo stretto rapporto con le conoscenze scientifiche: la verità, in questo campo, è un lungo e
difficile cammino verso una sempre più chiara conoscenza delle
realtà clinico-scientifiche e dei provvedimenti necessari per promuovere salute. L'assenza di verità è facilmente riscontrabile,
quando si cerchino i presupposti scientifici di un'assistenza che
voglia essere qualitativamente valida, nelle affermazioni fondate
su pregiudizi o nelle argomentazioni fondate su posizioni gerar-
chiche più che sul valore delle oggettive dimostrazioni. L'ignoranza che diventa sistema, il disinteresse per le conquiste scientifiche e l'incompetenza professionale non possono ritenersi i cardini di una assistenza valida sul piano della qualità.

Il "bene" va considerato quando si vogliano approfondire le
valenze etiche della qualità assistenziale. Sono molti i comportamenti che perseguono il bene comune come valore: tra essi figu-
rano la capacità di ascolto, di comprensione, di aiuto e di sostegno, in una parola la "benevolenza" verso chi soffre. A questo
proposito va detto tuttavia che è l'assenza di questi elementi nella condotta assistenziale che diventa estremamente eloquente nel

definire un'assistenza di basso profilo. L'indifferenza o addirittura il disprezzo verso gli altri, l'arroganza e la presunzione sono i mali peggiori che pregiudicano la qualità dell'assistenza. Rispettare il malato, prendendosi veramente cura di lui, significa invece riconoscergli i fondamentali diritti della persona umana.

Ma anche il valore del "bello" ha qualche rilevanza nel determinare la qualità assistenziale. L'ordine, la pulizia, il comfort ambientale, l'assenza di colori, rumori e odori sgradevoli costituiscono gli elementi della buona qualità anche estetica di un reparto di degenza.

I valori che sono stati qui considerati vanno dunque riconosciuti e promossi al fine di un doveroso miglioramento della qualità dell'assistenza: essi sono sicuramente preziosi come fattori di cura e di sollievo nella sofferenza.

BIOETICA E DISABILITÀ

È oggi importante considerare la bioetica che riguarda le particolari esigenze delle persone con disabilità fisica e psichica: ciò va fatto con un costante riferimento ai diritti umani, secondo un percorso che è proprio delle stesse organizzazioni delle persone disabili (o diversamente abili come qualcuno preferisce definirle), in un approccio di politica sociale con evidenti implicazioni bioetiche. Va anche sottolineato che tali organizzazioni non rifiutano il progresso scientifico e tecnologico, ma si oppongono "allo scientismo dilagante, per proporre una visione della vita rispettosa della diversità in quanto valore collettivo" (Corsolini).

La bioetica implica responsabili scelte di vita e non di morte, evitando tecnicismi e creando condizioni in cui tutti possano avere uguali opportunità. Con questi criteri, anziché perseguire obiettivi irrealizzabili, gli strumenti della ricerca devono tendere a rendere la vita più umana, indirizzando la scienza verso la qualità della vita. In realtà le persone disabili, non intendono porsi contro il progresso, ma chiedono che esso consideri il rispetto dei diritti umani. La bioetica deve dunque dare risposte di grande valore sociale, rispettando e valorizzando tutte le diversità di tutti gli esseri viventi, divenendo così la scienza della tutela dei diritti umani e naturali.

È giusto sottolineare che il movimento internazionale delle persone portatrici di disabilità psico-fisica è giunto, nel tempo, a riconoscere nella disabilità problematiche non solo medico-assistenziali, ma anche riferite al godimento di diritti e alla lotta contro le discriminazioni. È nata così una crescente consapevolezza sociale, accompagnata da un atteggiamento fortemente critico nei confronti della medicina tradizionale e del paternalismo medico; da ciò, si può dire, è partito lo sviluppo della attuale bioetica, mentre si faceva strada, come nuovo approccio alla disabilità, la rivendicazione del principio di autonomia.

Non si può, d'altra parte, sottovalutare la grande minaccia che incombe, per i diritti dei disabili, in ambito clinico-scientifico e politico sociale: il rischio potrebbe essere costituito dallo screening pre-natale e dall'aborto selettivo fino all'eutanasia per gli adulti gravemente disabili. In realtà la salvaguardia dei diritti dei portatori di handicap è possibile solo in una società che voglia condividerne il peso affrontandone, per ragioni etiche e sociali, i diversi bisogni con equità ed efficacia.

Va osservato che, nel dibattito relativo alle problematiche bioetiche della disabilità, si fa spesso riferimento, da parte degli esperti, a tre fondamentali principi: quello della beneficialità, quello dell'autonomia e quello della giustizia.

Si può dire innanzitutto che il principio di beneficialità costituisce il nucleo fondamentale dell'etica clinica. Tale principio, tuttavia, non è privo di una certa ambiguità (non recare danno al paziente pur promuovendo, con criteri paternalistici, il suo bene attraverso trattamenti appropriati e affrontando rischi proporzionati). Va, d'altra parte, riconosciuto che, per l'azione dei primi movimenti in difesa dei diritti dei disabili, in questi ultimi tempi si è giunti alla disponibilità, da parte della classe medica, ad abbandonare la tradizionale visione paternalistica, complicata talvolta da "discriminazioni che - secondo un approccio sociale alla disabilità - costituisce il vero handicap da sconfiggere" (Corsolini).

Si è andato così affermando, anche nel delicato ambito della disabilità, il principio di autonomia. Esso prevede il rispetto del paziente nella sua dignità di persona e il rispetto della sua libertà di decidere responsabilmente se accettare o rifiutare i trattamenti proposti, dopo adeguata informazione. Tale rispetto esige però che "sul paziente non vengano esercitate coercizioni o indebite influenze" (Viafora). Circa l'applicazione del principio di autonomia ai pazienti con handicap psichico (per i quali si dovranno comunque prendere provvedimenti sempre rivolti al loro esclusivo interesse) va riportato quanto stabilito dal Comitato Nazionale di Bioetica (2000): "Deve essere affermato il rispetto della esigenza etica della promozione dei diritti del paziente, anche indipendentemente dalla sua capacità di esercitarli".

Passando ora al principio di giustizia, dobbiamo riconoscere che esso presenta le maggiori difficoltà: spetta infatti al potere politico la definizione dei criteri di giustizia distributiva in ambito sanitario. L'erogazione del miglior trattamento compatibile con la limitatezza delle risorse disponibili costituisce il vero problema: non si può negare, infatti, che il potere politico agisce in modo diverso a seconda dei principi etici generali a cui si ispira, riferiti al concetto di persona ed alla visione della vita come valore sacro in sé ovvero caratterizzato da una sacralità subordinata a determinare condizioni di qualità della vita stessa.

È ora il caso di riprendere in considerazione, dopo averne parlato ampiamente a suo tempo su queste pagine, il concetto di "persona", riferito in particolare alla disabilità. Va riconosciuto, prima di tutto che tale concetto costituisce una vera sfida, nella quale si sono cimentati molti studiosi di bioetica allo scopo di trovare un terreno comune che potesse permettere di conciliare visioni etiche tra loro assai diverse. La ragione di questo arduo tentativo sta nel fatto che il principio del rispetto della dignità della persona è, nell'etica occidentale, unanimemente condiviso. Estremamente interessante è, a questo proposito, l'analisi delle varie posizioni teoriche, sia in campo laico che cattolico. Dicono, ad esempio, Engelhart e Wildes: "La persona riveste una posizione centrale nella bioetica laica, non tanto perché le sia attribuito un valore particolare, quanto perché essa è il fondamento dell'autorità morale per individui moralmente estranei". Secondo

Mori esistono due fondamentali visioni sul tema: una di tipo classico, secondo la quale la persona ha una dignità che deriva dal suo essere inserita nell'ordine cosmico di derivazione tomista e una, più recente, basata sull'autocoscienza. Altri autori spingono le loro discutibili argomentazioni, soprattutto in riferimento alla disabilità, fino ad affermare che possono esistere esseri umani "non persone" e, di conseguenza, pazienti che sono persone e pazienti che non lo sono. Afferma Roessle: "Il problema principale consiste, in questo caso, nello spiegare il diverso grado delle peculiarità che caratterizzano la persona per poter stabilire che grado di protezione accordare a un tale essere umano". Particolarmente interessante è invece quanto dice Agazzi: "Se vogliamo collegare il concetto di persona a coscienza, attività simbolica, creatività, senso morale, autodeterminazione e molte altre caratteristiche, lo possiamo certamente fare, ed è questo il senso di ogni filosofia "personalista"… Ma questo non implica che il possesso di queste abilità non possa subire qualche privazione, senza cambiare la natura razionale dell'uomo e di conseguenza la sua natura di persona". Ed è allora il caso di ricordare qui la fondamentale riflessione teologica che considera il "personalismo" cristiano a partire dalla categoria antropologica di immagine di Dio in Cristo e che consente una visione adeguata dell'uomo-persona e della sua dignità. Merita attenzione anche quanto è stato affermato da Barbuto in riferimento ai teorici che negano che gli individui con gravi disabilità siano persone: "La loro è una disabilità esistenziale. Sono integri fisicamente e mentalmente, ma la loro esistenza è limitata perché non conoscono il vero senso dell'essere uomo che trascende la forma e l'apparenza".

È ora opportuno affrontare, in riferimento allo stato di disabilità, il concetto di "sacralità" della vita e, di conseguenza, il concetto di "qualità" della vita.

Si può dire, con Corsolini, che il criterio di sacralità della vita è patrimonio di bioeticisti che si ispirano sia ad una morale religiosa (la vita è dono di Dio ed è un bene non disponibile), sia ad una morale laica (la vita è un valore in sé che va difeso indipendentemente dalla sua qualità).

È interessante quanto afferma Cattorini: "Il valore di una vita gravata da sofferenze non è inferiore a quello di una vita sana, né il rispetto, la venerazione che si nutre per ogni vita può venir condizionato dalla presenza di alcune manifestazioni cosiddette superiori".

Va anche sottolineato che la disputa fra bioeticisti in merito al rapporto fra sacralità e qualità della vita si è fatta, in questi ultimi anni, molto accesa per le inevitabili ripercussioni che ne derivano, fra l'altro, sui criteri che stanno alla base delle politiche assistenziali a favore delle persone disabili.

È comunque il caso di ricordare Spinsanti quando afferma che il bene del paziente non può essere stabilito sulla base di parametri esclusivamente organici, ma deve tenere conto della preservazione della vita e del legittimo desiderio di non soffrire, ma soprattutto della libertà del paziente di definire il proprio miglior beneficio.

Anche il Comitato Nazionale di Bioetica ha affrontato il problema ed ha affermato:

"Non si possono imporre modelli universali per stabilire quali sono le condizioni che rendono la vita "degna di essere vissuta". Nessuno può decidere se la qualità della vita di un altro sia tale da renderla priva di dignità e di valore. Né la società nel suo complesso, né i singoli operatori sanitari hanno il diritto di dare giudizi sommari e superficiali, escludendo alcune persone a priori dal godimento di risorse necessarie alla loro sopravvivenza".

Per quanto si riferisce alla qualità dell'intervento sanitario da assicurare ad ogni persona caratterizzata da uno stato di disabilità, si può affermare, con Spinsanti, che tale qualità "sta nella sua capacità di integrare i tre elementi rispetto ai quali va valutato: ciò che la scienza medica ritiene provato - Evidence Based Medicine - e raccomandabile...; la conciliabilità con le esigenze dei diritti umani e con l'autodeterminazione del paziente; la sostenibilità dell'intervento con le esigenze di efficienza e di ottimizzazione delle risorse".

È interessante notare come il movimento delle persone disabili si ponga nei confronti dei già citati principi di beneficialità, di autonomia e di giustizia. Per quanto riguarda la beneficialità esso, sulla base delle teorie liberali, considera superato il tradizionale paternalismo della medicina.

Con l'affermazione del principio di autonomia, i disabili sono consapevoli del rischio di estremizzare tale principio che, non correttamente interpretato, porterebbe a considerare la qualità della vita secondo un criterio selettivo per cui chi non è autonomo non potrebbe essere considerato "persona" (Corsolini).

Sotto il profilo della giustizia esiste il rischio che il principio costituisca un supporto di innegabile valore sociale, ma che si fermi al livello di enunciato puramente teorico che cade quando si programmano concretamente le spese in difesa della salute.

In realtà le persone disabili si muovono secondo prospettive molto pragmatiche ed è giusta l'osservazione di Spinsanti che dice: "Troppo spesso l'etica è identificata con un'istanza che giudica i comportamenti - buono o cattivo, giusto o ingiusto, appropriato o non appropriato - ma meno adatta a ottenere trasformazioni significative dei comportamenti".

Dagli esperti proviene la proposta di promuovere e difendere un ruolo "maturo" della persona disabile come soggetto attivo e consapevole (quando possibile) del rapporto terapeutico, trasformato in quell'alleanza che oggi ha sostituito il vecchio paternalismo della medicina.

E veniamo ora a considerare, in concreto, gli aspetti etici del trattamento terapeutico delle persone disabili. Innanzitutto v'è da chiedersi se sia accettabile il principio per il quale lo Stato possa rifiutare, al disabile, quelle cure che vengono garantite a chi disabile non è. Ovviamente la risposta è negativa, poiché in caso contrario si avrebbe una grave violazione del principio di non discriminazione. Infatti "la mancata erogazione ai disabili delle risorse minime necessarie a metterli in grado di godere efficacemente degli altri diritti umani può equivalere a trattamento inumano" (Novak e Suntinger). È il caso di ricordare che i trattamenti inumani e degradanti sono espressamente vietati dall'art. 5 della Dichiarazione Universale dei diritti dell'Uomo.

Un particolare, delicato ed inquietante campo dell'attività terapeutica è quello che si riferisce alla disabilità non solo neurologica, ma anche e soprattutto psichica. La natura stessa delle patologie psichiatriche rende oltretutto, in questi casi, gravemente difficoltosa (e molto spesso impossibile) la gestione del "consenso informato", mentre è innegabile il rischio di non tener conto del fatto che è importante differenziare chiaramente il principio di "non maleficità" dal principio di "beneficità". Il primo obbliga tutti in modo primario e quindi precede qualsiasi tipo di informazione e di consenso (Gracia). Interessanti sono le osservazioni di Ancona sull'uso dei farmaci psichiatrici: "Trattare con farmaci atti a modificare il funzionamento della mente senza curarsi di chiedersi perché quel disturbo è originato e si mantiene nel tempo, piuttosto che utilizzarli in un programma di scoperta dello stesso "perché", costituisce una delle lesioni dei diritti fondamentali della persona". Va peraltro osservato che anche in altri modi la psichiatria può essere lesiva di quei diritti attraverso: la psicoterapia praticata da persone non qualificate, le terapie invasive come l'elettroshock o la lobotomia, l'uso politico della psichiatria (nei regimi dittatoriali), la visione distorta del sentimento religioso che viene talvolta interpretato come stato nevrotico. Il Comitato Nazionale di Bioetica ha affrontato le problematiche relative al trattamento delle disabilità psichiche elaborando alcuni criteri che si richiamano ai diritti umani fondamentali: "Va sottolineato, infatti, che alle persone affette da disturbo/disagio mentale/affettivo devono essere assicurati i diritti di tutti gli altri membri della comunità, anche indipendentemente dalla concreta possibilità di esercitarli. La particolare vulnerabilità di tali soggetti richiede infatti che sia rafforzato per essi il riconoscimento di una piena cittadinanza, il quale deve essere concretamente difeso e promosso in primo luogo attraverso il rispetto di alcuni diritti e/o l'adempimento di alcuni doveri fondamentali". Va ancora osservato che il Comitato Nazionale ha sottolineato la priorità dell'interesse da rivolgere ai disabili psichici ed ha formulato una serie di "raccomandazioni" in piena sintonia con il "Reference Document on Bioethic Inclusion" del 2000.

Il diritto naturale

Il riferimento ai principi del "diritto naturale" è, nell'ambito della Bioetica, abbastanza frequente, soprattutto da parte di chi vuole sostenere e difendere una visione antropologica che è propria del pensiero cattolico. La Chiesa stessa ha assunto posizioni, in passato e ancora recentemente, nelle quali ci si richiama ai concetti di "natura" e di "legge naturale" per condannare atteggiamenti e comportamenti vari nell'ambito della sessualità, della procreazione, dei trattamenti terapeutici o palliativi, dei trattamenti di fine vita, dell'accanimento terapeutico e dell'autodeterminazione del malato, comportamenti che talvolta possono essere considerati devianti.

Il pensiero laico ha assunto, soprattutto negli ultimi tempi, atteggiamenti di netto contrasto nei confronti della Chiesa ed ha portato, con frequenza, attacchi decisi ai concetti di natura e di legge naturale con i quali si era voluto definire, nell'ambito del pensiero cattolico (ma non solo in esso) l'esistenza di un ordine originario presente nel cosmo e nell'uomo stesso: a tale ordine l'agire umano, secondo questa visione antropologica, deve conformarsi.

È giusto considerare, a questo punto, la notevole rilevanza che le nuove acquisizioni scientifiche e le nuove tecnologie hanno assunto, negli ultimi anni, nella nostra società, col rischio innegabile di permettere e promuovere scelte operative eticamente discutibili o inaccettabili. Ciò ha fatto emergere la necessità di individuare i criteri che permettono di distinguere tra ciò che può essere considerato etico, in quanto umanizzante, e ciò che non può esserlo, in quanto alienante. Tali criteri "rinviano per questo ad uno statuto originario dell'umano che è stato per tanto tempo identificato con l'idea di natura" (Piana).

Per un doveroso riferimento al passato, è il caso di accennare qui al ruolo che ha avuto, nei secoli, il pensiero filosofico nella elaborazione dei concetti di "natura" e di "legge naturale". Già la filosofia greca con Eraclito, Socrate, Platone, Aristotele ed altri aveva fornito un importante contributo su questi temi. Premesso che gli uomini non sono in grado di vivere né di sopravvivere isolati e che il vivere associato non può esistere senza leggi, quei filosofi proposero, ad esempio, un nuovo modo di concepire il diritto positivo: esso cessava infatti di presentarsi come opposto alla natura, bensì come fondato sulle necessità della natura stessa.

Ammettendo il bisogno del diritto positivo, si considerava illegittimo svincolarsi da esso per appellarsi invece al diritto naturale. Nelle condizioni naturali di vita dell'uomo andava dunque ricercata la base del diritto positivo e cioè la fondazione secondo natura degli ordinamenti.

Proseguendo nell'interessante analisi storica degli studi giuridico-filosofici sul diritto naturale, è opportuno osservare come anche gli Stoici sostenessero che tale diritto fosse da sempre presente negli ordinamenti giuridici dei singoli popoli. La concezione stoica veniva poi ripresa dal diritto romano (col giurista Gaio), nel quale si poneva in evidenza la teoria della coincidenza del diritto dei popoli (ius gentium) col diritto naturale (ius naturale), teoria poi assunta dalle Istituzioni di Giustiniano: per esse il diritto umano andava inteso come diritto naturale.

Il Cristianesimo, nel frattempo, trovava nella vecchia "Stoà", che faceva coincidere la "legge del mondo" col "diritto naturale", lo strumento necessario per agganciarsi alla cultura del tempo, reinterpretandola alla luce delle proprie convinzioni religiose: Cristo era inteso come "logos", cioè "parola" (vangelo di Giovanni) e veniva identificato con la "legge del mondo". Mentre i patriarchi del Vecchio Testamento, anche se non illuminati dalla grazia del Cristo, erano considerati giusti, il Nuovo Testamento si presentava come rinnovamento ed esplicito annuncio di quella legge naturale che da sempre aveva governato l'agire degli uomini (lo stesso Cicerone aveva affermato che i "comandamenti naturali" sono iscritti nel cuore dell'uomo). Una moltitudine di testi significativi caratterizzano la storia della Chiesa e dei suoi rappresentanti di maggior rilievo. Negli scritti di S. Agostino, ad esempio, si trovano affermazioni di indubbio valore, come quelle secondo le quali Dio diede agli uomini le tavole del Decalogo per ricordare loro i precetti della legge naturale. Come altri padri della Chiesa, Agostino non assunse, dai filosofi stoici, soltanto il quadro in cui essi collocavano il diritto naturale, ma anche contenuti più specifici. Nell'insegnamento di quei filosofi, del resto, rivestiva grande importanza l'istanza morale: essa abbinava l'esigenza della giustizia a quella dell'amore, come anche l'insegnamento evangelico chiaramente prevedeva.

Di innegabile rilevanza sono gli scritti di S. Tommaso in tema di diritto naturale: egli infatti seppe compiere una sintesi organica della tradizione filosofica giunta fino a lui. Cercò di congiungere e armonizzare fra loro posizioni giuridico-filosofiche diverse e giunse a distinguere nel diritto una "lex aeterna", una "lex naturalis" e una "lex humana", a cui contrappose la "lex divina" della tradizione giudaico-cristiana. Questa "lex divina" venne compresa da Tommaso nella concezione teleologica (cioè finalistica) del diritto, avendo egli posto a fondamento della sua dottrina giuridica l'ordinamento divino della creazione.

Va osservato che in S. Tommaso la razionalità del comportamento etico umano viene a trovare una sua logica strutturazione: la ragione ricava dai principi generali, mediante il "lumen naturale", i precetti che regolano il suo operare. Dal principio generale che vieta di uccidere, ad esempio, viene tratta la conclusione che non si deve procurare danno agli altri. Da ciò derivano anche le forme di sanzione proporzionate alla violazione dei principi particolari. Questa visione permette di vedere quindi, nel diritto positivo e nello Stato come garante, i veri e giustificati tutori del diritto naturale.

È evidente che, considerata la collocazione che il diritto naturale trova nella filosofia di Tommaso, esso non va concepito come sistema di norme definitive. Le varie fasi della conoscenza umana e le mutevoli condizioni sociali costituiscono, come è comprensibile, limiti indiscutibili non solo alla formulazione, ma anche alla stessa applicazione delle leggi naturali. Tommaso riconosce infatti, richiamandosi al principio aristotelico della mutabilità del diritto naturale, che a questo stesso tipo di diritto sono talvolta da considerarsi lecite alcune eccezioni. Richiamandosi al già citato giurista romano Gaio, egli parla di diritto naturale comune ad ogni vivente, da non confondersi col "diritto naturale umano": pur proponendo questa differenziazione, Tommaso ribadisce con forza che quest'ultimo diritto va considerato come riflesso diretto della ragione naturale. In ambito etico il principio formale che sta alla base di ogni deduzione morale è individuato, dal filosofo aquinate, nel comandamento "fare il bene ed evitare il male", dal quale derivano tutte le norme dello stato naturale.

Agli importanti interventi degli autorevoli studiosi che abbiamo ricordato, sono seguiti, nel tempo, quelli di altri filosofi come Duns Scoto, Cartesio, Lutero, Calvino, Hobbes, Kant. Va sottolineato che quest'ultimo sostenne la necessità che la filosofia del diritto naturale si trasformasse semplicemente in "filosofia del diritto". La differenza riscontrabile tra diritto ed etica, per Kant, stava nel fatto che, mentre le norme fondamentali del diritto riguardano la compatibilità di un'azione con l'idea di uguaglianza e della libertà di tutti, la norma fondamentale dell'etica richiede che questa compatibilità venga estesa ad ogni ambito dell'agire dell'uomo come individuo. La massima giuridica richiede dunque solo la legalità, mentre la norma fondamentale dell'etica richiede invece la moralità delle azioni. Tutto ciò per rendere possibile una vita comune, ordinatamente regolata tra persone libere ed uguali.

Non è possibile completare l'analisi storico-filosofica degli studi sulle questioni del diritto naturale senza citare Hegel, che iniziò a costruire la propria filosofia pratica su due piani: il diritto privato poggiante sul diritto naturale razionale e la dottrina dei fondamenti soggettivi dell'agire. Di Hegel va sottolineata l'affermazione che l'autocomprensione dell'uomo come individuo autonomo in un contesto di ordinamenti etici ha trovato la sua prima realizzazione nel Cristianesimo: la tradizione del diritto naturale razionale (che ha portato allo Stato liberale) va dunque considerata come consequenziale sviluppo del principio di autonomia del Cristianesimo.

Dopo aver compiuto un rapido percorso storico-filosofico, è ora il caso di considerare il pensiero moderno in tema di natura e di diritto naturale. Gli studiosi di oggi evidenziano l'avvenuta rottura con la visione precedente: l'epoca moderna appare sempre più contrassegnata dalla "centralità" assegnata ad ogni individuo, al di fuori di qualsiasi orizzonte cosmico. Formalmente ancora presente, l'idea di "natura" è oggi tendenzialmente ricondotta al solo aspetto biologico, sia pure con la consapevolezza, per alcuni, che la natura è come Dio la vuole. V'è da segnalare, tuttavia, un graduale distacco dalla visione religiosa: si tende a ridurre la natura, con l'affermarsi di un crescente "antropocentrismo", a semplice campo di intervento creativo dell'uomo.

Le ragioni della crisi attuale vanno cercate nel vasto processo culturale determinato dal passaggio dalla civiltà contadina (caratterizzata dai cicli naturali) alla civiltà industriale (caratterizzata da una concezione "artificiale" della vita). V'è anche da osservare che i vari determinismi naturali vengono progressivamente sostituiti dagli interventi dell'uomo, cosicché il concetto di natura si trasforma e diviene cultura. Le crescenti acquisizioni della tecnologia determinano inoltre una nuova visione antropologica ed una sorta di razionalità strumentale: da ciò deriva una nuova concezione della realtà ed il prevalere del criterio di fredda operabilità a scapito dei livelli di umanità nell'agire quotidiano.

Nasce nel frattempo la dottrina "giusnaturalistica", caratterizzata da connotati prevalentemente giuridici. La natura viene appunto considerata un puro elemento biologico, sia pure guidata dal volere divino.

Ma a questa visione segue, in larghi strati del mondo culturale, un progressivo rifiuto del concetto di "natura" e di "legge naturale", come forma di reazione ad un modello che si considera, come dice lo studioso Piana, "privo di attenzione alla dimensione storica dell'esperienza umana".

V'è da registrare, d'altra parte, un risveglio di interesse, soprattutto nell'ambito del pensiero cattolico, per le posizioni tomistiche in tema di diritto naturale.

Il pensiero di S. Tommaso aveva indubbiamente aperto, a suo tempo, questioni di innegabile rilievo. A cominciare dalla parola "ratio" (ragione), con cui egli non solo si riferiva alla capacità dell'uomo di elaborazioni intellettuali, ma voleva anche indicare quella caratteristica per cui "la ragione umana comprende il mondo sempre sulla base di un'esperienza e di una comprensione di sé" (Casalone): in tal caso "ratio" potrebbe corrispondere a "coscienza". Tutto ciò ha portato alcuni studiosi ad affermare che il pensiero tomistico è segnato da "intellettualismo" e che, secondo Tommaso, la volontà umana sta a valle rispetto alla conoscenza (prima la ragione conosce il bene e poi tocca alla volontà doverlo mettere in pratica). Questa sarebbe però, per alcuni, una visione poco rispettosa del ruolo assegnato alla libertà dell'individuo.

Un altro problema è collegato alla già citata visione teleologica (finalistica) della natura. La ragione, secondo Tommaso, è chiamata a riconoscere le fondamentali finalità che portano alla realizzazione dell'essere umano attraverso tendenze ed inclinazioni naturali. Oggi però questa visione finalistica viene molto discussa: le acquisizioni scientifiche e il più recente pensiero filosofico portano a distinguere i fatti dai valori, le oggettività dai principi.

Si tratta di effettive difficoltà che trovano però preziosi elementi di risposta nella visione "personalistica" dell'essere umano: una visione chiaramente affermata nei documenti conciliari e comunque bisognosa di ulteriori studi e approfondimenti.

L'indirizzo personalista, secondo autorevoli studiosi, offre interessanti possibilità di recupero delle istanze più valide che scaturiscono dal pensiero del filosofo aquinate; esso mantiene tutto il suo interesse, a cominciare dal ruolo centrale che egli riconosce all'esperienza e alla dimensione affettiva. L'uomo, in poche parole, giunge alla coscienza di sè attraverso le esperienze di carattere sensibile ed emotivo.

Questa visione "fenomenologica" della vita ci permette di intenderla non riduttivamente come solo momento biologico, bensì come esperienza che ci precede e poi ci educa all'esercizio della volontà, dando un senso alla nostra esistenza.

Va anche detto che, in questa prospettiva, il termine "naturale" non può che far riferimento ad un bene che appartiene originariamente ad ogni soggetto, già almeno parzialmente sperimentato. È dunque naturale quel bene che qualifica esperienze originarie: un bene che ogni uomo può scegliere e accogliere solo attraverso le proprie inclinazioni spontanee e perciò naturali.

Va pure osservato che la scelta e l'accoglimento del bene richiederebbe un cammino complesso, magari senza una vera consapevolezza, in un contesto culturale omogeneo in cui la costituzione del "soggetto morale" avverrebbe in modo scontato. Ma non possiamo nasconderci che nella società di oggi, pluralista e articolata, le cose si complicano: la maturazione psicologica richiesta per un'azione veramente libera, si fa certamente più difficile ed il cammino da percorrere non può che comportare la mediazione del linguaggio e, più in generale, della cultura.

La coscienza morale ha dunque una sua storia che si svolge nel tempo di ognuno, così come ha una sua storia la stessa conoscenza della legge morale naturale. Le esperienze elementari della vita sono caratterizzate dal rapporto tra passività e azione, mentre sono certamente segnate (come indicava S. Tommaso) da quella "inclinazione sensibile" che opera prima di ogni nostra decisione. È questo uno dei pilastri fondamentali della legge naturale: esso verrebbe negato se si ignorassero gli aspetti fondamentali indicati proprio dal pensiero del filosofo aquinate.

Ma l'opposizione tra natura e cultura, che sembrerebbe risultare dalle considerazioni su esposte, non va considerata insuperabile. Tra esse, in effetti, va colta una positiva correlazione anziché una vera separazione. Vanno infatti considerate le forme di esperienza che sono legate (in quanto le rende possibili) alla tradizione culturale. Non ci si può, d'altra parte, nascondere l'innegabile mediazione culturale esercitata da ogni fatto e da ogni significato che caratterizzano la vita quotidiana di ognuno di noi.

V'è anche da osservare che la "coscienza" comporta il riferimento ad istanze trascendenti che gli uomini (e la cultura in cui vivono) non sempre fanno proprie. Tuttavia, se si pensa alle modalità in cui è avvenuta la stessa diffusione del Cristianesimo, appare chiaro come si sia progressivamente verificato un processo di critica e quindi di innovazione della tradizione culturale del momento.

Continuando le considerazioni sulla legge morale naturale, va ammesso che la prospettiva personalistica continua a mostrarsi, come sostengono autorevoli esperti, la via più promettente e convincente. Tale legge non va intesa come un insieme di divieti, ma come istanza che, pur non definita in termini normativi, va comunque considerata importante nei laboriosi tentativi che si attuano al fine di determinare concreti precetti comportamentali.

Al termine di queste riflessioni sul diritto naturale, è ora opportuno fare alcune considerazioni su certi aspetti di ambiguità che contraddistinguono il concetto di "natura", soprattutto quando esso viene, applicato all'uomo e al suo agire morale.

È stata recentemente proposta (Piana) la distinzione tra l'ambito cosmico (a cui va riservato il termine "natura") e l'ambito umano, dove è più corretto parlare di "umanità", termine più adatto a considerare il comportamento dell'uomo-persona.

Si è già detto, infatti, che la natura umana si presenta costituita da una componente biologica di base e da componenti superiori, rappresentate (Demmer) dalla personalità, dalla socialità e dalla capacità culturale.

Va dunque correttamente definito il giusto equilibrio tra la dimensione corporea e quella spirituale, considerando che la natura umana è strutturata secondo un'unità bipolare (materia e spirito) senza che esista alcuna opposizione, subordinazione o alternativa.

Va anche osservato che l'elemento spirituale della libertà introduce, nell'unità della natura umana, il rischio che la persona contraddica, sul piano dell'azione morale, la sua stessa natura, fatta per la ricerca del vero e del bene.

Si può dunque affermare che i concetti di "natura" e di "umanità" permettono di realizzare uno sviluppo corretto delle relazioni umane ed ambientali.

Il ricorso al concetto di "natura" permette di fissare limiti al "dominio" dell'uomo sulle cose, non tanto sul piano dell'economia, quanto su quello della ricerca di un senso e di un ricupero di dimensioni significative, anche di natura contemplativa.

Dall'altra parte, il riferimento alla "umanità" permette di affrontare problematiche di grande rilievo sociale, relative non solo al bene dei singoli, ma anche a quello della specie e quindi della società.

Va anche considerato il fatto che la comune umanità degli esseri che popolano la terra diventa condizione essenziale per il prezioso e indispensabile passaggio dalla multiculturalità all'interculturalità, cioè dal conflitto delle varie culture ad un utile interscambio di idee e di esperienze, con reciproco arricchimento.

Si può dunque concludere che, interpretato con i criteri proposti, il diritto naturale può rendere possibile, attraverso le complesse e fondamentali valutazioni che abbiamo considerato, la definizione di principi e valori etici (e bioetici) che costituiscano un patrimonio prezioso e universalmente condiviso.

LE FRODI ALIMENTARI

Una corretta alimentazione è condizione fondamentale per mantenere uno stato di buona salute tutelato, come prevede la Costituzione all'art. 32, quale diritto fondamentale del cittadino e interesse della collettività. Per questa ragione è grave, non solo sul piano giudiziario, ma anche su quello etico, la responsabilità di coloro che arrecano danni attraverso modifiche peggiorative degli alimenti proposti e distribuiti in ambito commerciale, al fine di trarne illeciti guadagni.

Va aggiunto tuttavia che, poiché preservare la propria salute non è solo un diritto, ma anche un dovere, ogni singola persona deve comunque non solo evitare (come si è detto altre volte su queste pagine) di pregiudicare le proprie condizioni di benessere psico-fisico con comportamenti a rischio (tossicodipendenze, scorretti stili di vita, eccessi alimentari ed altro), ma anche porre la massima cura nei confronti della qualità dei cibi che sceglie e che, sempre più spesso, possono nascondere insidie per il suo organismo: da ciò la necessità di esercitare un attento controllo sui prodotti alimentari che vengono distribuiti e commercializzati.

Non v'è dubbio che la nutrizione costituisce un aspetto particolarmente importante per la vita di ogni essere umano: essa è fondata sull'equilibrio metabolico (trasformazione chimica delle sostanze provenienti dall'esterno in sostanze costruttive ed energia per le varie funzioni) e sul fabbisogno energetico (quantità di alimenti considerati indispensabili per l'apporto di energia chimica).

Detto questo, va aggiunto che la salute, mantenuta in equilibrio anche attraverso una sana alimentazione, non va concepita come un fatto statico: essa risulta più comprensibile come "equilibrio dinamico" (Sgreccia) fra i diversi organi e le diverse funzioni nell'unità dell'organismo, fra il corpo e la psiche, fra l'individuo e l'ambiente sociale ed ecologico o biofisico.

Esiste dunque una dimensione etica della salute, radicata nell'essere umano e nella sua libertà: quest'ultima è fondamentale per le scelte comportamentali di ogni individuo anche in campo alimentare.

È noto però che le malattie non sempre dipendono dalla responsabilità delle persone che si ammalano: la prevenzione implica non solo la volontà dei singoli, ma anche la responsabilità della comunità in cui vivono e in cui possono verificarsi eventi dannosi come le frodi alimentari.

È il caso di sottolineare che, allo scopo di mettere in atto frodi alimentari e trarne profitto, i responsabili di tali reati, illeciti pure sul piano morale, ricorrono spesso a metodi anche raffinati. La definizione di "frode alimentare" raggruppa in realtà quattro diversi comportamenti fraudolenti: L'alterazione, l'adulterazione, la sofisticazione e la contraffazione degli alimenti. L'alterazione si ha quando viene venduto un alimento deteriorato, che ha perduto le sue proprietà organolettiche (colore, odore, sapore, consistenza) e di sicurezza alimentare, potendo talvolta provocare disturbi anche acuti sotto forma di nausea, vomito, fenomeni intestinali, manifestazioni cutanee allergosimili, intossicazioni ed altro. L'adulterazione è invece costituita dalla variazione, non dichiarata, dei componenti di un prodotto alimentare - (ad esempio olio extravergine di oliva mescolato con olio semplice di oliva o con olio di semi). La sofisticazione consiste nel far apparire un alimento migliore di quanto non sia nella realtà (olio di semi spacciato per olio di oliva, magari con aggiunta di sostanze chimiche coloranti in verde). La contraffazione corrisponde poi alla commercializzazione di un tipo di alimento al posto di un altro (latte in polvere reidratato e venduto come latte fresco a danno del consumatore, talvolta in tenera età). È certamente consigliabile, per non dire doveroso in difesa della salute, che i consumatori (o i genitori nel caso di minori) leggano sempre attentamente le etichette riportate, come prevedono le disposizioni di legge, sui prodotti alimentari e che si rivolgano eventualmente alle associazioni di categoria dei consumatori o alle autorità competenti (A.S.L., Guardie di Finanza, Carabinieri) per segnalare le irregolarità. È noto che le confezioni di sostanze alimentari devono essere accompagnate da una loro "carta d'identità" che indichi: gli ingredienti in ordine decrescente di quantità, compresi gli additivi (coloranti, conservanti, antiossidanti, emulsionanti, addensanti) e gli aromi; e ancora la quantità netta, la data di scadenza, le modalità d'uso e di conservazione, la sede di produzione e di confezionamento. La scrupolosa osservanza delle norme che disciplinano la materia relativa alla raccolta, alla produzione, alla conservazione e alla distribuzione delle sostanze alimentari è un preciso dovere di chi si assume queste funzioni ed è grave contravvenire a quelle norme. È d'altra parte eticamente doveroso, come si è detto, anche da parte dei consumatori esercitare una funzione di controllo sulle caratteristiche dei prodotti e denunciare le eventuali irregolarità a difesa del benessere proprio e della collettività di cui essi fanno parte integrante.

Oltre alla presenza di metodologie molto avanzate che sono oggi disponibili, nel campo della scienza dell'alimentazione, per migliorare le caratteristiche organolettiche (riguardanti cioè gli organi di senso come l'olfatto, il gusto, il tatto e la vista) e la conservazione dei prodotti alimentari, è il caso di segnalare l'introduzione a livello internazionale di un sistema, denominato Hazard Analysis Critical Control Point - HACCP, che ha lo scopo di garantire ai consumatori una maggior sicurezza sul piano dell'igiene e della salubrità di cibi e bevande presenti in ambito commerciale.

Tale sistema è stato applicato per la prima volta da una compagnia americana specializzata nella produzione di cibi per astronauti ed è stato poi riconosciuto a livello internazionale come strumento di garanzia, per i consumatori, in tema di sicurezza dell'igiene dei cibi prodotti e distribuiti in commercio.

L'introduzione del sistema HACCP è avvenuta nel nostro Paese nel 1997. In precedenza il controllo sui prodotti alimentari veniva effettuato con varie metodologie ed analisi sulla salubrità degli alimenti messi in vendita, mentre le metodologie di controllo adottate oggi sono intese invece a monitorare l'intera "filiera" del processo di produzione e distribuzione di ogni prodotto alimentare.

Per fare un esempio pratico, è il caso di segnalare la prescritta osservanza delle regole relative alla catena del freddo, che mai deve essere interrotta per determinati alimenti bisognosi di basse temperature mantenute anche sui mezzi di trasporto.

Sono molti i punti della catena di produzione, conservazione e distribuzione alimentare in cui possono annidarsi i pericoli per la salubrità dei cibi: il sistema HACCP permette di individuarli e di prevenirli, contribuendo così ad assicurare una maggior tutela della salute pubblica. È infatti previsto il controllo dei rischi di contaminazione ed alterazione dei cibi da parte di residui di prodotti chimici, germi e batteri di varia natura e provenienza.

Dalle aziende produttrici di alimenti alle mense scolastiche o aziendali, ai bar e ai ristoranti, tutti gli operatori del settore alimentare hanno l'obbligo giuridico e morale di applicare scrupolosamente il protocollo HACCP. Esso è stato opportunamente esteso, negli ultimi anni, anche alle aziende che producono alimenti per l'allevamento di quegli animali che sono poi destinati, nel rispetto delle regole, all'alimentazione umana.

Alla luce di quanto si è detto finora. risulta evidente la grave responsabilità morale di chi si rende responsabile di frodi alimentari sotto forma come si è detto di alterazioni, adulterazioni, sofisticazioni e contraffazioni dei cibi proposti per la commercializzazione. Responsabilità resa ancora più grave per gli effetti dannosi che gli alimenti in cui siano presenti sostanze nocive, possono provocare a scapito della nostra salute.

Accurate indagini svolte recentemente in Italia hanno fatto emergere l'irregolarità di produzioni e distribuzioni di alimenti certamente capaci di procurare danni di varia natura. Per fare qualche esempio, nel settore ortofrutticolo si è scoperto, grazie all'attività dei Nuclei Anti-Sofisticazione, l'uso di additivi tossici per l'organismo spesso utilizzati anche tecnicamente in modo scorretto (irrorazione impropria di agrumi o altro), oppure la contraffazione e la cattiva conservazione di latticini e prodotti caseari, talvolta riciclati usando sostanze chimiche come la formaldeide impiegata per mascherare odori e sapori sgradevoli o sospetti.

Altro caso è quello di bufale trattate con somatotropina, ormone che aumenta la produzione di latte nei bovini, ma può essere dannoso per il consumatore del prodotto caseario.

È anche importante segnalare l'utilizzo di conservanti (nitriti e nitrati) oltre i limiti consentiti dalla legge: essi vengono di solito addizionati agli insaccati e alle carni allo scopo di esaltarne il colore e il sapore.

Le sostanze indicate, assunte in continuazione, possono provocare danni al nostro organismo in modi diversi. Gli effetti nocivi possono infatti esplicarsi sulla crescita cellulare, sul midollo osseo e sugli organi emopoietici; ovvero possono portare a leucemie, reazioni allergiche, ad aumento dei livelli plasmatici di acidi grassi liberi o del glucosio. Secondo le ricerche sull'argomento, i nitrati possono determinare modificazioni dell'emoglobina particolarmente gravi per i cardiopatici e per i bambini; il glutammato monosodico (noto come insaporitore) può favorire l'ipertensione arteriosa, l'ipercolesterolemia, l'aumento del rischio cardiovascolare in genere.

Tutto ciò dimostra quanto sia necessario promuovere e diffondere una "cultura alimentare" che permetta un attento controllo da parte delle autorità competenti (attraverso unità operative di esperti) e dei consumatori (attraverso le varie associazioni) sulla produzione, conservazione e distribuzione degli alimenti affinché vengano impedite e neutralizzate le frodi alimentari purtroppo ben presenti nelle nostre comunità.

IL SEGRETO PROFESSIONALE

In ambito sanitario uno degli aspetti più delicati è costituito, com'è noto, dal rapporto medico-paziente. Dal momento in cui un medico, anche facente parte di una équipe, prende in cura un malato, nasce automaticamente per lui l'obbligo morale della segretezza su tutto ciò che il rapporto, fondato sulla reciproca fiducia, porterà a conoscenza di chi assume la funzione di curante. Sono evidenti le implicazioni etiche (oltre che giuridiche) di tale condizione: è perciò interessante affrontare il problema con alcune riflessioni sul segreto professionale nella sua definizione generale, sul suo valore specifico in campo medico, sull'entità morale di una sua eventuale violazione, tenendo conto del maggior carico di responsabilità che il segreto comporta in tale ambito per la particolare natura delle notizie che riguardano la vita intima e privata di chi ha bisogno di cure.

Si intende per "segreto", nella sua accezione più generale, il vincolo che proibisce di comunicare a terzi notizie di cui si sia venuti in possesso. Si chiama segreto "naturale" quello la cui violazione potrebbe genericamente recare danno alla persona interessata, ledendo la sua dignità e libertà personale: si tratta di beni che non si possono violare, soprattutto ricorrendo a ricerche forzose o ad estorsioni, ovvero con abuso di autorità o con plagio. Esiste poi il segreto "commesso" costituito dall'obbligo che deriva da un accordo esplicito o implicito a non trasmettere ciò che viene comunicato in via confidenziale: la violazione di tale segreto è più grave quando le confidenze sono state fatte per ottenere conforto o consiglio utile. Il segreto è detto invece "professionale" quando le notizie vengono trasmesse dall'interessato ad un esperto qualificato, per la sua competenza professionale, allo scopo di ottenerne aiuto, consigli e prestazioni: le professioni più frequentemente impegnate in questo rapporto di fiducia sono, oltre a quella di medico, quelle di notaio, di avvocato, di commercialista, di giudice, di dirigente bancario ed altre.

Va anche osservato che il professionista che accetta di mantenere il segreto, perfeziona una sorta di contratto: la forza vincolante che ne deriva è piena, data la effettiva volontà di affidamento e di discrezione. Il vincolo professionale viene poi rafforzato anche dal suo aspetto comunitario, essendo la sintonia che si stabilisce tra interessato ed esperto necessaria, in realtà, per una ordinata convivenza.

La difesa del segreto è, del resto, chiaramente riscontrabile anche nel nostro ordinamento giuridico.

È interessante, a questo punto, prendere in considerazione due fondamentali aspetti del segreto professionale: quello che si riferisce all'ampiezza del segreto e quello che si riferisce invece all'eventuale esenzione dal segreto.

Per quanto riguarda l'ampiezza, va detto innanzitutto che il segreto deve essere limitato a quanto è stato specificatamente confidato dall'interessato all'esperto, comprese quelle deduzioni che questi potrà trarre attraverso la propria competenza ed esperienza. Sfuggono invece all'obbligo del segreto quelle notizie che, seppur confidate, sono in realtà di dominio pubblico, ovvero sono rese note attraverso sentenze e proclamazioni ufficiali.

Particolarmente delicato è il caso in cui la confidenza al professionista riguarda un reato, già commesso dal confidente: il silenzio dell'esperto, in tal caso, va osservato anche nei confronti di una eventuale autorità inquirente, per una doverosa solidarietà verso colui che si è confidato per ottenere una legittima assistenza professionale. Altro caso particolare è quello delle società di assicurazione, nei confronti delle quali il professionista è tenuto a mantenere il segreto su dati che riguardano il proprio assistito; è vero, d'altra parte, che il sistema assicurativo prevede la conoscenza di dati sensibili senza i quali il potenziale assicurato non potrebbe trarne beneficio. Ciò impone di usare la dovuta misura e discrezione in modo da rispettare il più possibile la privatezza dell'interessato, rendendo così possibile la preziosa funzione assicurativa.

Per quanto si riferisce poi ai casi di esenzione dall'obbligo del segreto professionale, va detto innanzitutto che il consenso del titolare del segreto è fondamentale per la legittimità e liceità della eventuale rivelazione. Essa non è più colpevole (e imputabile) se non è più nel contempo, per varie circostanze, controllabile e perciò evitabile, a causa di costrizioni, errori, legittime difese, stati di necessità o altro. In taluni casi è il maggior interesse dell'assistito che induce il professionista a rompere il segreto, come nel caso del coinvolgimento di altri esperti. Casi particolari riguardano poi l'eventuale rivelazione del professionista a difesa di sé o di un terzo innocente vittima potenziale, quando l'assistito manifesti l'intenzione di commettere un illecito. Per reati già commessi esiste, come si è visto, l'obbligo del segreto, ma è doveroso ogni sforzo per sostenere, nel contempo, l'innocenza di un presunto reo, diverso dall'assistito che ha confidato la propria colpa. Vanno poi considerate anche le "giuste cause" che autorizzano o addirittura rendono obbligatorie rivelazioni a difesa degli interessi e della salute della comunità.

Dopo le varie considerazioni sulla natura del segreto professionale in genere, riguardante, come si è visto, molte professioni, e ora il caso di affrontare specificamente l'ambito in cui il segreto assume, un valore particolare di carattere bioetico: la professione di medico chirurgo e di chi, in genere, esercita una professione sanitaria. Va aggiunto che, proprio per la natura dei dati per cui si impone la riservatezza, il segreto medico acquista maggior rilevanza etica, oltre che giuridica: le varie informazioni che riguardano l'anamnesi, la diagnosi, la prognosi e la terapia, nonché gli sviluppi della malattia, i vari rischi e le condizioni psichiche del paziente, si riferiscono infatti alla totalità del suo essere umano e dei suoi maggiori interessi di persona.

Va anche detto che il crescente affermarsi delle "banche dati" per la raccolta e l'elaborazione di informazioni personali, può rendere pubblico ciò che è intimo e profondo, rendendo più fragile il diritto di ognuno alla riservatezza sullo stato di malattia. Ciò rende maggiormente necessaria la tutela del segreto professionale, ricordando quanto affermava C. Frugoni, grande clinico del passato: "Il segreto professionale è la pietra angolare dell'etica medica ed è obbligo morale ancora prima che legale e comunque è anche al di sopra del vincolo strettamente giuridico nel quale sono previste deroghe per giuste cause".

Volendo ora considerare alcune delle violazioni più frequenti del segreto, è il caso di far riferimento alle cartelle cliniche dei ricoverati, frequentemente lasciate alla portata di troppe persone anziché essere mantenute sotto il controllo dell'équipe dei curanti. Vi sono poi altre occasioni di violazione del segreto quando le informazioni riguardanti un malato che fa parte di un gruppo vengono date a tutta la comunità: l'avente diritto può infatti non essere d'accordo sulla diffusione delle notizie nell'ambito comunitario, sia pure attuata allo scopo di rendere possibili manifestazioni di solidarietà. Altrettanto scorretta è la prassi, non infrequente, di medici che diffondono notizie, riguardanti malati affidati alle loro cure, tra i propri familiari, amici e conoscenti: ciò lede un diritto che riguarda la dignità, la libertà e la rispettabilità della persone ammalate. Caso particolarmente delicato è poi quello di pazienti che risultino affetti da impotenza, tare ereditarie o infezioni sessualmente trasmissibili e che intendano sposarsi: il medico ha il dovere di informare solo l'interessato, richiamandolo poi al senso di responsabilità ed eventualmente al dovere di rispettare il principio della difesa del partner, in tal caso "ingiustamente aggredito".

La rilevanza del segreto professionale è chiaramente considerata anche nel nuovo Codice Deontologico approvato nel 2006 dalla Federazione degli Ordini Professionali dei Medici-chirurghi e Odontoiatri. Esso dedica tre articoli all'argomento, alla voce "Obblighi peculiari del medico".

L'art. 10 (segreto professionale) afferma che "Il medico deve mantenere il segreto su tutto ciò che gli è confidato e di cui venga a conoscenza nell'esercizio della professione. La morte del paziente non esime il medico dall'obbligo del segreto". Il Codice afferma poi che l'inosservanza del segreto costituisce mancanza grave quando possa derivarne profitto proprio o di altri, oppure danno alla persona assistita. Viene ammessa la violazione quando esista una "giusta causa" costituita dagli obblighi di legge (denunce o referti all'Autorità giudiziaria, denunce sanitarie, certificazioni obbligatorie) che sono intesi a tutelare gli interessi della collettività. È interessante sottolineare che il medico, secondo il Codice, non deve rendere testimonianza al Giudice su fatti e circostanze inerenti il segreto professionale. La stessa eventuale cancellazione dall'Albo non esime moralmente il medico interessato dagli obblighi del segreto.

A proposito della riservatezza dei dati personali del paziente (art. 11), il Codice afferma che il medico, che acquisisce la titolarità del trattamento dei dati sensibili previo il consenso del paziente, è tenuto al rispetto della riservatezza.

Il medico deve altresì assicurare la non identificabilità dei pazienti i cui casi vengano citati in pubblicazioni scientifiche ed evitare di collaborare alla costituzione di banche di dati sanitari se non esistono garanzie di tutela della riservatezza riguardante le persone interessate.

Circa il trattamento dei dati sensibili (art. 12), il Codice stabilisce che esso è consentito al medico previa richiesta o autorizzazione del paziente, subordinatamente ad una preventiva informazione sulle possibili conseguenze della rivelazione, capace di evidenziare e rendere di pubblico dominio un eventuale stato di malattia.

Il trattamento dei dati sensibili è poi consentito, senza che l'interessato abbia manifestato il proprio consenso, nelle ipotesi previste dalla legge, ovvero quando si tratta di salvaguardare la vita e la salute del paziente stesso o di terze persone, nei casi cioè in cui ricorra lo "stato di necessità" ed esista un interesse superiore capace di rendere non solo giustificata, ma necessaria e doverosa la rivelazione.

A conclusione di queste riflessioni di Bioetica sul segreto professionale in medicina, è il caso di prendere in considerazione il significato e l'entità morale delle eventuali violazioni del segreto: evenienza, questa, che talvolta viene a turbare il "sacro" rapporto tra colui che soffre per il perduto benessere psico-fisico e sociale, cioè la salute, e colui che, in virtù della sua competenza, è chiamato, secondo scienza e coscienza, a lenire le sue sofferenze e a curarlo e, se possibile, guarirlo.

L'entità morale della violazione del segreto va naturalmente calcolata sulla base dell'importanza oggettiva di quanto, per svariate cause e in diverse circostanze, sia stato confidato a terzi non autorizzati a sapere: a conoscere, cioè, dati, fatti e particolari che riguardano la vita privata di chi è ammalato e ha chiesto di essere correttamente sottoposto alle cure del caso.

Le violazioni del segreto professionale vanno contro la dignità e la libertà della persona, mettendo in discussione il diritto all'autodeterminazione del malato, alterando il delicato rapporto tra medico e paziente, vanificando in qualche modo anche il consenso informato che sta alla base dell'attività diagnostico-terapeutica.

Abbiamo già avuto modo di affermare, su queste pagine, che va considerato un preciso dovere della società quello di custodire, difendere e guarire l'essere umano come persona dotata di una sua indiscutibile dignità. E si è già detto che cresce nell'opinione pubblica una domanda continua di umanizzazione della pratica professionale medica e degli stessi ambienti, soprattutto ospedalieri, in cui essa si esplica: la violazione del segreto professionale non è infrequente in questi ambiti, (soprattutto a causa della burocratizzazione dell'attività sanitaria in regime mutualistico) con conseguenze più o meno gravi per le persone interessate. Il principio di autodeterminazione del malato dovrebbe rappresentare per la classe medica, un importante richiamo ai principi etico-deontologici della professione: la violazione del segreto rende vana l'autodeterminazione di chi vuole essere correttamente sottoposto a cure e pretende, a buon diritto, quella struttura "dinamica" della relazione professionale che porti ad una vera "alleanza terapeutica" dopo una libera e valida espressione di consenso alle cure, frutto di un franco e leale rapporto di reciproca fiducia e informazione.

Va infine affermato che la violazione del segreto professionale è considerata particolarmente grave quando giunge a ledere la dignità e la onorabilità del paziente, arrecando danni, talvolta anche materiali, a lui e alla sua famiglia.

IL DOPING SPORTIVO

Nato in Inghilterra nel mondo delle corse ippiche, il termine "doping" è oggi molto diffuso nell'ambito sportivo, professionistico e dilettantistico, per significare la somministrazione di sostanze capaci di elevare artificialmente le capacità energetiche di chi pratica attività sportiva agonistica al fine di migliorarne le prestazioni.

È facile comprendere quanto siano evidenti le implicazioni etiche, di simili pratiche non solo per la implicita slealtà verso gli avversari nel confronto agonistico, ma soprattutto per la pericolosità della forzata somministrazione di sostanze al di fuori di ogni logica terapeutica.

Il mondo medico-sportivo è in allarme per la preoccupante diffusione del ricorso alle sostanze "dopanti" di cui, in modo crescente, stanno manifestandosi i danni, a rapida o a lunga scadenza, sulla salute non solo degli atleti professionisti, ma anche dei dilettanti e persino degli adolescenti che si avviano alla pratica sportiva in modo agonistico. Va sottolineato che i medici chiamati a vigilare e a controllare il comportamento degli atleti hanno il delicato e prezioso compito di preservarli dal rischio di subire le conseguenze dello sconsiderato ricorso al "doping" ed è da considerarsi molto grave, sul piano etico-deontologico, l'eventuale caso di medici che si rendano responsabili e complici nel programmare, autorizzare o addirittura somministrare direttamente le sostanze dopanti.

Vi è purtroppo da segnalare che anche alcuni dirigenti dei vari settori agonistici, nonostante le più recenti acquisizioni scientifiche e i drammatici incidenti che sono ben noti nell'ambito di alcuni sport, tendono talvolta ad attenuare l'allarme relativo al doping, temendo provvedimenti normativi, limitativi o repressivi, che potrebbero ostacolare il raggiungimento di risultati prestigiosi ed essere accolti sfavorevolmente sia dagli atleti che dal pubblico sportivo (ma sarebbe veramente sportivo?) che desiderano prestazioni spettacolari a qualunque costo.

Si può d'altra parte presumere che il grosso pubblico non sia, in realtà, a conoscenza dei veri pericoli a cui va incontro l'atleta che ricorre a sostanze dopanti, pur dovendosi riconoscere che i mass-media hanno, in questi ultimi tempi, abbondantemente informato l'opinione pubblica sia sui casi, più o meno clamorosi, di doping (con relativi provvedimenti disciplinari e repressivi), sia sui casi di effetti collaterali più o meno gravi e drammatici che hanno colpito anche atleti famosi, dai quali ci si aspettava, a dire il vero, maggior senso di responsabilità e di lealtà verso gli avversari.

Si dovrebbe sottolineare, a questo punto, che il ricorso al doping toglie effettivamente alla prestazione sportiva l'autenticità atletica, frutto di preparazione tecnica e fisica, impegno personale, tenacia e coraggio: è tutto questo che, in realtà, il pubblico dovrebbe desiderare e applaudire.

È giusto ricordare che nel 1988 la Commissione Affari Sociali della Camera dei Deputati aveva affidato ad un gruppo di esperti (tra cui due docenti pavesi) una indagine conoscitiva sul doping, sulla sua prevenzione e sulle sue ripercussioni igienico-sanitarie.

L'interessante documento, prodotto e consegnato nel 1989 alla Commissione parlamentare, conteneva innanzitutto una critica alla vecchia definizione del doping: con questo termine si era giunti, infatti, ad elencare semplicemente le sostanze che risultavano più frequentemente somministrate agli atleti nel corso degli allenamenti e delle gare allo scopo di ottenere prestazioni superiori, o per aumentare le masse muscolari, o per migliorare la prontezza dei riflessi, o per modificare il peso corporeo e collocare gli atleti in categorie superiori.

Tale semplicistico criterio non era sembrato corretto alla commissione di esperti: essi ritenevano che ciò avrebbe potuto ingiustamente penalizzare atleti che, realmente bisognosi di cure, fossero costretti a ricorrere a sostanze o a tecniche in realtà utili o indispensabili per curare le affezioni riscontrate. Agli esperti era sembrato inoltre che la semplice elencazione di sostanze proibite (oltretutto inevitabilmente e costantemente incomplete per il continuo aggiornamento dovuto ai progressi tecnico-scientifici) poteva costituire una guida e indurre all'impiego abusivo di sostanze dopanti.

Queste considerazioni avevano portato gli esperti a suggerire la distinzione tra l'impiego proibito del doping e il normale impiego di sostanze, potenzialmente dopanti, che trovano invece una corretta indicazione terapeutica in caso di patologie conclamate. La definizione di doping che risultava in quel documento era dunque fondata su due elementi: l'utilizzo di sostanze dopanti in assenza di indicazioni terapeutiche e l'utilizzo di tali sostanze allo scopo di migliorare le prestazioni agonistiche prescindendo dalla preparazione bio-fisiologica.

In un successivo documento, esperti del Coni affermavano che l'illecito costituito dalla pratica del doping deve comunque prescindere dalla elencazione di sostanze se esso è chiaramente finalizzato ad ottenere migliori prestazioni atletiche.

Meritano attenta considerazione le osservazioni espresse, nel citato documento del Coni, dagli esperti che hanno affrontato il complesso problema. Esse vanno dalla constatazione che in molte Federazioni sportive manca il rifiuto ideologico del doping, alla tendenza ad attribuire ai farmaci un potere quasi magico, contrariamente a quanto dimostrato dalla scienza. E ancora: la conoscenza superficiale sui danni provocati dall'impiego di sostanze dopanti e la frequente tendenza a sperimentare il valore di determinati interventi (somministrazione di steroidi anabolizzanti, pratiche di auto-emotrasfusione e altro) sugli atleti, senza regolari protocolli di ricerca (previa autorizzazione di Comitati di bioetica) e senza la successiva pubblicazione dei risultati su riviste scientifiche internazionali.

È il caso di segnalare anche i lavori di un Gruppo di studio, riunitosi nel 1990 presso la Federazione degli Ordini dei Medici, costituito da autorevoli medici sportivi. La relazione prodotta dal Gruppo ha espresso forti preoccupazioni per la superficialità, la inadeguata preparazione e lo scarso rigore con cui, in molti casi, la classe medica affronta i problemi della pratica sportiva e il fenomeno del doping. Sulla scorta dei documenti citati (Commissione parlamentare, Commissione del Coni e Gruppo di studio dei medici sportivi) il Parlamento italiano ha sentito il bisogno di affrontare seriamente il problema su piano legislativo. Dopo che una prima legge sulla tutela sanitaria degli atleti (1971) si era dimostrata, anche per le anacronistiche sanzioni previste, chiaramente inadeguata e inefficace per controllare un fenomeno come il doping che andava aggravandosi, nel 1988 fu presentata una interessante proposta di legge che, riferendosi alla legge di riforma sanitaria e ad una Raccomandazione della Carta europea contro il doping, richiamava l'attenzione sul problema proponendo provvedimenti operativi, elencando effetti tossici, definendo il doping come reato contro l'integrità biologica.

Si deve tuttavia arrivare al 2000 per avere, dal Parlamento, una legge sulla "Disciplina della tutela sanitaria delle attività sportive e della lotta contro il doping". Il provvedimento contiene disposizioni di particolare rilievo anche di carattere penale ed in esso vengono introdotte profonde innovazioni riguardanti la disciplina e i criteri metodologici dei controlli antidoping. Il testo comprende inoltre la definizione del doping, i trattamenti consentiti, le sostanze dopanti, le commissioni di vigilanza, i laboratori di controllo, l'integrazione dei regolamenti degli enti, le disposizioni penali.

Nella legge che disciplina la tutela delle attività sportive e la lotta contro il doping, i farmaci, le sostanze biologicamente o farmacologicamente attive e le pratiche mediche il cui impiego è considerato doping, sono ripartiti in classi approvate con decreto dal Ministero della Salute. Tale ripartizione è determinata, per i farmaci e le sostanze, sulla base delle rispettive caratteristiche chimico-farmacologiche ovvero, per le pratiche mediche, sulla base dei rispettivi effetti fisiologici. Va anche osservato che le classi vengono sottoposte a revisioni periodiche con scadenza non superiore a sei mesi.

A proposito dei rischi a cui sono sottoposti gli atleti che fanno uso di sostanze dopanti, è il caso di sottolineare anche l'importanza dello "Statuto europeo antidoping per lo sport. Raccomandazione n. R (84) 19 adottata dalla Commissione dei Ministri del Consiglio d'Europa", seguito da un Memorandum esplicativo. In tali documenti, di indubbio valore etico oltre che giuridico, si fa riferimento ai rischi effettivi del doping con un testo molto denso e significativo. Vengono citate, tra le sostanze più usate, le amfetamine (capaci di portare gravi aritmie, ipertensione o collassi anche mortali), i cortisonici (responsabili di complicanze che vanno dalle ulcere gastro-duodenali fino alla insufficienza renale), gli anabolizzanti ormonali (alterazioni epatiche, turbe della crescita nei minori, tumori, turbe sessuali), i betabloccanti (rallentamenti cardiaci, difficoltà respiratorie, fibrillazioni cardiache). Viene altresì citata la pratica dell'auto-emotrasfusione, capace di arricchire il sangue di globuli rossi ed emoglobina, ma anche di provocare trombo-embolie, emolisi, ittero ed epatite. Più recentemente sono comparse sulla scena del doping, sostanze come l'eritropoietina, la gonadotropina, la sibutramina, la cocaina ed altre. Va sottolineato che, secondo la citata legge 294/2000, i produttori, gli importatori e i distributori dei farmaci vietati sono tenuti a trasmettere annualmente al Ministero i dati relativi alle quantità dei farmaci prodotte, importate e distribuite per gli opportuni controlli. È altrettanto importante sottolineare che il Coni, le Federazioni sportive, le Società affiliate, le Associazioni sportive, gli Enti promotori sono tenuti ad adeguare i loro regolamenti alle disposizioni della Legge, prevedendo sanzioni e procedure disciplinari nei confronti dei tesserati in caso di doping o di rifiuto di sottoporsi ai controlli previsti. Le Federazioni sportive nazionali, nell'ambito dell'autonomia riconosciuta dalla legge, possono stabilire sanzioni per l'assunzione di farmaci non giustificati da prescrizione medica per fini terapeutici.

È interessante considerare, a questo punto, lo "Statuto europeo antidoping per lo sport" nel quale, prima ancora di proporre indicazioni operative, si affrontano gli aspetti etici del problema, premessa certamente fondamentale per un corretto approccio ad una questione così delicata. In esso si sottolinea che il doping "distorce le basi umane ed etiche dello sport", mentre avvilisce l'essere umano, rendendo vani i benefici che dallo sport possono derivare e trasformando l'atleta in un oggetto che viene manipolato e strumentalizzato per scopi diversi da quelli che lo sport si prefigge. Mirando a migliorare artificialmente le prestazioni sportive, il doping lede il principio basilare dell'attività agonistica, fondata sulla competizione leale, corretta ed imparziale.

Va osservato che l'uso di farmaci e tecniche trasfusionali a scopo di doping va anche contro gli interessi del Servizio sanitario nazionale, danneggiando tutta la comunità. Per queste ragioni è stato proposto che vengano stabiliti collegamenti fra tale Servizio, il Coni e il Cnr (Consiglio nazionale delle ricerche) allo scopo di difendere l'attività sportiva dai rischi che derivano dalle dannose manipolazioni legate al doping. Tali rischi devono creare una certa preoccupazione nei responsabili della salute pubblica, così come altri fenomeni socialmente allarmanti quali sono la diffusione della droga e la presenza sempre più estesa dell'AIDS.

Un aspetto di indubbia rilevanza è quello che riguarda la effettiva conoscenza del fenomeno doping, raggiungibile attraverso efficaci indagini conoscitive e una corretta e diffusa informazione sugli effettivi pericoli a cui sono esposti gli atleti. Destinatari di questa indispensabile opera divulgativa, sempre più fondata su dati scientificamente attendibili, dovrebbero essere non solo gli atleti, ma anche le Federazioni sportive, i tecnici e i dirigenti. Ambienti particolarmente adatti per tale scopo sono certamente anche le scuole, i circoli, gli oratori, le caserme e le associazioni sportive in genere.

In conclusione si può affermare che solo una effettiva tutela sanitaria, fondata sulla corretta informazione, è possibile riportare lo sport agonistico ad una autentica visione, eticamente significativa, dei suoi valori originali: governo delle proprie energie, tutela della propria salute, lealtà nella sana competizione, intelligente gestione dello svago. Questi sono valori preziosi che stanno alla base della maturazione personale, finalizzata ad affrontare con lealtà e coraggio le prove della vita.

MEDIATORI CULTURALI E SANITÀ

È noto che, in questi ultimi anni, è andata moltiplicandosi, in Italia, la presenza di immigrati provenienti da paesi nei quali, per povertà o conflitti politici, non ritenevano di poter continuare a vivere. Tale presenza ha avuto, nella nostra società, effetti di varia natura: positivi (forza lavoro) e negativi (criminalità). Ma oltre a ciò, bisogna considerare alcune altre criticità sociali e bisogni individuali che hanno trovato la nostra realtà impreparata ad affrontarli con efficacia. Nell'ambito sanitario, ad esempio, si sono evidenziati, con la crescente immigrazione, problemi che hanno confermato l'impreparazione delle strutture e degli operatori a gestire le nuove relazioni di aiuto e di cura, peraltro doverose anche sul piano etico in nome del principio generale per il quale va assicurata, nel nostro Paese, l'assistenza a chiunque ne abbia evidente necessità.

Non si può negare tuttavia che tale necessità, pur accompagnandosi a lodevoli esempi di generosità ed impegno da parte di molti operatori, ha anche evidenziato frequenti difficoltà e conflitti, provocati quasi sempre dalla contrapposizione di culture e lingue diverse. In realtà si è trattato, ogni volta, dell'incontro di due "solitudini": da una parte lo straniero incapace di comprendere il funzionamento e le potenzialità dei servizi a sua disposizione, dall'altra l'operatore impreparato al rapporto interculturale e condizionato da consuetudini organizzative (finalizzate all'impiego razionale e corretto delle risorse) non sempre flessibili e perciò inadeguate ad affrontare le nuove difficoltà.

Questa serie di problemi ha portato alla consapevolezza della crescente necessità di creare una figura nuova e indispensabile come ponte fra lo straniero e la struttura assistenziale: un mediatore culturale e linguistico capace di rendere più facile il rapporto interculturale e più autentica l'alleanza terapeutica.

La presenza dei mediatori culturali è andata crescendo, negli anni, pur tra innegabili difficoltà: queste figure erano rappresentate, fin dall'inizio, da persone di origine straniera che, in virtù della conoscenza delle due lingue, riuscivano a svolgere il ruolo della mediazione, prezioso anche per i fini organizzativi. Tutto ciò apparve tuttavia non sufficiente, essendo le funzioni richieste ai mediatori talvolta complesse e fondate su dati e conoscenze, oggetto delle comunicazioni, di carattere medico, tecnico, organizzativo, economico, burocratico o psico-affettivo. A ciò si aggiungevano le difficoltà legate alle profonde diversità socio-culturali dei paesi di origine degli immigrati.

Le difficoltà incontrate dagli utenti stranieri da una parte e dagli operatori sanitari coinvolti nella relazione interculturale dall'altra non trovano, in realtà, la risposta più adeguata nella sola mediazione linguistico-culturale. Paradossalmente si può affermare che, come hanno dimostrato alcune esperienze negli ospedali italiani, l'utilizzo dei mediatori culturali può arrivare talvolta ad alterare e quindi a complicare la relazione tra paziente e operatore, riducendone l'efficacia. Il cambiamento delle modalità di svolgimento del rapporto di diagnosi e cura costituisce in certi casi un problema, legato appunto alla comparsa di una terza figura nel tradizionale rapporto tra medico e paziente. Gli esperti, in questi ultimi tempi, hanno studiato il problema (di evidente rilevanza etica per le implicazioni anche economico-amministrative legate al corretto impiego delle risorse disponibili), parlano di tre piani di comunicazione: quello tra operatore e mediatore, quello tra mediatore e assistito, quello più tradizionale tra operatore e assistito. La posizione centrale assunta dal mediatore culturale tra medico e paziente può essere causa delle prime difficoltà. Esiste, in realtà, il rischio che in questo triangolo si crei una sorta di sbilanciamento verso l'uno o l'altro dei protagonisti fondamentali, dell'auspicata alleanza terapeutica. Può succedere infatti che il mediatore si identifichi col malato ed escluda, per così dire, il medico curante (o l'équipe dei curanti). D'altra parte può invece accadere che il mediatore culturale si renda sempre più portavoce della struttura medica e finisca per imporre all'assistito atteggiamenti e comportamenti di sudditanza, poco rispettosi della sua dignità di persona malata.

Sono dunque diverse le forze, talvolta in conflitto, che agiscono nell'ambito di una relazione mediata come quella che si instaura tra lo straniero e il servizio sanitario nazionale italiano. Tali forze possono produrre, oppure talvolta rendere difficile, la creazione di una ottimale e perciò preziosa alleanza terapeutica. La realizzazione di un rapporto transculturale, che è concepito nell'esclusivo interesse del paziente e che porta all'alleanza come risultato ideale, è tuttavia resa possibile, secondo le numerose esperienze riferite al riguardo dalla letteratura che affronta questa interessante problematica, solo attingendo correttamente alle risorse costituite dalle diverse competenze dei vari attori in gioco: tra essi si può certamente affermare che il mediatore culturale svolge, pur affrontando indubbie difficoltà, una funzione che è da considerarsi di tutto rilievo.

Data la rilevanza del ruolo che i mediatori culturali possono svolgere nell'ambito dell'assistenza sanitaria agli immigrati sempre più numerosi nel nostro Paese, si sono creati, presso il Dipartimento di sanità pubblica di qualche Azienda Sanitaria Locale, interessanti gruppi di studio formati da utenti stranieri, operatori sanitari e mediatori linguistico-culturali. Questi gruppi avevano lo scopo di evidenziare gli aspetti più problematici dell'assistenza trans-culturale, mettendo in luce soprattutto alcuni possibili fraintendimenti o varie omissioni che si possono nascondere nelle relazioni inter-culturali, già difficoltose per loro natura. Altro scopo non meno importante, quello di scoprire quanto possano essere presenti risorse capaci di avvicinare le parti, oppure insidie che possano allontanare utenti e operatori sanitari.

Studi epidemiologici hanno oggettivamente dimostrato, dati alla mano, le difficoltà di accesso ai servizi e hanno offerto diversi spunti di riflessione sul ruolo dei mediatori. La cattiva conoscenza della lingua italiana è stata riconosciuta come l'ostacolo più importante nell'accesso ai servizi e al rapporto con gli operatori della salute.

Ai mediatori viene in genere richiesto, oltre agli interventi sul piano comunicativo diretto, di fornire un vero e proprio sevizio di traduzione ed interpretazione dei testi di carattere sanitario. Il mediatore rappresenta in effetti una buona alternativa agli interpreti fortuiti (congiunti e amici), che sono una indubbia risorsa in situazioni di emergenza, ma che possono costituire talvolta reali ostacoli alla comunicazione e alla comprensione dei messaggi, modificando i significati, censurando i racconti anamnestici, generando tensioni fra pazienti e operatori a causa di fraintendimenti o sospetti di varia natura.

Va ancora osservato che al mediatore culturale viene richiesto di operare anche sul piano psicosociale e culturale: per fare ciò sono importanti l'ascolto, la facilitazione delle relazioni, il sostegno morale, la gestione dei conflitti, la promozione e la valorizzazione della cultura di origine. Si possono così evitare sia semplificazioni che complicazioni pericolose, svolgendo un ruolo di decodificazione che permette di avvicinare il malato al medico che lo deve curare. Il processo di traduzione deve consentire l'interpretazione dei significati, socialmente e culturalmente rilevanti, che l'immigrato attribuisce sia ai sintomi soggettivi, che al vissuto personale.

È giusto sottolineare che all'operatore sanitario rimane comunque la responsabilità di instaurare col paziente, indipendentemente dalla sua provenienza, un corretto rapporto basato sulla sospensione del giudizio e sulla ricerca dei fattori psico-relazionali, socio-economici e culturali che stanno alla base del suo stato psico-fisico.

Trasferire al mediatore culturale la responsabilità della relazione in quanto caratterizzata da una cultura incomprensibile per l'operatore, riservando a questo la sola responsabilità tecnica della prestazione e privando l'alleanza terapeutica dei suoi requisiti fondamentali (conoscenza e fiducia reciproca), costituirebbe un grave errore sia sul piano etico che sul piano socio-culturale.

Va detto che al mediatore spetta anche il compito di orientare e informare correttamente l'utente straniero per una efficace, rapida e perciò meno onerosa (anche per il sistema) fruizione dei servizi. Ciò è possibile con un paziente accompagnamento e una continua consulenza. La mancanza di informazioni e una scorretta concezione delle strutture organizzative e assistenziali, derivante da esperienze negative vissute nei paesi di origine, possono accrescere le difficoltà di accesso ai servizi sanitari.

V'è poi da osservare che in alcuni paesi in via di sviluppo, da cui proviene la gran parte degli immigrati, le prestazioni sanitarie sono frequentemente erogate solo a pagamento; per questa ragione è facile che gli stranieri provenienti da quelle terre, non essendo ancora informati sulla realtà italiana che assicura a tutti gli aventi bisogno un'assistenza gratuita e non disponendo di risorse economiche, finiscano col rivolgersi alle nostre strutture sanitarie solo in casi gravi e di conclamato stato di malattia, con grave rischio per la loro e l'altrui salute.

Gli studi effettuati in questi ultimi tempi sulla figura del mediatore culturale hanno permesso di affermare che esso ha finora svolto un ruolo importante a favore degli immigrati, ma anche che la sua posizione andrebbe ricollocata all'interno di una riorganizzazione dei servizi, sia per ragioni etico-sociali che economiche. Si sente anche la necessità, da parte degli esperti, di interventi formativi più appropriati e più efficaci nei confronti sia dei mediatori culturali che degli stessi operatori: ciò infatti garantirebbe migliori e più economici servizi, ma soprattutto una più corretta utilizzazione delle risorse dedicate alla sanità, sempre insufficienti per una richiesta globalmente in costante aumento, dato il continuo progresso tecnico-scientifico sia sul piano diagnostico che terapeutico.

A conclusione di queste riflessioni sull'importante ruolo dei mediatori culturali nell'ambito della sanità, è il caso di considerare l'effettiva portata del fenomeno dell'immigrazione nel nostro Paese e dei riflessi che tale fenomeno può comportare nel campo della salute.

Esso, come è ampiamente riconosciuto, ha assunto dimensioni e caratteristiche strutturali tali da non poter essere più considerato come fenomeno emergenziale: gli esperti lo considerano piuttosto come vero e proprio cambiamento sociale, di proporzioni crescenti. Tutto ciò ha portato alla consapevolezza che è giunto il momento di lasciare spazio ad un intelligente ripensamento anche dei servizi sanitari, nell'interesse di tutta la collettività nazionale.

Dal 1995 la legge italiana prevede la possibilità di curare tutti coloro che, per problemi della loro salute, abbiano bisogno di assistenza diagnostico-terapeutica, più o meno con caratteri di urgenza, anche se si trovano in condizioni di irregolarità giuridica. Medicina preventiva, cure di base, continuità di cura, eventuale riabilitazione, senza esclusione di provvedimenti di profilassi internazionale, costituiscono il percorso assistenziale che ogni Regione è tenuta ad organizzare secondo la legge.

Questa, approvata nel 1998, prevedeva il divieto di segnalazione (nello spirito dell'art. 32 della Costituzione che riguarda la tutela della salute) di persone in stato di irregolarità giuridica.

La successiva proposta di introdurre il "reato di clandestinità" e l'obbligo per i medici di denunciare gli irregolari, ha immediatamente determinato un forte calo, dovuto alla paura, del ricorso alle strutture sanitarie, nonostante la presenza dei mediatori culturali.

Fortunatamente la proposta non ha poi avuto seguito sul piano legislativo e si e potuto così scongiurare il rischio della diffusione di malattie trasmissibili, causata dai ritardi nelle terapie e dalla irreperibilità dei pazienti destinati ad interventi di prevenzione.

È giusto sottolineare che, come sostenuto dalla Federazione degli Ordini dei Medici (Codice deontologico) e dalla Società di Medicina delle migrazioni, sul piano etico è assolutamente inaccettabile che un medico denunci un proprio paziente. Agli immigrati vanno dunque assicurate, in ogni caso, le cure necessarie: a tale scopo i mediatori culturali, per le ragioni già esposte, costituiscono una risorsa preziosa affinché, al di là delle ovvie ragioni umanitarie, nell'interesse di tutta la nostra collettività anche gli stranieri abbiano, senza distinzioni e riserve, quanto si rende necessario per la loro salute.

BIOETICA E OGM

La recente decisione della competente Commissione Europea di dare il definitivo via libera alla coltivazione della patata OGM (Organismo geneticamente modificato) e di altri tipi di mais transgenici ha riportato alla ribalta l'annoso problema delle modificazioni genetiche, caratterizzato da delicati e inquietanti aspetti tecnico-scientifici, economici, sociali e soprattutto etici. Le modificazioni del patrimonio genetico, ottenute attraverso complesse ricerche e interessanti acquisizioni scientifiche negli ultimi decenni, hanno in pratica cambiato la natura di alcuni vegetali e animali di allevamento, consentendo la produzione di maggiori quantità e di migliori qualità degli organismi interessati (con evidenti vantaggi soprattutto per le popolazioni più povere), ma suscitando nello stesso tempo anche molte perplessità e riserve per le possibili speculazioni e i possibili danni per la salute degli esseri umani provocati da cibi transgenici.

Tutto ciò è sufficiente per avanzare dubbi sulla liceità sia delle modalità di ricerca sperimentale che di utilizzo dei risultati nel campo dell'alimentazione umana. Il problema è stato affrontato, in occasione della decisione della Commissione Europea, anche dalla Pontificia Accademia delle Scienze, che ha definito fatto positivo la trasformazione genetica in agricoltura, ma a due condizioni: che contribuisca ad alleviare la fame nel mondo e che non si trasformi in attività speculativa ai danni della giustizia sociale.

Anche la recente enciclica di Benedetto XVI "Caritas in veritate" afferma, in tema di crisi alimentare mondiale, che "potrebbe risultare utile considerare le nuove frontiere che vengono aperte da un corretto impiego delle tecniche di produzione agricola tradizionali e di quelle innovative, supposto che esse siano state, dopo adeguata verifica, riconosciute opportune, rispettose dell'ambiente e attente alle popolazioni più svantaggiate. Va poi ricordato che alcuni anni fa il Pontificio Consiglio per la Giustizia e la Pace aveva organizzato un seminario internazionale sul tema "OGM: minaccia o speranza?" nel corso del quale era stato riconosciuto che la posta in gioco era alta e delicata (e lo è tuttora) per le complesse implicazioni etico-culturali ed etico-politiche. Era stato anche riaffermato il principio che l'uomo è chiamato a utilizzare le sue capacità per coltivare, nel senso di potenziare e perfezionare i prodotti della natura e del proprio lavoro, allo scopo fondamentale di giungere allo "sradicamento della povertà".

Dopo alcune considerazioni introduttive riguardanti il problema degli Organismi Geneticamente Modificati (OGM), è ora il caso di chiarire cosa essi siano in realtà: si tratta di prodotti della biotecnologia che permettono di trasferire un gene (contenuto in un cromosoma) da una catena di DNA ad un'altra. Ne deriva un organismo geneticamente diverso, cioè provvisto di un patrimonio genetico che, prima della modificazione, non era presente in natura. Con queste biotecnologie si intende dunque modificare il DNA di piante, animali o batteri al fine di ottenere diverse e più favorevoli caratteristiche a vantaggio degli esseri umani.

È giusto tuttavia sottolineare, con un riferimento al passato, che da quando l'uomo da cacciatore-raccoglitore è diventato anche agricoltore-allevatore, dominando e addomesticando piante e animali, ne ha inconsapevolmente modificato via via il patrimonio genetico. Si può dunque affermare che la maggior parte delle piante coltivate e degli animali allevati sono oggi di fatto già organismi geneticamente modificati attraverso processi di selezione e trasformazione che sono durati millenni.

Negli ultimi 50 anni però, con la scoperta della struttura del DNA, si è giunti alla consapevolezza che, per ottenere determinati risultati che si considerano maggiormente favorevoli per l'uomo, si devono modificare alcune funzioni dei vari organismi attraverso il controllo del patrimonio genetico. Le modalità con cui si raggiungono gli obbiettivi desiderati stanno cambiando vertiginosamente: la tecnologia del DNA ricombinante costituisce la base delle biotecnologie avanzate, che utilizzano organismi viventi (o parti di essi) al fine di ottenere funzioni che siano capaci di migliorare la vita dell'uomo.

È così possibile oggi produrre nuovi farmaci, nuovi prodotti alimentari, nuove razze di animali, nuove varietà di vegetali (difendendole dai patogeni, dalla piralide, dalla flavescenza, ovvero rendendole resistenti ai diserbanti autosolventi, con riduzione dell'inquinamento ambientale). Si può anche ottenere l'arricchimento di piante in principi nutritivi, migliorandone la qualità senza alterarne le caratteristiche di origine, aumentandone la produttività e riducendone i costi, con evidente vantaggio per i produttori italiani nei confronti dell'aggressivo mercato internazionale.

È tuttavia interessante considerare, a questo punto, l'atteggiamento dell'opinione pubblica: essa, mentre accetta senza riserva le innovazioni introdotte dalle biotecnologie nel campo della salute, manifesta forti riserve nei confronti delle stesse innovazioni che riguardano l'ambito agro-alimentare.

Secondo alcuni esperti in materia, alla base dell'atteggiamento critico presente nell'opinione pubblica vanno considerati incertezze e timori dovuti ad informazioni non corrette e incomplete: per gli esperti in questione è pertanto necessario portare a conoscenza del pubblico il fatto che per modificare, ad esempio, il patrimonio genetico di un batterio al fine di ottenere preziosi farmaci come alcuni antibiotici o insulina, ovvero il patrimonio di una varietà di grano al fine di renderlo efficacemente resistente a certe malattie, alla siccità o ad altre avversità ambientali, si deve ricorrere agli stessi principi e alle stesse tecnologie.

In molti strati dell'opinione pubblica, in realtà, si è fatto strada il convincimento che alcuni prodotti (come ad esempio la patata OGM recentemente approvata dalla Commissione Europea) sono in mano a società multinazionali e cioè a colossi che si contendono i relativi "brevetti"; gli agricoltori sarebbero pertanto costretti ad acquistare ogni anno le varie sementi da quelle multinazionali. Vi è inoltre il timore che le nuove colture possano distruggere le "biodiversità" del terreno, senza possibilità di tornare alle colture tradizionali.

Altri esperti, contrari agli OGM, ritengono che si debbano sensibilizzare sia l'opinione pubblica che gli agricoltori rendendoli consapevoli che, secondo una certa scuola di pensiero, si deve ritenere pericolosa (specialmente per i bambini) una ali-

mentazione basata su prodotti costituiti da organismi geneticamente modificati. Secondo questi esperti la popolazione italiana
è, in realtà, nella sua grande maggioranza, contraria agli OGM e
sarebbe pertanto ingiusto ed eticamente scorretto imporne il consumo.

Le ragioni di questa opposizione sarebbero fondate sul convincimento che questi alimenti non riuscirebbero a risolvere il
grave problema della fame nel mondo, che i popoli diventerebbe-
ro schiavi delle multinazionali e che gli organismi geneticamente
modificati avvelenerebbero, lentamente ma inesorabilmente,
l'organismo degli eventuali consumatori. Esistono, d'altra parte,
autorevoli esponenti di numerose Accademie e Società scientifiche che ritengono assolutamente necessario reimpostare seriamente il dialogo e il confronto sugli OGM, rendendolo più equilibrato e più scientificamente corretto, evitando prese di posizione fondate su preconcetti e perciò assolutamente inutili. Tutto ciò
avrebbe anche una sicura rilevanza di carattere bioetico ed è pertanto indubbiamente doveroso. È dunque assolutamente necessario tener conto dei risultati di carattere scientifico che sono stati
ottenuti dagli studiosi dopo aver affrontato il tema della sicurezza degli alimenti costituiti da organismi geneticamente modificati. Le ricerche sono, ancora oggi, condotte con rigore scientifico,
tenendo conto dei punti chiave metodologici che stanno alla base
di ogni confronto su temi fondati sull'analisi dei dati. Stabilito
che gli OGM rappresentano uno dei prodotti delle biotecnologie
avanzate, gli studiosi hanno affrontato il tema dei rapporti tra
OGM e natura: ciò ha portato a scoprire che le nuove tecnologie,
mimando processi che sono già presenti in natura, permettono
modificazioni mirate dei DNA che sono molto più controllabili e
prevedibili di quelle che, essendo naturali, sembrerebbero maggiormente accettabili. Gli studi hanno permesso anche di trasferire geni tra specie geneticamente distanti, mantenendo le varie
funzionalità e dimostrando così che il linguaggio con cui i geni
sono scritti è, in realtà, universale.

Di particolare interesse sono le ricerche sulle possibili implicazioni di carattere sanitario, economico, ambientale e sociale
dovute alla introduzione degli OGM in agricoltura e quindi
nell'alimentazione umana e animale. Suscita, infatti, una innega-

bile preoccupazione la possibilità che si provochino, attraverso l'assunzione di cibi transgenici, manifestazioni allergiche, o anche resistenze agli antibiotici di microrganismi causa di malattie nell'uomo, ovvero generici effetti imprevedibili a lungo termine. Le ricerche devono dunque essere condotte, anche per ragioni etiche, con criteri di estremo rigore, fondati su basi effettivamente scientifiche in modo da permettere a tutti un'alimentazione caratterizzata da elementi di sicurezza e accompagnata da informazioni sicure che permettano scelte consapevoli.

Va anche sottolineato che gli OGM devono superare, prima di ottenere l'autorizzazione alla coltivazione e alla commercializzazione, un certo numero di "test" di sicurezza. Essi hanno lo scopo di escludere la presenza di tossicità e di allergenicità (cioè la capacità degli organismi in questione di comportarsi da allergeni, innescando il processo che porta alle manifestazioni allergiche) e di permettere l'ulteriore passaggio alla valutazione, come dicono gli esperti, della "sostanziale equivalenza" del prodotto transgenico nei confronti, ad esempio, di analoghe piante che non hanno subito alcuna modificazione genetica.

Dopo aver considerato i vari temi che ancor oggi caratterizzano la ricerca scientifica sugli organismi geneticamente modificati, è ora il caso di sottolineare un aspetto particolare della ricerca: anche l'alimentazione degli animali con OGM è infatti oggetto di studio, in considerazione della possibilità di trasmissione all'uomo, che di quei prodotti animali poi si nutre, di eventuali fattori ed effetti indesiderati. Gli studi sono stati condotti in particolare su polli, bovini e suini alimentati con mangimi contenenti prodotti GM per la resistenza agli insetti o la tolleranza agli erbicidi. Sono state studiate le differenze nutrizionali tra varietà GM e non GM, oltre che gli effetti sulla produzione di uova, latte e relativi parametri qualitativi: le ricerche si sono protratte per anni senza, per il momento, che si evidenziassero differenze significative legate alle modificazioni genetiche.

A questo punto non è possibile, dopo aver preso in considerazione notizie e dati relativi alla delicata problematica degli organismi geneticamente modificati che mostra in tutta evidenza anche le implicazioni di carattere bioetico, ignorare gli aspetti economico-sociali che stanno emergendo in conseguenza di scelte e di comportamenti diversi che caratterizzano vari paesi del mondo. In un futuro ormai prossimo, infatti, le produzioni del nostro Paese dovranno necessariamente confrontarsi con quelle di paesi caratterizzati da costi di produzione inferiori, legati alla mancanza di tutele ambientali e sociali, ovvero alla mancanza di garanzie di carattere scientifico in ambito genetico. La globalizzazione dei mercati costituirà un problema in termini di qualità delle produzioni, di reddito in relazione ai costi, di identità culturale, economico-sociale e professionale dei territori interessati.

V'è da chiedersi allora se, nel lungo periodo, gli OGM e il relativo processo di globalizzazione commerciale rappresentino per l'agricoltura del nostro Paese, una preziosa opportunità o un serio pericolo. È con questa indispensabile consapevolezza che i legislatori italiani e chi governa devono prendere provvedimenti adeguati per proteggere, sia sul piano sanitario che su quello economico, la nostra comunità nazionale, senza d'altra parte misconoscere l'esigenza di un continuo progresso nella ricerca e nelle acquisizioni scientifiche: esse potrebbero portare, fatte salve le garanzie di sicurezza alimentare, a preziose conquiste, soprattutto per l'economia dei paesi più poveri e per l'angoscioso problema della fame nel mondo.

Tornando ora a considerare il problema, certamente degno di attenzione, della sicurezza alimentare, si può dire, alla luce delle riflessioni e dei dati finora riportati, che gli organismi geneticamente modificati sono, in realtà, regolati da un quadro normativo molto particolare nel campo della nutrizione e che pertanto essi risultano essere sottoposti a maggiore controllo rispetto ad altri prodotti alimentari. La loro immissione sul mercato, fra l'altro, deve in ogni caso essere preceduta da accurate analisi per la valutazione della sicurezza alimentare.

Gli esperti sono inoltre concordi nel ritenere necessario rivolgere l'attenzione non tanto alle tecnologie con cui i vegetali destinati all'alimentazione umana e animale vengono prodotti, quanto piuttosto ai caratteri di natura genetica che vengono inseriti, con un approccio particolare in ogni caso che sia sottoposto al trattamento.

Si può dunque affermare che gli OGM presenti in commercio, avendo superato le varie analisi e procedure previste per l'autorizzazione alla produzione e alla commercializzazione, grazie alle conoscenze attualmente acquisite dovrebbero ritenersi sicuri. Si dovrebbe pertanto superare ogni atteggiamento critico e giungere ad un giudizio favorevole e perciò ad un consenso veramente razionale in quanto fondato su risultati significativamente positivi sul piano scientifico.

Prestigiosi organismi nazionali ed internazionali, operanti nel campo della ricerca, hanno infatti già espresso pareri favorevoli sull'impiego degli organismi geneticamente modificati. A conferma di ciò è il caso riferire che, dopo anni di studi sull'argomento, il Commissario Europeo della ricerca P. Busquin ha affermato: "...le piante geneticamente modificate e i prodotti sviluppati e commercializzati fino ad oggi, secondo le usuali procedure di valutazione del rischio non hanno presentato alcun rischio per la salute umana o per l'ambiente. Anzi, l'uso di una tecnologia più precisa e le più accurate valutazioni in fase di regolamentazione rendono probabilmente queste piante e quindi i prodotti ancora più sicuri di quelli convenzionali."

Quanto riferito è stato pubblicato da un Periodico della Società Italiana di Tossicologia come "Consensus document" sul tema "Sicurezza alimentare e OGM". Per la stesura di tale significativo documento avevano dato la propria adesione numerose Associazioni, Accademie, Federazioni e Società scientifiche.

Le biodiversità

Dopo aver trattato, su queste pagine, gli aspetti bioetici dell'impiego delle biotecnologie per la produzione di organismi geneticamente modificati (OGM), è ora opportuno rivolgere una particolare attenzione a quel patrimonio naturale, costruito nei millenni, che è rappresentato dalle biodiversità degli organismi viventi, siano essi vegetali o animali. Le citate biotecnologie, sempre più presenti in campo scientifico e tecnologico, mentre sono di grande interesse sul piano culturale e sociale per i risultati anche di natura economica che sanno produrre, rappresentano però, secondo molti studiosi, anche una fonte di preoccupazione legata, ad esempio, alla salvaguardia dell'agricoltura tradizionale e delle biodiversità. La recente autorizzazione, da parte della Commissione Europea, della produzione e commercializzazione di un tipo di patata transgenica (di cui si è già fatto cenno) ha riportato in luce la discussione sui rischi che potranno derivare da tale evenienza e sulla necessità di difendere le biodiversità come valore prezioso. Esso, non va dimenticato, ha una sua genesi di grande rilevanza storica e culturale: come si è già detto in precedenza, l'uomo ha infatti continuamente selezionato, nei millenni, piante e animali attraverso una paziente opera di incroci, favorendo il diffondersi di varietà vegetali e di razze animali che avessero caratteristiche sempre più convenienti per il proprio benessere. L'obiettivo era quello di ottenere varietà colturali e razze omogenee, ciascuna adatta a svolgere funzioni specifiche ma al tempo stesso diverse fra loro, nel supremo interesse del dominio dell'uomo sulla natura. Questo processo millenario, scandito dal ritmo naturale delle generazioni, ha portato a quelle preziose biodiversità che ora si ha il dovere, anche su un piano bioetico, di difendere con scelte caratterizzate da una opportuna cautela.

Esistono oggi due tipi di biodiversità: quelle costituite dalle varietà interne ad ogni singola specie (biodiversità intra-specifiche) e quelle costituite dalle differenze delle specie tra di loro (biodiversità inter-specifiche). Sono molte, in realtà, le cause che oggi concorrono a ridurre le varie biodiversità: l'industrializzazione, la speculazione e lo sfruttamento commerciale, l'urbanizzazione, l'inquinamento e l'introduzione massiva di varie specie in contesti a cui esse possono considerarsi estranee. Tutto ciò può portare purtroppo alla estinzione di molte specie vegetali e animali, con danni irreversibili, visto che le biodiversità, una volta scomparse, non potrebbero poi essere riprodotte artificialmente e in poco tempo nei laboratori.

Gli approfonditi studi che in questi ultimi anni sono stati condotti sugli organismi transgenici e sui pericoli a cui sono in realtà sottoposte le biodiversità, hanno determinatola convinzione che gli effetti delle citate trasformazioni sono effettivamente difficili da valutare in tutta la loro portata. Vi è chi afferma che è possibile ottenere, ad esempio, maggior raccolto per unità di superficie, oppure aumentare la varietà dei prodotti o restituire terreno alle foreste. Ma queste argomentazioni rimangono spesso teoriche ed astratte e il discorso cambia quando ci si addentra nella logica dei mercati. Essa porta infatti alla selezione intenzionale delle piante, alle tecniche standardizzate della coltivazione e quindi alla riduzione delle differenze esistenti tra ambienti diversi. Le varietà migliorate, molto produttive ed economicamente più vantaggiose nell'immediato tendono così a soppiantare le varietà locali preesistenti e si realizza allora quel processo, denominato dagli esperti di "erosione genetica", che va esattamente in senso opposto ai processi evolutivi che si osservano normalmente in natura.

C'è chi sostiene, d'altra parte che e necessario recuperare e conservare la diversità biologica e genetica, ritenendo le risorse genetiche e le biodiversità fondamentale supporto di ogni attività presente in agricoltura e prezioso patrimonio naturale. Tutti gli esperti sono comunque d'accordo nel ritenere che, data la evidente connessione tra mercato e biodiversità, non è possibile giungere ad atteggiamenti e comportamenti responsabili senza trovare punti di convergenza con i potenti che governano l'economia. È necessario realizzare inoltre un processo di formazione sia dei produttori che dei consumatori, con le conseguenti modificazioni degli stili di vita. Appare a tutti indispensabile, per concludere, realizzare un programma ampio di ricerca e di sviluppo a livello mondiale, dotato di opportune risorse finanziarie.

Gli enti pubblici dovrebbero consorziarsi tra loro per realizzare opere di tutela e di vigilanza, nonché proposte di ricerca finalizzata. È necessaria, d'altra parte, una buona informazione divulgativa sui reali aspetti della questione ed è eticamente doveroso, da parte degli esperti, pervenire a proposte di giusto equilibrio tra l'esigenza di dominare e modificare la natura secondo i bisogni dell'uomo (come è previsto anche nella Sacra Scrittura) e quella di conservare, nel limite del possibile, i vantaggi che solo un bene come la biodiversità può offrire.

CURARE E PRENDERSI CURA

Nella medicina di oggi uno dei problemi che più evidenziano la loro rilevanza bioetica è costituito dal delicato rapporto tra medico e paziente: un rapporto quanto mai antico, già molto presente, con la sua problematicità, nella medicina ippocratica (Ippocrate visse 400 anni prima di Cristo).

Non v'è dubbio che oggi la esasperazione della medicina specialistica ed il crescente imporsi della tecnologia applicata alle attività diagnostiche e terapeutiche, a cui si devono aggiungere l'aumentata richiesta di partecipazione e le maggiori conoscenze da parte degli ammalati, hanno di fatto modificato il rapporto medico-paziente.

Tale rapporto, come si è già detto più volte su queste pagine, è sempre meno caratterizzato da un atteggiamento paternalistico da parte del medico curante ed è sempre più orientato, nonostante la burocratizzazione propria della medicina erogata dal Servizio sanitario nazionale, verso la realizzazione di quella alleanza terapeutica che costituisce il modello ideale della relazione tra il curante e chi ha bisogno di cure.

Ma qui nasce un interrogativo: chi è ammalato ha solo bisogno di qualcuno che, con i mezzi più idonei, lo curi o piuttosto di qualcuno che più propriamente, pur erogando correttamente le terapie, si prenda anche cura di lui?

Il prepotente avvento della specializzazione e la pressante presenza della tecnologia, espressioni evidenti del crescente progresso della medicina, della chirurgia e della terapia intensiva, garantiscono senza dubbio rimedi sempre più idonei per patologie sempre meglio studiate e conosciute: ciò significa curare sempre meglio, utilizzando oltretutto mezzi farmacologici sempre più efficaci.

Ma chi è malato ha anche bisogno che qualcuno si prenda veramente cura della sua condizione di sofferenza e di fragilità; di qualcuno che, da medico, sia capace di coniugare, nell'esercizio difficile della sua professione, la dimensione clinico-tecnologica e quella antropologica.

Che sappia con arte (poiché la medicina non è solo scienza ma anche arte) includere correttamente le conoscenze medico-scientifiche e tecnologiche all'interno del rapporto col paziente e dell'auspicata alleanza terapeutica.

In questa medicina che appare come disumanizzata, che sembra non avere più un'anima, che è spesso condizionata da fredde logiche economiche, il malato può sentirsi solo e bisognoso di qualcuno che si prenda veramente cura della sua persona.

Non si può negare che, in realtà, la figura tradizionale del malato è stata modificata in modo significativo dalle profonde trasformazioni sociali degli ultimi decenni. La sua presenza nel rapporto col medico curante si è sempre più rafforzata: se prima era il medico a stabilire autonomamente sia il fine dell'atto diagnostico-terapeutico sia il mezzo per raggiungerlo, ora il paziente vuole essere più presente, come soggetto attivo e pensante, nelle decisioni che riguardano il proprio stato di salute. Egli è sempre più conscio del proprio diritto ad essere informato e ad esprimere liberamente il proprio consenso alle indagini diagnostiche e agli atti terapeutici in nome del principio di autonomia e di autodeterminazione. Ciò è dovuto, fra l'altro, alla mole di informazioni (non sempre chiaramente proposte e correttamente recepite) che la rivoluzione informatica, con tutta la sua potenza e prepotenza, mette oggi a disposizione dell'opinione pubblica.

Non è infrequente il caso di pazienti che, formatasi una pseudo-cultura medica attraverso i mezzi di comunicazione di massa, pongano quesiti non sempre chiari ai medici curanti e che questi ultimi incontrino serie difficoltà nel dare risposte chiarificatrici ed esaustive. In queste situazioni chi è malato, in balia di una miriade di informazioni talvolta contraddittorie, può trovarsi veramente solo e bisognoso di qualcuno che lo comprenda e gli offra il proprio aiuto. Non si può negare, in effetti, che il delicato problema della comunicazione di massa investe anche il campo della sanità e merita di essere affrontato, anche per ragioni etiche, con la dovuta attenzione e correttezza. Soprattutto in ambito pubblicitario, l'opinione pubblica è invasa da messaggi, non sempre supportati da conoscenze scientifiche, che sono spesso lontani dal vero interesse della collettività in tema di salute.

Nel contempo non si può sottovalutare il fatto che, in ambito sanitario, sono entrati prepotentemente ed in modo contraddittorio, negli ultimi tempi, i problemi di carattere economico-gestionale. I medici sono oggi chiamati anche a valutare l'efficacia e l'appropriatezza degli interventi allo scopo di contribuire al risparmio delle risorse, evitando gli sprechi, mentre la politica sanitaria, attraverso l'aziendalizzazione degli ospedali e l'accreditamento delle strutture private, ha portato a concepire la salute come bene di consumo.

Ma non sempre tutto ciò va a beneficio della salute e della dignità dei malati.

Molti degli esperti che studiano la problematica bioetica, medico legale, giuridica e sociale del rapporto medico-paziente nella sanità di oggi sono portati a ravvisare nel medico di medicina generale (o medico di base, o medico generico, o medico di famiglia) la figura che meglio di altri potrebbe rappresentare il professionista che veramente, più che curare, "si prende cura" di chi è ammalato. Egli dovrebbe costituire l'elemento centrale del servizio sanitario nazionale, vera cerniera tra l'utente e il sistema, intorno al quale dovrebbero ruotare tutti gli altri operatori, tra cui soprattutto i medici specialisti in virtù di una loro specifica competenza.

Il medico generico, per il fatto che, non avendo un rapporto di interessi libero-professionali col paziente (di cui è medico fiduciario), è tenuto per definizione a mantenere un rapporto puramente finalizzato al raggiungimento degli scopi diagnostico-terapeutici, può veramente rappresentare, più di chiunque altro, colui che non si limita a curare, ma si prende cura in modo più ampio di chi è affetto da una malattia. Egli dovrebbe anche, dopo aver delegato ad altri più competenti la soluzione migliore e più tecnicamente idonea del problema clinico, confortare, rassicurare e talvolta anche consolare il paziente, di cui meglio conosce le caratteristiche psicologico-affettive: atti che solitamente non si possono pretendere da parte dei medici specialisti, chiamati ad intervenire solo in modo occasionale. Va anche aggiunto, però, che la medicina specialistica è oggi responsabile di un crescente processo di sfrenata medicalizzazione nei confronti della popolazione, indotta a sottoporsi, talvolta impropriamente o addirittura inutilmente, a trattamenti diagnostici e terapeutici anche complessi, spesso col supporto interessato dell'industria tecnologica e farmaceutica. Né va trascurata la frequente "autoreferenzialità" delle prescrizioni specialistiche, tendenti spesso a delegittimare il medico di base, indicandolo (talvolta però a ragione) come mero strumento burocratico. Entrato dunque nella spirale specialistica, il paziente può correre il rischio di dover affrontare un percorso perverso, caratterizzato da accertamenti diagnostici a cascata nei passaggi, non sempre giustificati, da una specialità all'altra, con costi crescenti (e spesso inutili) a carico del sistema. Dopo una iniziale fascinazione prodotta dalla modernità delle tecnologie, il paziente corre tuttavia il rischio di rimanere talvolta imbrigliato e disorientato, incapace di fare scelte consapevoli, quanto mai bisognoso di aiuto.

Le decisioni riguardanti i percorsi diagnostico terapeutici da intraprendere spetterebbero sempre, com'è noto, al paziente che, correttamente informato, dovrebbe scegliere in ogni caso, secondo il principio dell'autodeterminazione, le strade da seguire. Ma solitamente egli non possiede la sufficiente capacità di valutare i percorsi più idonei: questo naturale deficit conoscitivo richiede dunque che qualcuno si ponga al suo fianco per tutelarlo e prendersi cura di lui nel momento del bisogno. Abbiamo già detto che il medico generico (o di famiglia), adeguatamente preparato, appare come il più indicato a svolgere quel ruolo, divenendo il rappresentante e il difensore clinico di chi è in uno stato di malattia.

In una visione "olistica" e cioè complessiva dei problemi psico-fisici del paziente, il medico di fiducia può aiutarlo efficacemente a partecipare, a collaborare, a fare domande, ad esprimere riserve, tanto da guidare poi gli eventuali operatori specialistici che risultino necessari. Il medico incoraggia così il malato a prendere coscienza del proprio diritto ad essere trattato come persona bisognosa di cure e non solo come corpo sofferente.

È scontato che il medico generico, soprattutto nella complessa medicina di oggi, non può essere in grado di curare compiutamente i propri pazienti da solo: ciò sarebbe anche eticamente scorretto. È perciò implicito, salvo che per le affezioni più semplici, che egli faccia ricorso alla competenza ed esperienza di medici specialisti. Ma ciò deve sempre avvenire a condizione che, al centro del processo di cura, rimanga il malato con le sue fragilità e che l'intervento dello specialista (per il quale comunque non è impossibile il comportamento del "prendersi "cura" oltre che curare) si inserisca naturalmente all'interno del delicato e consolidato rapporto medico-paziente come elemento indispensabile del processo curativo.

V'è ancora da osservare, dopo quanto è stato detto sulle varie figure mediche che possono comparire sulla scena di una vicenda clinica, che l'antico conflitto tra le due culture che da sempre caratterizzano l'esercizio della professione medica e cioè quella squisitamente clinico-scientifica e tecnologica da una parte e quella antropologico-umanistica (che non esclude la componente spirituale) dall'altra, può trovare la propria soluzione in una medicina generale esercitata correttamente, rispettando il principio di totalità e dignità della persona ammalata, di cui è dunque necessario, oltre il curare, anche il prendersi cura.

L'INFORMAZIONE DEL PAZIENTE

È sempre più evidente, in ambito sanitario, la necessità di approfondire la riflessione sui contenuti etici e giuridici del delicato rapporto medico-paziente. Le esigenze di garantire un equilibrio tra gli opposti interessi dell'uno e dell'altro, pur nella ricerca di una alleanza terapeutica, si manifestano in modo più evidente proprio ora, nel momento in cui l'organizzazione sanitaria pone sempre maggiore attenzione alla qualità del servizio offerto. In questa nuova stagione del rapporto tra chi cura e chi è curato, oltre al rapporto di reciproca fiducia, si evidenzia come elemento necessario e fondamentale la puntuale, adeguata e sufficientemente approfondita informazione del paziente sulle esigenze diagnostiche, sui risultati ottenuti e sulle procedure terapeutiche da intraprendere. Il conseguente consenso del paziente deve essere il risultato (indispensabile per procedere, salvo i casi di emergenza) di questa doverosa e preziosa opera di informazione e rappresenta una conquista del diritto di chi è malato ad essere partecipe del programma diagnostico-terapeutico che il caso clinico comporta.

L'iter che ha portato a considerare il consenso informato come una specie di roccaforte dei diritti del malato è assai complesso e attraversa tutta la storia della medicina che, come si è già detto su queste pagine, è stata caratterizzata, nel tempo, da aspetti magici e poi paternalistici per giungere, ai giorni nostri, a quelli di una medicina burocratizzata ma tendente all'ideale alleanza terapeutica tra paziente e curante.

L'evoluzione del diritto alla salute, sancito dalla Costituzione italiana, passa attraverso i provvedimenti legislativi (istituzione del Servizio sanitario nazionale), le sentenze giudiziarie nonché il formarsi di una giurisprudenza sempre più ricca (ma talvolta anche contraddittoria) che portano all'affermazione sempre più chiara del diritto all'autodeterminazione, previa una informazione offerta in modo adeguato e, soprattutto nei casi più gravi e drammatici, con sufficiente prudenza.

Va, a questo punto, sottolineato che l'unico limite che si pone, sia sul piano bioetico che su quello giuridico, alla libertà di auto-determinazione della persona in riferimento alla propria malattia, è quello che riguarda la decisione di porre fine alla propria esistenza. Ciò si evince anche, sia pure indirettamente, dalle norme del Codice penale che riguardano i reati di istigazione e assistenza al suicidio, di omicidio del consenziente ed altre ancora.

Meritano particolare attenzione, nel nuovo Codice di Deontologia Medica (2006), gli articoli che si riferiscono alla informazione del paziente e alla acquisizione del consenso informato.

L'art. 33 afferma la necessità di fornire al paziente l'informazione più idonea sulla diagnosi, sulla prognosi, sulle prospettive e le eventuali alternative diagnostico-terapeutiche, nonché sulle prevedibili conseguenze delle scelte operate. Viene anche giustamente affermato che il medico deve comunicare tenendo conto delle capacità di comprensione del malato al fine di promuovere la massima partecipazione (alleanza terapeutica). Le informazioni a terzi devono essere autorizzate (o richieste espressamente) dal paziente interessato. L'art. 35 si riferisce alla acquisizione, da parte dei curanti, di un valido consenso all'attività diagnostica e terapeutica previa idonea informazione. L'espressione del consenso deve essere effettuata in forma scritta nei casi previsti dalla legge e il consenso deve essere considerato come momento integrativo e i mai sostitutivo del processo di informazione. Va anche osservato che, in presenza di un documentato rifiuto di persona capace di intendere e volere, il medico deve desistere dai conseguenti atti diagnostico-terapeutici. Il medico deve invece intervenire, secondo scienza e coscienza, nei confronti di un paziente incapace, nel rispetto della dignità della persona e della qualità della vita, evitando comunque ogni accanimento terapeutico. A proposito del possibile rifiuto dei trattamenti da parte di un paziente capace di intendere e volere, è giusto sottolineare la necessità che il medico si interroghi sulla qualità dell'informazione fornita: essa infatti potrebbe non essere stata sufficientemente chiara ed efficace e, soprattutto nei casi di maggiore gravità, potrebbe meritare un supplemento di dati e perciò un approfondimento dell'informazione attraverso modalità diverse che tengano conto delle regole della buona comunicazione, fatta di dati e di messaggi facilmente comprensibili.

Va tuttavia sottolineato il crescente ricorso, nei luoghi di cura, ad una modulistica sempre più complessa, anche se talvolta utilizzata in modo incompleto e non corretto. Tale pratica viene considerata dagli esperti come chiaro atteggiamento difensivo dei medici che, temendo complicazioni medico legali, si preoccupano di raccogliere, quanto più è possibile, sottoscrizioni di consenso informato.

La ricca modulistica dei consensi informati, a cui si è accennato, permette ora di fare la seguente considerazione: essa si è imposta, in realtà, come strumento "probatorio" della avvenuta comunicazione dal medico al paziente, ma non ha in alcun modo migliorato, di per sé, il grado e l'efficacia della informazione a favore di chi, come il malato, ha diritto di sapere. Va anche osservato, dopo che i diritti del malato sono stati chiaramente affermati, che negli ultimi decenni, non solo sul piano etico-deontologico, ma anche su quello normativo e giurisprudenziale, il consenso informato appare come momento statico e scarsamente significativo dell'attività medica. Esso, sembra rappresentare semplicemente la fase preliminare e burocratica dell'incontro tra medico e paziente, costituendo quasi, secondo alcuni, una sorta di esonero del medico dalle sue responsabilità: il che, in realtà, non corrisponde al vero. Non è senza significato, d'altra parte, che le compagnie assicurative, considerando l'elevato rischio di responsabilità medico-legale dell'attività medica, elevano in modo crescente i costi delle polizze assicurative.

Altrettanto significativo è l'aumento delle denunce per "malpractice", cioè per responsabilità professionale medica in occasione di veri, o presunti, errori diagnostico-terapeutici ovvero per incompleta informazione. V'è infatti da sottolineare che spesso, nell'ambito di un contenzioso medico-legale, emerge con evidenza la cattiva qualità o l'incompletezza dell'informazione come elemento di grave responsabilità del medico e come causa di un consenso in realtà poco, "informato" e perciò con scarso valore etico e giuridico. Ad un attento esame della giurisprudenza più recente, è interessante rilevare che essa comincia a evidenziare alcune incertezze su principi giuridici affermati in passato e comincia a recepire la preoccupazione della classe medica di essere professionalmente svilita e di essere relativamente scoperta sul piano dei rischi professionali, stante la crescente aggressività delle compagnie assicurative. Si potrebbero qui citare alcune sentenze, relativamente recenti, che dimostrano come sia in realtà difficile, per i magistrati, esprimere talvolta il proprio giudizio in tema di responsabilità professionale quando il caso clinico è complesso e comporta scelte diagnostiche e terapeutiche con caratteri di estrema urgenza (ad esempio intraoperatoria), soprattutto quando l'informazione preliminare del paziente è stata generica e scarsamente efficace ai fini della espressione di un valido consenso.

Di grande interesse sono alcune recenti sentenze della Corte di Cassazione, con le relative motivazioni, in tema di responsabilità professionale medica. Da esse si possono trarre alcuni spunti di riflessione, ad esempio, sul riproposto concetto del consenso "presunto", o sui limiti del libero arbitrio del malato in tema di autodeterminazione e di scelte che riguardano la propria salute, ovvero sulla rilevanza dello stato di necessità che talvolta costringe il medico ad operare, nell'interesse del paziente, senza aver potuto provvedere ad una tempestiva ed esauriente informazione dello stesso.

Da sottolineare una sentenza di alcuni anni fa con la quale fu condannato un chirurgo addirittura per omicidio preterintenzionale a seguito della morte di una paziente che, non adeguatamente informata, era stata sottoposta ad un intervento necessariamente diverso da quello previsto, ma da lei non autorizzato, a cui aveva fatto seguito l'esito letale.

In una più recente sentenza di una Corte d'Appello si affermava che "Il consenso informato ad un trattamento sanitario non deve essere riguardato come valore in sé, ma solo come un modo di contemperare il diritto all'autodeterminazione del paziente con l'obbligo del medico di intervenire a tutela della sua salute". A ciò seguivano considerazioni relative alla rilevanza di eventuali ragioni del mancato consenso (urgenza o altro grave impedimento) che solleverebbero il medico dalla responsabilità professionale di non aver informato il paziente e di non averne raccolto il valido consenso. A commento dei più recenti orientamenti della giurisprudenza, derivanti dall'insieme delle sentenze per responsabilità medica (peraltro talvolta contraddittorie), si può affermare che esiste, per alcuni, il sospetto della tendenza ad una sorta di neogarantismo nei confronti della classe medica. Ciò, in realtà, non corrisponde al vero, ma si può riconoscere che la classe medica è sempre più portata a praticare una medicina "difensiva" nel timore, per molti aspetti fondato, di trovarsi sempre più coinvolta in azioni legali per responsabilità professionale. Questa tendenza non può certamente accompagnarsi ad un sereno esercizio della medicina e alla realizzazione di una vera alleanza terapeutica fondata sulla reciproca fiducia; essa piuttosto, induce i medici a non esporsi, ad agire con eccessiva prudenza, ad evitare interventi impegnativi. La stessa informazione viene falsata e non corrisponde ad una corretta e doverosa comunicazione di dati che il paziente ha il diritto di ricevere.

I recenti orientamenti della giurisprudenza in tema di responsabilità professionale medica meritano qualche riflessione. I principi affermati, lontani dal costituire una sorta di "neogarantismo" a favore della classe medica, pongono il problema della ricomposizione dei vecchi equilibri nel rapporto medico-paziente, evidentemente compromessi, negli ultimi tempi, dalla crescente richiesta di maggiori garanzie da parte dei malati.

Il problema fondamentale, in una nuova lettura del rapporto tra il curante e il suo assistito, è la scoperta di una regola comune che permetta di orientare la condotta dell'uno e dell'altro verso una ideale condivisione, attraverso una corretta informazione, delle strategie diagnostiche e terapeutiche. È stato affermato che, senza questo rapporto privilegiato, "la medicina diverrebbe un'arte o scienza senz'anima" (Fiecconi).

Il principio solidaristico, di grande rilevanza bioetica, richiede che ogni attore, nella vicenda clinica, agisca correttamente e tuteli le aspettative dell'altro nell'adempiere le proprie "obbligazioni", collaborando nel modo più efficace anche sul piano della corretta comunicazione e della efficace informazione.

Rischi e responsabilità, adeguatamente riconosciuti e comunicati ai fini di una opportuna conoscenza, permettono di realizzare l'auspicata alleanza terapeutica secondo le regole dell'etica e del diritto, salvaguardando la dignità professionale del medico curante e la libertà di autodeterminazione di colui che viene curato. Per concludere, sul tema della doverosa informazione del paziente, va detto che costituisce sempre un delicato e inquietante problema etico la opportunità di rivelare in ogni caso all'interessato la verità diagnostica, anche nei casi più sfavorevoli. Spetta al medico saper modulare e adeguare, con equilibrio e cautela, l'informazione in relazione all'età e alle caratteristiche psicologiche, culturali e sociali del malato. Ciò richiede, da parte del curante, una particolare sensibilità e l'indispensabile affinamento delle proprie capacità di comunicazione, al fine di raggiungere quella informazione ottimale che, lungi dal causare rifiuto delle cure e disperazione, permetta di raggiungere comunque, attraverso una efficace collaborazione, i migliori risultati, anche se relativi, sul piano terapeutico e della qualità di vita.

SALUTE E ANTROPOLOGIA

Si può oggi affermare che il mondo della salute rivela, in modo significativo, il volto della nostra civiltà e delle sue contraddizioni: fenomeni come la esasperata medicalizzazione dei problemi esistenziali, la super-specializzazione delle discipline mediche e la crescente rilevanza delle tecnologie applicate all'ambito sanitario disegnano lo sfondo culturale in cui si muove la medicina moderna. La prospettiva antropologica diventa così, secondo gli esperti, l'angolatura più appropriata per cogliere e affrontare l'ampiezza e la complessità delle problematiche della salute e dei loro aspetti bioetici, sociali e normativo-istituzionali.

A ciò si aggiunga che solo considerando correttamente la visione antropologica dei problemi si possono aprire molteplici possibilità di intervento per lo spirito di disponibilità al servizio che deve animare la comunità cristiana. Un discorso organico sul rapporto salute-malattia si è fatto oggi sicuramente più difficile in quanto la competenza della dimensione sanitaria ha occupato molti campi, fino a ieri ad essa sconosciuti, come le manipolazioni genetiche, la procreazione assistita, l'accanimento terapeutico, l'eutanasia ed altri.

L'etica medica ha così lasciato il posto alla Bioetica, intesa come studio sistematico della condotta umana nell'area delle scienze della vita e della cura della salute, una condotta esaminata alla luce dei principi morali e appunto della visione antropologica. Va sottolineato il fatto che, dopo la crescente medicalizzazione dei problemi esistenziali a cui si è fatto cenno (il loro trasferimento in ambito tecnico riduce le difficoltà che sono proprie delle verifiche oggettive e cioè dei confronti con la realtà), accanto all'avvento prepotente della medicina super-specialistica e della esasperata tecnologia che hanno caratterizzato gli ultimi decenni, si assiste ora ad una crescente attenzione per aree di salute a-specialistiche, per medicine alternative, per pratiche non professionistiche che rendono maggiormente problematico l'approccio culturale al problema della salute. L'indubbia conflittualità presente in campo sanitario è dovuto alla estrema problematicità dei fattori in gioco. È giusto sottolineare, a questo proposito, che sono molti gli studiosi che, in questo campo, propongono riflessioni, domande e prospettive di varia natura, affrontando percorsi che riguardano fondamentalmente la definizione della salute, la sua dimensione antropologica e la dimensione strutturale che deve caratterizzare l'intervento sanitario e socio-assistenziale.

Per quanto si è detto, è dunque opportuno, prima di affrontare gli aspetti antropologici della salute (l'antropologia studia la natura dell'uomo sia sul piano biologico che su quello filosofico), proporne una corretta definizione.

L'Organizzazione mondiale della sanità (OMS), a seguito di numerosi studi e Convegni internazionali, ha approvato una definizione che riconosce la salute come uno "stato di completo benessere fisico, psichico e sociale".

Va anche sottolineato che alla definizione della salute si può giungere riassumendo lo sviluppo storico dell'arte medica, secondo "scansioni"(Cotta) che riconoscono la medicina dell'antichità come incentrata su ciò che è esterno all'organismo (ambiente, astri ed altro), la medicina moderna come incentrata su ciò che è interno all'organismo (fisiologia e patologia delle funzioni) e la medicina attuale caratterizzata dalla sintesi e dalla correlazione di fattori come corpo e psiche, salute e malattia, cura e prevenzione ed altri ancora.

Va anche osservato che, al fine di inquadrare le correlazioni antropologiche e culturali della salute, è opportuno considerare quelli che sono stati, nel secolo scorso, i diversi approcci al tema del rapporto salute-malattia: l'approccio strutturale (visione positivista e strettamente biomedica), l'approccio fenomenologico (salute-malattia come esperienza umana e culturale), l'approccio ideologico (salute-malattia come fenomeno politico-sociale), l'approccio de-istituzionalizzante (salute-malattia come fenomeno legato ai modelli culturali e agli stili di vita).

Recentemente alcuni esperti hanno affermato che solo due orientamenti possono ritenersi fondamentali quello positivista (naturalista) e quello soggettivista (personalista). In realtà sembrerebbe più opportuno, secondo altri autorevoli studiosi, superare questa distinzione e giungere a una stretta correlazione dei due aspetti, in una sintesi per l'appunto squisitamente antropologica. Non è possibile, infatti, separare l'oggettiva corporeità dalla soggettività, lo "star bene" dai fatti e dai significati della vita (Mozzanica).

Da quest'ultima non è possibile escludere gli impatti, più o meno dolorosi, con la sofferenza, con l'invalidità, con l'imprevisto e con la morte stessa: tutto ciò rappresenta d'altronde, per ogni essere umano, la dimensione della sua finitezza e del suo essere creatura.

L'urgente necessità di approfondire i riferimenti e le correlazioni del rapporto salute-malattia con l'antropologia e in particolare con l'antropologia cristiana viene oggi affermata da autorevoli esperti. Si tratta soprattutto di correlare nella persona umana, unica e irripetibile, la dimensione fisica, psichica e sociale: non esiste infatti approccio alla salute senza approccio all'antropologia e non esiste approccio all'antropologia senza la dimensione che definisca il benessere fisico, psichico e sociale. Il riferimento immediato all'antropologia deriva da una visione olistica, unitaria dell'essere umano e appare importante allora la correlazione all'antropologia cristiana: da essa nasce la consapevolezza che il benessere fisico, psichico e sociale va visto più che altro come un percorso ed un traguardo da raggiungere.

Va anche sottolineato che l'assunto secondo il quale la salute non può che far parte di un quadro antropologico è confortato dall'approfondimento culturale elaborato dalla OMS e dai relativi documenti che fanno riferimento alla qualità della vita, agli stili di Vita e al programma "Salute per tutti" lanciato qualche anno fa dalla Organizzazione. Si deve anche osservare che il riferimento al quadro antropologico nel quale si colloca la salute richiama l'attenzione su potenziali rischi di disumanizzazione accanto, d'altra parte, a potenziali momenti di vero arricchimento culturale. Tra i primi vanno considerati: la eccessiva medicalizzazione della vita e dei problemi esistenziali, la strumentalizzazione consumistica della tutela della salute, la crescente prevaricazione del tecnicismo, la espropriazione della corporeità come valore, la frequente iatrogenesi clinica (cure che producono malattia), la iatrogenesi sociale (azione negativa dell'ambiente), la iatrogenesi culturale (illusione di onnipotenza della medicina). Si può dunque assistere ad una invadente colonizzazione della sanità che espropria l'essere umano delle sue dimensioni esistenziali.

Tra i possibili arricchimenti culturali in chiave antropologica va invece considerata la consapevolezza che la salute è uno star bene con sé stessi, è un diritto e insieme un dovere, è un'offerta di felicità; è parte importante della cultura, si misura realisticamente con la paura della sofferenza e insegna ad affrontarla, coniuga il curare col prendersi cura, prevede l'educazione sanitaria e la prevenzione, sottrae alle dipendenze e aiuta ad affrontare le varie forme di disagio.

Proseguendo lo studio degli aspetti antropologici della salute, è interessante il riferimento, in un certo senso obbligatorio, ai valori e principi che furono presenti, nel 1978, nei provvedimenti legislativi che diedero vita alla Riforma sanitaria e agli innegabili significati etici e antropologici che in quei provvedimenti erano indubbiamente contenuti.

La legge 833, che ancora oggi mantiene una sua indiscutibile validità, era caratterizzata dal passaggio culturale, prima ancora che strutturale e organizzativo, dell'assistenza sanitaria alla tutela della salute, intesa come benessere fisico, psichico e sociale, ovvero come "equilibrio dinamico all'interno della persona fra soma, psiche e spirito, all'esterno della persona fra soggetto e ambiente" (Sgreccia).

La tutela della salute viene oltretutto intesa, con la riforma, come prevenzione, come riabilitazione e come educazione sanitaria: essa ribadisce il principio della salute intesa come diritto del cittadino e prospetta l'unificazione di tutti i servizi a livello territoriale, garantendo un equilibrio di unità delle offerte tramite strumenti di programmazione. Altri aspetti interessanti della riforma sono la conferma del concetto della salute come diritto-dovere, l'affermazione della necessità di integrazione tra le componenti sanitarie e quelle socio-assistenziali, la considerazione dell'importante rapporto costi-benefici, l'affermazione della costante necessità di apporti pluridisciplinari.

Gli studiosi che, in questi ultimi anni, hanno analizzato la effettiva applicazione dei principi e delle norme della riforma sanitaria, sono concordi nel sottolineare le indubbie difficoltà incontrate dagli operatori sanitari e politico-amministrativi nel dare concretezza ai contenuti della Legge di riforma: le cause sono molteplici e vanno dalla scarsità costante delle risorse economiche (soprattutto in relazione al continuo aumento delle richieste) alla impegnativa riqualificazione dei quadri dirigenti, dagli atteggiamenti corporativi alla difficile formulazione dei parametri utili per l'equilibrato utilizzo delle risorse umane e finanziarie, dall'eccesso di prescrizioni farmaceutiche e di accertamenti diagnostici alla problematica risoluzione del rapporto tra pubblico e privato.

È dunque difficile, se pur interessante, trarre dalla applicazione della riforma sanitaria come affermazione di principio di valori, utili riflessioni e considerazioni sugli aspetti antropologici della salute.

Una attenta considerazione del rapporto tra la dimensione antropologica e la dimensione strutturale della salute può portare ad una serie di interessanti indicazioni operative. Poiché la salute si iscrive in un contesto antropologico ed è anzi parte essenziale dell'antropologia e poiché non vi è l'antropologia senza una dimensione relativa alla salute, è facile rilevare indicazioni per interventi, di varia natura, relativi ai processi di crescita e di personalizzazione del diritto-dovere della salute.

Da ciò deriva la priorità dell'educazione alla salute, che supera il riduttivo concetto di educazione sanitaria.

Secondo gli esperti è giusto sottolineare, nell'ambito dell'educazione alla salute, l'importanza della "interiorizzazione" nell'approccio alla sofferenza, all'imprevisto, all'invalidità e persino alla morte.

Questi ambiti del vivere sono stati, in realtà, sempre più rimossi con la tecnicizzazione della medicina: le condizioni di cronicità, gli esiti invalidanti e lo stesso prolungamento dell'età media hanno portato a ristrutturazioni personali e comunitarie nell'intento di rendere più vivibile e più dignitosa la qualità della vita. È anche interessante osservare che la Bioetica, nel campo dei valori e degli interventi sanitari, suggerisce oggi di verificare se la persona venga "oggettualizzata" nel corso di tali interventi (diagnostico-terapeutici o di ricerca), se cioè la persona venga, o meno, trasformata da a strumento. E si può aggiungere che è doveroso per il cristiano, in una attenta riflessione antropologica, essere presente e vigile, soprattutto in occasione di iniziative intese a produrre interventi legislativi (procreazione assistita, donazioni, trapianti, fine vita, eutanasia ed altro). Si deve pertanto promuovere una nuova cultura della salute ed "educarsi ad essa come ad una virtù"(Illich), mai dimenticando che essa è un diritto dal quale, eludendo la visione etica e antropologica, si rischia, fra l'altro, di escludere gruppi sociali particolarmente deboli come i portatori di handicap, i malati mentali, i tossicodipendenti ed altri ancora. Si deve anche tornare a riconoscere il ruolo prioritario e fondamentale della famiglia: da semplice oggetto passivo di servizi socio-sanitari, essa deve tornare ad essere protagonista nell'educazione alla salute e interlocutore attivo nei confronti delle istituzioni. Per quanto si è detto si può, in conclusione, affermare che là dove esiste ogni forma di rischio per la salute, intesa come dimensione antropologica, esiste contestualmente un rischio esistenziale, individuale e collettivo.

Bioetica e demenze senili

Si intende per demenza il deterioramento globale delle funzioni mentali nei loro aspetti intellettuali, conoscitivi, emozionali ed affettivi: ciò produce una disgregazione della personalità che porta alla incapacità di apprendere e di adattarsi all'ambiente, a disturbi emozionali e alla compromissione della memoria soprattutto per i fatti recenti.

La demenza è relativamente frequente nell'età avanzata (20% dopo gli 80 anni), ma può manifestarsi anche prima dei 65 anni (demenza presenile o malattia di Alzheimer) e può essere legata ad altre patologie come il morbo di Parkinson, la corea di Huntington, la malattia di Kreutzfeldt. I segni premonitori della demenza sono costituiti dai disturbi dell'attenzione e della concentrazione, dalla progressiva compromissione della capacità di memorizzare, dalla riduzione del patrimonio ideativo, dalla perdita delle capacità critiche e di giudizio, dall'aumentata reattività ed altro. Sul piano anatomo-patologico la demenza è caratterizzata da alterazioni cerebrali progressivamente sempre più evidenti.

Questo stato di cose non può che comportare serie problematiche sul piano umano, sociale, medico, giuridico ed etico-deontologico. La persona anziana che perde la capacità di decidere, cioè di intendere e volere, a causa di una patologia neuro-degenerativa, costituisce per la famiglia, per la società, per il mondo degli operatori sanitari e per le istituzioni un delicato e talvolta inquietante problema, di cui sono ben evidenti gli aspetti di carattere bioetico.

Molto spesso l'anziano che presenta una condizione di demenza pone, a chi gli sta accanto, seri interrogativi sulla sua identità, sulla qualità della sua esistenza, sulle modalità più idonee del prendersi cura di lui tenendo conto che sono in gioco la sua identità e la sua dignità di persona, oltre che la identità di chi lo assiste e della società in cui vive. Sono molti gli studiosi che affrontano le questioni etiche relative alla demenza senile: esse meritano di essere considerate in una prospettiva interdisciplinare in grado di permettere una attenta lettura dei fenomeni e una corretta valutazione dei principi in gioco. Solo così è possibile, in modo costruttivo, la elaborazione di soluzioni possibili da adottare caso per caso o da proporre a chi di dovere per eventuali iniziative di carattere politico-sociale e legislativo.

Una prima riflessione sul tema dei soggetti in età avanzata che, a causa di una forma di demenza senile, perdono le capacità decisionali riguarda la necessità di chiarire che l'anzianità non è sinonimo di malattia e ancor meno di progressiva demenza, e che la demenza è provocata in realtà da molteplici cause che configurano diverse patologie. È dunque il caso di evitare gli stereotipi a proposito di anzianità. È anche giusto sottolineare che il processo di invecchiamento comporta, nell'essere umano, una progressiva perdita delle capacità di adattamento legata alla riduzione delle riserve funzionali della persona, ma ciò non significa malattia. Si deve tuttavia riconoscere che l'anzianità è spesso accompagnata dai segni di varie affezioni cronico-degenerative e che tale polipatologia comporta una crescente disabilità. Pur essendo prevalenti nei soggetti anziani, le demenze non devono essere ritenute come un inevitabile effetto dell'invecchiamento del sistema nervoso centrale. Si possono registrare comunemente conseguenze a carico di tale sistema che sono semplicemente legate al naturale invecchiamento, mentre altre sono provocate da patologie del cervello e sono caratterizzate dal decadimento demenziale, cioè dal deterioramento cognitivo cronico progressivo. Una particolare forma di demenza è quella di Alzheimer: essa è caratterizzata da un esordio relativamente precoce e particolarmente insidioso; oltre che dall'assenza di un quadro neurologico elementare specifico. Di tale forma è estremamente importante la fase diagnostica e la tempestività dell'intervento assistenziale, fondato sulla verifica della presenza di un vero decadimento demenziale. Si tratta di fasi delicate di cui non possono sfuggire le implicazioni etiche, dovendosi agire sempre e comunque nel rispetto della persona. Un errore che purtroppo viene commesso con relativa frequenza sia dagli interessati che dai familiari è quello di tendere inizialmente a nascondere e sottovalutare i segni del progressivo decadimento mentale.

Meglio sarebbe, invece, affrontare per tempo il problema nei suoi aspetti affettivi, pratici, terapeutici, economici e giuridici, concordando il più serenamente possibile le modalità comportamentali delle persone coinvolte, soprattutto in riferimento ai tempi successivi, che saranno inevitabilmente caratterizzati da una progressiva incapacità di intendere e volere della persona colpita dalla malattia, certamente meritevole di grande dedizione, pazienza e comprensione.

Va sottolineato, a questo punto, che spesso la demenza, soprattutto di tipo Alzheimer, costituisce una patologia così invalidante da comportare gravi esigenze assistenziali, diventando elemento dirompente sul piano psico-affettivo, sociale ed economico nel nucleo familiare, mentre non è facile contare sul sostegno dei servizi pubblici. Solitamente i familiari, di fronte a forme di demenza relativamente precoci, accusano forme di ansia e depressione, affaticamento psico-fisico, isolamento sociale, difficoltà di svolgimento dei compiti lavorativi, tensioni emotive: tutto ciò nella consapevolezza di non potersi sottrarre, date le circostanze, a precisi e inderogabili obblighi morali di assistenza. Va tuttavia osservato che i più recenti studi sull'argomento mostrano come le famiglie tendano a respingere o ritardare la scelta di un ricovero in residenze sanitarie assistenziali (RSA) dei malati affetti da demenza, ritenendo che la casa sia il luogo in cui essi possono ottenere le cure migliori.

Tra i servizi pubblici va comunque sottolineata l'esistenza delle Unità di valutazione dell'Alzheimer (UVA) che hanno lo scopo di coordinare l'attività dei medici di base, delle strutture ospedaliere e dei servizi di assistenza domiciliare.

Passando ora a considerare più approfonditamente gli aspetti etico-filosofici e sociali della malattia degenerativa cerebrale che sta alla base della demenza senile, va detto che essa, rapportata al modello oggi dominante dell'essere umano autosufficiente e prestante, comporta un giudizio fortemente negativo: il malato va infatti non solo assistito, con dispendio di risorse, ma anche sorvegliato o addirittura sostituito nelle decisioni che riguardano la sua vita. Ma v'è da chiedersi se veramente il criterio dell'autosufficienza corrisponda alla natura e alla dignità della persona umana. In realtà l'interdipendenza è una condizione connaturata all'uomo, nella natura e nella società. Pur dovendosi riconoscere l'alto tasso di individualismo nella società di oggi, bisogna tuttavia ammettere una importante verità antropologica: l'uomo è veramente tale se viene preso in cura dagli altri, se cioè vive grazie a validi legami sociali. Se allora la dipendenza reciproca è condizione esistenziale per gli esseri umani, le questioni relative alla demenza senile non si riducono alla semplice valutazione del grado di autosufficienza, ma si riferiscono alla interdipendenza tra i malati e gli altri membri del corpo sociale. È dunque eticamente corretto non rimuovere, bensì accettare e combattere le forme degenerative del sistema nervoso centrale.

Il prendersi cura dell'anziano affetto da demenza non corrisponde semplicemente ad un richiamo morale, ma è condizione per la possibilità stessa della convivenza sociale, secondo una visione antropologica correttamente personalistica e non utilitaristica della società in cui viviamo. Farsi carico di un paziente non più capace della cura di sé costituisce una sfida che, oltre agli aspetti etici, pone una questione radicale: quella della identità pratica di quella persona e delle sue relazioni con gli altri. Molti interrogativi vengono sollevati dagli studiosi a questo proposito e cioè: cosa significa prendersi cura di chi non ha coscienza di sé, cos'è la coscienza di sé, è semplicemente riducibile alla consapevolezza di sé? In realtà prendersi cura di persone che presentano demenza senile o presenile significa riconoscere la possibilità di instaurare comunque una relazione, riconoscendo in ognuna di esse un "sé" molto particolare, degno della nostra "prossimità".

Va ancora osservato che la perdita progressiva della memoria, della coscienza di sé e della capacità di autodeterminazione consapevole non costituisce la fine del sé, ma si inserisce nella storia di quella persona; questa identità, che viene detta "narrativa", consente di riconoscere l'esistenza di un sé che permane al di là dei cambiamenti (Chiodi).

Una questione recentemente tornata alla ribalta a proposito di persone incapaci di intendere e volere (per demenza senile o di altra natura) è quella relativa alle Dichiarazioni (o direttive) anticipate di trattamento (DAT), dette anche Testamento biologico. Pur dovendosi riconoscere che la nozione di "autonomia", fondamentale in alcune questioni di bioetica, sembrerebbe fuori luogo nel caso di pazienti anziani e non autosufficienti, va riconosciuto che le DAT, purché redatte in precedenza con modalità corrette, potrebbero costituire "uno strumento per far valere le volontà in ordine alle cure di pazienti non più in grado decidere di sé" (Reichlin). Non si può d'altra parte negare le perplessità che permangono a proposito delle DAT e le serie e prevedibili difficoltà finora incontrate dai Legislatori nel discutere e approvare un provvedimento normativo sull'argomento. Le ragioni di ciò sono molte e vanno dalla inevitabile astrattezza alla dubbia affidabilità e vincolatività delle dichiarazioni, per altro prive del requisito dell'attualità, pur dovendosi riconoscere l'indubbio valore della figura del "fiduciario" previsto nel progetto di Legge.

In virtù di una legge sulle Dichiarazioni anticipate di trattamento, che il Parlamento italiano si accinge ad approvare, anche l'anziano affetto da demenza potrebbe dunque ottenere il rispetto di sue volontà espresse in precedenza, quando cioè era nel pieno possesso delle proprie facoltà mentali. Le norme contenute in tale provvedimento legislativo ne stabiliranno le non facili modalità di applicazione, nel rispetto del principio di autodeterminazione del malato e della sua dignità di persona, dignità che rimane fuori discussione anche in presenza di una grave limitazione come la demenza e che impone scelte assistenziali atte ad evitare sia l'accanimento che l'abbandono terapeutico. Va ora osservato che, oltre alle problematiche riferibili alla titolarità delle decisioni, nel caso di anziani incapaci di prendersi cura di sé non va trascurato uno degli aspetti più delicati che si riferiscono al trattamento di queste persone: esso riguarda la necessità, in taluni casi, di dover adottare mezzi fisici, farmacologici e ambientali che limitano coercitivamente la capacità di movimento dell'assistito, in altre parole di dover ricorrere alla sua "contenzione" o immobilizzazione.

Va detto che, mentre in determinati casi tale trattamento è assolutamente necessario, in altri non si giustifica e finisce col calpestare la dignità del malato e col tradire il significato di ciò che si intende per atto medico. È pur vero, tuttavia, che un danno al paziente può derivare non solo dall'ingiustificato ricorso alla contenzione, ma anche dalla sua mancata applicazione quando ne esistano delle chiare indicazioni (prevenzione di movimenti inconsulti che pregiudichino l'effettuazione e l'efficacia di terapie, prevenzione di cadute e altro). Le strutture assistenziali sono tenute a mettere in atto, mediante attrezzature idonee ed eventuali modifiche ambientali, la possibilità di provvedimenti contenitivi adottabili, in caso di bisogno, dagli operatori sanitari, chiamati in tal caso in modo particolare, al rispetto delle norme di deontologia professionale. Per essi è dunque opportuno prevedere momenti di formazione specifica, intesi ad ottenere comportamenti sempre più adeguati alle esigenze assistenziali degli anziani affetti da demenza, allo scopo di sostenere, senza mortificare, le loro potenzialità residue. In conclusione si può affermare che la contenzione non deve costituire un alibi alle nostre difficoltà culturali, antropologiche ed etiche nell'affrontare, con grande rispetto e dedizione, la malattia e la sofferenza nei casi dolorosi di demenza senile.

LE MALATTIE MEDIALI

L'uso dei mezzi di comunicazione di massa, soprattutto audiovisivi, può portare, se attuato in modo scorretto ed esagerato, a compromissioni psico-fisiche di natura patologica: ciò è stato, chiaramente accertato da studi clinico-scientifici condotti da autorevoli esperti del settore. La potenzialità lesiva dell'uso disordinato delle sofisticate tecnologie mediali sulla salute dell'uomo rende oggi evidenti, tra l'altro, innegabili implicazioni di carattere bioetico, essendo indiscutibili le responsabilità morali, verso se stessi e verso gli altri, di coloro che scelgono, sia sul piano qualitativo che quantitativo, le modalità di impiego dei mezzi audiovisivi. Ciò va riferito soprattutto agli educatori (genitori, insegnanti, sacerdoti), chiamati ad uno scrupoloso ed efficace controllo dell'uso, o dell'abuso, mediatico messo in atto dai minori, sempre più attratti, e quindi condizionati, dai programmi e dai giochi a loro dedicati. Si può dunque affermare che media e salute costituiscono oggi un binomio sul quale è opportuno e doveroso richiamare l'attenzione dell'opinione pubblica, degli educatori e dei legislatori.

È giusto segnalare che si è tenuto recentemente a Roma, organizzato dall'AIART (Associazione Italiana Ascoltatori Radio Televisione) e dall'Università La Sapienza, un importante Convegno sul tema delle "Malattie mediali", durante il quale sono stati analizzati i potenziali danni che soprattutto la televisione, i computer e i cellulari possono causare. Tali danni sono stati messi in evidenza da autorevoli specialisti delle varie branche e discipline mediche direttamente collegate ai rischi psicofisici dell'uso scorretto ed esagerato dei mezzi di comunicazione audiovisiva.

È anche opportuno sottolineare che dal Convegno sono emerse importanti considerazioni sulla possibilità che l'inevitabile e doveroso monito riguardante la pericolosità dei mass-media porti in qualche modo a ridurre il consumo dei programmi televisivi. Ciò comporterebbe evidenti danni di ordine commerciale ed economico derivanti dalla minor diffusione dei messaggi pubblicitari ed esiste il rischio che le agenzie interessate siano indotte a passare sotto silenzio i dati e le notizie allarmanti sui negativi effetti collaterali dell'uso scorretto dei mass-media che, come si è visto, sono stati messi in luce da autorevoli studiosi della materia.

Passando ora a considerare più specificatamente le funzioni psico-fisiche che possono in effetti subire danni dall'uso scorretto dei mezzi di comunicazione, è opportuno sottolineare innanzitutto gli effetti di carattere psicologico e i rischi di dipendenza e assuefazione che riguardano in modo particolare i più giovani. Essi, vanno tutelati attraverso norme e regole chiare che permettono l'uso di mezzi e di programmi improntati al bene comune, senza escludere l'attenzione doverosa per gli ambienti di lavoro oltre che domestici. Sono stati evidenziati dagli esperti, ad esempio, i rischi rappresentati dai disturbi del sonno e dalla stanchezza diurna nei bambini abituati a fruire di televisione, videogiochi e internet prima del riposo notturno, mentre è stato spesso registrato anche un calo preoccupante della memoria.

Altro inconveniente che riguarda i minori è quello legato alla pubblicità televisiva, capace di provocare disordini alimentari attraverso la sponsorizzazione (spesso molto efficace) dei prodotti:

essa, accompagnata dalla prolungata immobilità causata dalla continua fruizione dei mezzi audiovisivi, provoca frequentemente gravi disturbi del comportamento alimentare e obesità. Va anche osservato che, per l'efficacia dei messaggi pubblicitari che plasmano gusti e abitudini dei minori, trasformandoli in raffinatissimi consumatori, i genitori (o chi per essi) finiscono per trovarsi in balia di un fenomeno che altri governano con fini non certo educativi. Per questa ragione è auspicabile, da parte di chi è invece chiamato a educare, una maggiore consapevolezza e un maggior rigore, superando oltretutto il comodo concetto della "televisione baby-sitter".

Va poi considerato il rischio di "internet addiction disorder", che consiste nella mancanza di controllo nell'uso del web, che qualcuno ha definito la malattia del terzo millennio. Essa colpisce soprattutto i giovanissimi, che finiscono per chiudersi in sé stessi, presentando crisi d'ansia e soffrendo per insonnia. Si può ben dire che per costoro internet è una vera droga, per la quale è doveroso mettere in atto tutti i provvedimenti educativi capaci di attuare una vera prevenzione, fondata su un'efficace e intelligente collaborazione tra la famiglia e la scuola, due agenzie educative fondamentali e indispensabili, ma talvolta inadempienti, nella formazione delle giovani generazioni.

Proseguendo nella disamina delle patologie che possono essere provocate dall'uso scorretto e distorto dei nuovi mezzi di comunicazione, è il caso di segnalare una iniziativa adottata dalla Commissione europea di Bruxelles per ridurre i rischi di sordità: attraverso studi specialistici clinico-scientifici, l'iniziativa ha permesso di appurare che il 5-10 % degli utilizzatori di lettori "mp3" portatili che ascoltano musica per più di un'ora al giorno a volume elevato sono esposti al rischio di una irreversibile compromissione della capacità uditiva. Va anche osservato che spesso la musica ascoltata in metropolitana, sugli autobus o in automobile viene utilizzata in realtà per coprire i rumori di fondo; tutto ciò, aggiungendosi altri "decibels" (unità di misura del volume sonoro) al già eccessivo inquinamento acustico ambientale, risulta assolutamente deleterio per l'orecchio umano. Secondo le valutazioni degli esperti, nell'Unione europea almeno dieci milioni di persone sarebbero oggi a rischio di sordità: nel caso dei

più giovani, l'eccessivo volume di suoni porterebbe a danni irreversibili dell'apparato uditivo. Va anche osservato che, per chi è
a lungo esposto a rumori e suoni di elevata intensità, sono i suoni
acuti i primi a non essere più percepiti: in seguito verrebbero
gradualmente compromessi i suoni più "gravi" fino a quelli caratteristici della conversazione.

A questi sintomi vanno aggiunti, secondo gli studi eseguiti,
cefalea (mal di testa), problemi cardiocircolatori, stati di stress,
nervosismo, insonnia dipendenti dai livelli, dalla durata e dalle
modalità di esposizione ai suoni e ai rumori. Da più parti si evidenzia perciò la necessità di apportare limitazioni agli apparecchi
utilizzati come L'I-Pod e i telefoni cellulari. Tali limitazioni andrebbero peraltro imposte anche alle sale cinematografiche e alle
discoteche dove, con gli impianti più moderni e sofisticati, si arriva a superare la soglia incredibile dei 130 decibels.

Questi provvedimenti farebbero parte delle doverose e salutari
innovazioni e modifiche, sia tecnologiche che educative, a cui
sono tenute le autorità competenti. Ma non si possono negare
purtroppo, a questo proposito, le inevitabili implicazioni di carattere economico e commerciale che sono, in realtà, i veri fattori
che, in ogni campo, rendono difficile ogni iniziativa e ogni attività educativa, formativa e preventiva, pur caratterizzata da innegabili significati e valori di carattere sociale e bioetico.

Non sono senza rilevanza, tra le patologie provocate dall'uso
scorretto degli audiovisivi, quelle di carattere ortopedico, come è
stato evidenziato da clinici autorevoli. Ciò sta suscitando vive
preoccupazioni anche tra i genitori, soprattutto tra quelli più sensibili e responsabili. L'uso prolungato di televisori e di videoga-
me, molto presente tra i piccoli utenti, è infatti causa frequente di
disturbi, detti "da divano" in riferimento alle posture più frequentemente assunte, responsabili di quelle patologie. Soprattutto nei soggetti giovanissimi, iniziali disturbi e dolori cervicali,
dorsali e lombari possono, in effetti, trasformarsi in vere e proprie cifosi, in scapole alate e in atteggiamenti viziati del collo.
Per i giovani è possibile il comparire di precoci artrosi e dolori
generici localizzati alla colonna vertebrale in tutte le sue porzio-
ni, mentre non si può escludere la comparsa di fastidiosi formi-
colii, di intorpidimenti e di rigidità degli arti. È altresì stato se-

gnalato il frequente ricorso agli ambulatori ortopedici da parte di giovani e di adulti che accusano dolori molto particolari, dagli stessi pazienti riferiti a scorrette posizioni durante l'uso di computer, di videogiochi e di televisori in genere.

Da più parti si evidenzia oggi la necessità di una doverosa ed efficace educazione ad un uso più moderato e più corretto dei mezzi audiovisivi anche ai fini della prevenzione delle patologie che riguardano in qualche modo l'apparato locomotore. È tuttavia importante, oltre all'adozione di opportuni provvedimenti preventivi mediante l'opera di educazione, conoscere le possibilità terapeutiche capaci di risolvere le incipienti anomalie e soprattutto di prevenire quelle patologie ingravescenti che potrebbero poi compromettere la qualità di vita nell'età più avanzata. Tali possibilità sono costituite fondamentalmente da opportuni ed efficaci percorsi di tipo fisio-chinesiterapico, guidato da professionisti competenti.

Va aggiunto che, accanto ai problemi causati dalle scorrette posture frequentemente assunte soprattutto dai giovanissimi, vanno considerati, come si è già detto, quelli di carattere alimentare: la prolungata, comoda ma incontrollata fruizione degli audiovisivi è infatti quasi sempre accompagnata dal consumo, spesso abbondante, di cibi (merendine) ricchi di grassi e zuccheri, frequentemente responsabili della comparsa di precoce obesità e di disturbi del metabolismo.

Anche nell'ambito della medicina dei lavoro gli esperti hanno descritto patologie di rilievo legate all'uso prolungato di videoterminali, o di altre apparecchiature, che possono essere causa non solo di danni alla colonna vertebrale, ma soprattutto di complicazioni oftalmologiche, meritevoli di attenzione e di periodici controlli specialistici. La sempre più alta diffusione dell'utilizzo dei videoterminali in ogni ambito di attività (luoghi di lavoro, ambienti familiari, scuole) con le più diverse finalità (attività lavorativa, informazione, gioco, comunicazione) ha in effetti portato ad eccessi e a scorrette modalità di impiego dei mezzi audiovisivi, con conseguenze che vanno talvolta oltre le previsioni. Va sottolineato che, per coloro che sono costretti per ragioni lavorative ad utilizzare continuamente videoterminali, vige l'obbligo della sorveglianza sanitaria, finalizzata soprattutto alla prevenzione di sindromi da stress, causate dalla monotonia delle operazioni, dalla eccessiva sedentarietà, dal sostanziale isolamento e dall'effettiva riduzione dei rapporti interpersonali. Alla luce di quanto si è esposto finora ed in considerazione di quanto la scienza medica ha saputo evidenziare con approfonditi studi di autorevoli esperti in tema di patologie legate all'uso scorretto ed esagerato dei mezzi audiovisivi, è dunque importante giungere a doverose riflessioni sulle problematiche, spesso sottovalutate, a cui si è fatto riferimento. Ciò al fine di migliorare, attraverso opportune informazioni e un'attenta azione educativa, lo stile di vita degli utenti, soprattutto dei più giovani, invitandoli a prestare maggiore attenzione, nelle abitazioni e nei luoghi di lavoro, all'impiego dei mezzi di comunicazione, al fine di non subire i danni di quelle che taluni considerano le "patologie del nuovo millennio", prodotte dal progresso delle tecnologie applicate al complesso mondo della comunicazione sociale. Merita di essere qui segnalata, in conclusione, un'iniziativa dell'AIART (Associazione Spettatori-Onlus) intesa a promuovere, in Parlamento, provvedimenti legislativi in tema di "Media education": essi permetterebbero di inserire, nei programmi scolastici, l'educazione all'uso corretto dei mezzi di comunicazione.

Ciò porterebbe non solo ad una migliore capacità di scelta dei programmi, ma anche alla prevenzione di quelle "malattie mediali" delle quali si è voluto, con queste riflessioni, evidenziare la rilevanza sociale e bioetica.

LA RELAZIONE PAZIENTE-MEDICO

Il problema della relazione che si stabilisce tra chi è malato e chi è in grado di curarlo è già stato affrontato, tempo fa.

Si è detto che la delicata questione era già stata affrontata, alcuni secoli prima di Cristo, da Ippocrate, grande medico e bioeticista "ante-litteram" di cui è ancor oggi famoso il Giuramento. Da allora la medicina ha attraversato fasi diverse: da misteriosa e magica è divenuta paternalistica e, dopo molti secoli, con l'avvento delle specializzazioni e del sistema mutualistico, sempre più burocratica e disumanizzante. Si deve tuttavia riconoscere che, in questi ultimi decenni, si è registrata una positiva tendenza ad una medicina fondata sulla "alleanza terapeutica" tra paziente e medico, come segno di una riumanizzazione del delicato e fondamentale rapporto: esso è stato costantemente anche oggetto di studio da parte di clinici, psicologi, bioeticisti che ne hanno evidenziato il profondo significato umano e morale.

È ora il caso di sottolineare qui una ricerca, condotta in questi ultimi tempi, che ha permesso di evidenziare gli interessanti mutamenti che, nel cervello dell'essere umano colpito da malattia, si verificano in fasi successive: accurati studi di Neurofisiologia, fondati peraltro su un evoluzione del sistema nervoso centrale durante millenni, hanno permesso di appurare che il percorso che ogni ammalato compie nel cercare aiuto, non è diverso da quello di chi, assetato e affamato, cerca acqua e cibo. L'obiettivo è, in ogni caso, quello di trovare sollievo e sconfiggere il male. È a questo punto che entrano in gioco la figura del medico curante e la qualità del rapporto che si stabilisce tra lui e il paziente: una buona relazione produrrà, nei limiti del possibile, i migliori effetti sugli esiti delle terapie. Studi approfonditi nel campo della neurofisiologia hanno permesso di evidenziare interessanti modificazioni dei processi cerebrali, chiaramente influenzati dagli atteggiamenti e dai comportamenti del medico curante (Benedetti). Tali processi corrispondono, nel decorso della malattia, a particolari attivazioni di specifiche aree cerebrali e possono essere evidenziati, grazie a meravigliosi progressi tecnologici, attraverso la diagnostica per immagini, di cui si giovano oggi le Neuroscienze. Le rappresentazioni dei processi cerebrali e il loro rapporto con i comportamenti del medico costituiscono dunque una preziosa verifica della qualità e dell'efficacia della relazione col paziente, assumendo pertanto anche un indubbio valore bioetico.

I processi cerebrali che avvengono, nella persona, fin dall'inizio dello stato di malattia si compirebbero, secondo gli studi compiuti, in quattro distinte fasi, alle quali corrisponderebbe l'attivazione di specifiche aree dell'encefalo.

La prima fase corrisponderebbe alla nota sensazione del "non sentirsi bene" e dei segnali che gli organi o gli apparati in stato di sofferenza inviano al sistema nervoso centrale; ad essi segue la elaborazione di quei segnali da parte di un'area cerebrale (insula) che viene ritenuta responsabile della percezione cosciente dei sintomi. A questo punto va sottolineato il coinvolgimento del sistema limbico cerebrale, legato alle emozioni negative e al malessere che ne consegue (ansia, depressione, paura, rabbia). In questa fase è dunque doveroso, da parte del medico, considerare non soltanto l'entità della disfunzione che sta alla base dello stato di malattia, ma anche il turbamento psicologico che ne deriva. La seconda fase corrisponde alla richiesta di aiuto che il paziente decide, talvolta con titubanza, di mettere in atto: vengono attivate le strutture cerebrali attinenti alle aspettative e alle motivazioni (sistema della dopamina). Da ciò deriva l'insieme degli atteggiamenti e dei comportamenti che hanno come fine la soddisfazione dei bisogni e lo stabilirsi della relazione di aiuto con il medico curante. La terza fase inizia appunto con la comparsa sulla scena della figura del medico: è una fase complessa, caratterizzata da processi che stanno alla base di vari sentimenti come l'incertezza, la speranza, la fiducia. Questa condizione psicologica è condizionata dalle "informazioni" che gli organi di senso, attivati nel rapporto col medico, inviano alla corteccia cerebrale. Il curante deve tener conto del fatto che, nel paziente, vista e udito, i sensi maggiormente coinvolti, sanno cogliere anche i messaggi più nascosti (aspetto fisico, tono della voce, comunicazione dei gesti) che corrispondono ad una vera disponibilità o a una chiusura nel rapporto interpersonale. La quarta fase, superato il momento diagnostico, corrisponde al trattamento terapeutico e attiva soprattutto le aree del cosiddetto "effetto placebo". L'atteggiamento e il comportamento del medico (e del personale sanitario in genere) determinano la modulazione di queste aree cerebrali e, attraverso i sentimenti di fiducia e di speranza che è sperabile possano essersi creati nel paziente, favoriscono la collaborazione e, ove possibile, il buon esito delle terapie.

Agli studi condotti sui processi cerebrali che si verificano nei pazienti durante le cure, si devono aggiungere quelli che riguardano i processi che, in modo analogo, si svolgono a livello cerebrale nel medico curante. Il rapporto con la persona sofferente che ricerca una qualificata relazione di aiuto, scatena sentimenti di solidarietà, di empatia e di compassione (più o meno accentuati a seconda della sensibilità del medico) che hanno origine, come si è dimostrato, in aree specifiche del cervello. Merita particolare considerazione l'empatia: essa è la capacità di provare sofferenza analoga a quella dell'interlocutore, pur senza giungere a una profonda partecipazione emotiva. È comunque un sentimento complesso, determinato da due diversi meccanismi: la capacità di capire la sofferenza dell'altro (attivazione della corteccia prefrontale e del lobo temporale) e di percepirla come se fosse la propria (corteccia somatosensoriale e insula). Anche la compassione si accompagna all'attivazione di altre aree della corteccia cerebrale.

Questi fenomeni, come si è detto, sono più o meno marcati nel medico e dipendono dalla sua sensibilità, dalla sua formazione, dalla sua professionalità, dalla sua capacità di solidarietà umana o di carità cristiana. Ma è anche importante il senso etico-deontologico e la volontà di curare o, meglio ancora, di "prendersi cura" della persona, ammalata che ha voluto (o dovuto) iniziare quel percorso di collaborazione in vista di una vera e propria alleanza terapeutica.

Una particolare considerazione merita comunque la capacità, che il medico ha il dovere morale di acquisire e accrescere nel tempo, di saper dominare le emozioni (talvolta fortemente negative per la gravità dei casi e la drammaticità delle situazioni) che possono compromettere, nel medico, l'equilibrio psicologico e la necessaria freddezza, pregiudicando così la proprietà delle scelte e l'efficacia dei trattamenti diagnostico-terapeutici a favore del malato.

Educarsi all'autocontrollo è un preciso dovere morale del medico, così come è un preciso dovere evitare atteggiamenti e comportamenti che denotino insensibilità, indifferenza, distacco o impazienza nei confronti di chi soffre, riducendo così il rapporto professionale ad un mortificante momento burocratico e disumanizzante.

È ora il caso di aggiungere, alle riflessioni sulla relazione tra medico e paziente, una ulteriore considerazione che si riferisce alle caratteristiche della medicina contemporanea e che dà luogo a qualche interrogativo. Accanto alla ricerca clinico-scientifica e al sistema sanitario, la scienza medica ha, in realtà, lo scopo di sconfiggere le malattie o piuttosto quello di curare i malati e portarli, se possibile, alla guarigione? E l'alta specializzazione non ha forse portato ad una collocazione della medicina nell'area delle scienze tecnologiche piuttosto che in quella, più naturale, delle scienze umanistiche? Questi interrogativi trovano fondamento nella convinzione che oggi, nel mondo della salute, si parla più frequentemente di patologie che di persone concretamente afflitte dal male, dimenticando che, come dicevano alcuni decenni or sono i Maestri di chi scrive queste riflessioni, "Non esistono le malattie, ma i malati".

È dunque il caso di considerare con attenzione il senso umano, da una parte, dell'essere ammalati e, dall'altra, del curare e prendersi cura di chi soffre. Ciò porta a sottolineare l'importanza della "dimensione relazionale" nel rapporto tra paziente e medico e a ricordare il profondo significato di una recente affermazione del filosofo Ricoeur che dice: "Un altro, contando su di me, mi rende responsabile dei miei atti". È infatti evidente che tale affermazione, applicata alla relazione tra il malato e il suo curante, ne esalta il profondo significato etico.

Alla luce di quanto è stato detto risulta evidente che la dimensione relazionale diventa fondamentale e assume anche il ruolo di prezioso e innegabile fattore terapeutico, tanto più importante quanto più il malato, per la natura della malattia, per le circostanze in cui essa si manifesta o per le eventuali carenze assistenziali, corre il rischio di vivere la propria sofferenza in una condizione di "deserto relazionale".

Non va dimenticato, a questo proposito, che quanto più la malattia è debilitante, tanto più essa pone la persona sofferente in condizione di dipendenza, evidenziandone la fragilità, il bisogno di aiuto, la emarginazione e la solitudine.

L'intervento del medico non deve dunque, in tal caso, limitarsi a cercare la guarigione del paziente come semplice rimozione della malattia, bensì come fattore prezioso anche di reinserimento nel mondo delle relazioni umane e sociali.

Per concludere queste riflessioni sul delicato rapporto fra paziente e medico curante, è ora interessante fare qualche riferimento anche alla Sacra scrittura e, più precisamente, ai racconti evangelici. In essi ricorre frequentemente il valore della relazione fra i malati e Gesù guaritore: nella dinamica della guarigione, la forte relazione interpersonale si rivela elemento determinante per l'efficace ricupero anche dei rapporti sociali e culturali di chi è malato. Ed è altrettanto importante sottolineare il valore non solo della riconosciuta competenza di chi sa guarire, ma anche della chiara volontà di operare la guarigione. Nel testo evangelico, infatti, il lebbroso, riconoscendo a Gesù la capacità di risanare, sottolinea però la necessità che vi sia, in Lui, anche una precisa volontà di intervento terapeutico.

Ne fa fede la stessa formulazione della richiesta di aiuto:"Se tu vuoi, puoi purificarmi".

Anche ai giorni nostri, in realtà, il malato desidera che il prendersi cura di lui, da parte del medico, passi attraverso una precisa e consapevole volontà, determinata dal desiderio di bene e dalla solidarietà. Dal medico il paziente pretende capacità e competenza nei confronti della malattia, nonché l'attenzione verso di lui, persona sofferente (nel Vangelo si legge: "Ne ebbe compassione"). V'è da aggiungere che esiste indubbiamente un legame tra il dialogo, la richiesta di competenza, la volontà di ridare salute, il desiderio di bene e la compassione. Ma va anche sottolineata, a questo proposito, la osservazione di uno studioso (Leonelli) che dice: "Vi può essere una compassione incompetente e, mai come oggi, una competenza senza compassione". Tornando al racconto evangelico, risulta evidente l'importanza della relazione umana integrale e diretta (Tese la mano e lo toccò) tra chi è malato e chi lo guarisce. La medicina di oggi tende invece a creare una barriera ideale tra paziente e medico: essa è tesa infatti a scoprire farmaci e tecnologie sempre più efficaci da applicare al caso clinico, sia in fase diagnostica che terapeutica, prescindendo però dalla persona ammalata e dalla capacità del medico. Si deve invece tornare ad una vera relazione personale, attuando una preziosa interazione finalizzata, attraverso l'impiego dei moderni mezzi disponibili, al processo di guarigione e realizzando una ideale "alleanza terapeutica" che abbia al centro dell'attenzione non tanto la malattia, quanto invece la persona malata.

IL VALORE DELLA DIAGNOSI

Dopo aver affrontato, nelle riflessioni delle pagine precedenti, il tema della relazione tra paziente e medico, è ora interessante considerare con attenzione i tre momenti altamente significativi, ieri come oggi, dell'attività clinica e pratica del medico: tre momenti dell'esercizio professionale che da sempre investono, con la loro rilevanza umana, sociale ed etica, le problematiche fondamentali della scienza medica. Questi momenti sono: *la diagnosi, la prognosi, la terapia*. Prenderemo dunque in considerazione, in modo distinto, il valore di ognuna di queste fasi del rapporto tra medico e paziente, evidenziandone le caratteristiche, ma soprattutto sottolineandone il valore e le implicazioni di carattere bioetico.

La *diagnosi* va considerata come il risultato di un procedimento induttivo-deduttivo, talvolta complesso nella sua formazione e strutturazione logica, che segue la raccolta dei dati anamnestici (o storici), l'esame del malato e l'esame dei dati strumentali e di laboratorio. La diagnosi costituisce, nella medicina contemporanea, il momento cruciale dell'azione medica fondata sulla professionalità, sui contenuti clinico-scientifici ed etico-sociali, sugli aspetti talvolta anche economici e medico-legali.

Considerando ora la diagnosi sotto il profilo storico, non si può negare che, come per altri aspetti della medicina di oggi, anche in questo caso ogni investigazione critica prende il suo avvio da Ippocrate, grande medico del passato (400 a. C.). La medicina moderna, che chiamiamo "scientifica", riconosce infatti negli scritti ippocratici una sorta di atto ufficiale di nascita. Già allora la persona ammalata era al vertice dell'attenzione del medico ippocratico: egli doveva considerare con scrupolo non tanto l'insieme dei sintomi, pur rilevati doverosamente con diligenza e perizia, né gli schemi ezio-patogenetici (cioè riferiti alle cause e ai meccanismi di insorgenza dello stato di malattia), bensì l'individuo bisognoso di cure. La dottrina individualistica induceva a concentrare l'attenzione concretamente sull'ammalato e sulla sua sofferenza per giungere, prima di tutto, al momento verità della diagnosi. I riferimenti storici sono dunque importanti perché mostrano quanto i problemi del metodo siano legati anche agli aspetti diagnostici della medicina e quanto essa sia legata, sotto l'aspetto metodologico, all'evoluzione del pensiero scientifico e a quella del pensiero etico-filosofico.

Proseguendo nella ricerca di un valore etico nel processo di formulazione della diagnosi, è doveroso sottolineare l'importanza della "Metodologia clinica", evidenziandone la natura e i confini e mostrando come essa non debba però identificarsi con la Semeiotica medica (di cui si parlerà più avanti), cioè con le procedure e manovre che costituiscono la "visita" del malato.

La Metodologia clinica rappresenta, in realtà, una disciplina ponte tra la metodologia generale della scienza e le scienze mediche propriamente dette. Va aggiunto che, mentre la Semeiotica non si occupa (come vedremo) del metodo in sé stesso, bensì dei gesti che debbono essere utilizzati per acquisire le informazioni utili alla formulazione della diagnosi, la Metodologia clinica espone e analizza le regole del procedimento clinico che stanno alla base del pensiero e dell'opera del medico. Essa dunque, riferendosi alla osservazione clinica, riguarderà il valore informativo dei segni clinici, le induzioni e deduzioni del medico, i criteri diagnostici utilizzati, l'analisi delle decisioni e le strategie che portano correttamente alla diagnosi. L'enorme mole di conoscenze che arricchiscono la medicina moderna dovrebbe comunque consentire al medico di oggi, attraverso poche regole "sicure e costanti" (Austoni) a cui appellarsi, con metodo, in ogni caso clinico, di comprendere e dominare l'insieme di dati che l'atto medico solitamente comporta. Questa fondamentale esigenza ha però trovato almeno finora, nella didattica universitaria, risposte non del tutto soddisfacenti. Esse, in realtà, dovrebbero formare i giovani alla professione medica, evidenziando le implicazioni psicologiche, sociologiche, giuridiche ed etiche che fanno della Medicina una scienza particolarmente delicata. Va anche osservato che, in realtà, la formazione del medico viene oggi attuata fondamentalmente su tre livelli culturali diversi: tecnico, scientifico e metodologico. Attraverso quest'ultimo, il medico dovrebbe rendersi consapevole della necessità di compensare l'appiattimento culturale e scientifico a cui lo porterebbero la tecnologia sempre più sofisticata e la super-specializzazione. Ciò permetterebbe di minimizzare gli errori diagnostici, giungendo a conclusioni probabilistiche più accurate e valutando correttamente, secondo il rapporto costi benefici, le proprie scelte diagnostiche e quindi terapeutiche.

Fatte le dovute considerazioni generali sulla definizione, sugli aspetti storici e sulla metodologia della diagnosi, è ora il caso di entrare nel vivo del percorso che il medico deve coscienziosamente affrontare per giungere correttamente al momento diagnostico, fondamentale nel rapporto col suo assistito. Tale percorso inizia con l'"anamnesi", cioè con la raccolta dei dati che riguardano l'insorgenza e il primo svolgersi della malattia, una storia costituita dalla comparsa dei disturbi e dei sintomi riferiti dal paziente (e talvolta dai familiari) al medico curante. Si può affermare che la professionalità, l'esperienza e la cultura del medico si rivelano come fondamentali già durante il dialogo che permette la raccolta dei dati anamnestici, e che la eticità del suo comportamento è commisurata al grado di correttezza e accuratezza dell'indagine.

Il progresso della medicina e soprattutto della tecnologia applicata all'arte medica portano oggi giovani medici a ritenere sempre meno importante il valore dell'anamnesi. I dati strumentali e di laboratorio, nonché la documentazione per immagini, sembrano essere i veri elementi fondamentali per una buona diagnosi. In realtà la storia di ogni fatto morboso è ricca di altri dati, di tempi e di sfumature di notevole interesse che non si debbono assolutamente sottovalutare. Bisogna, d'altra parte, riconoscere che per raccogliere coscienziosamente una valida, circostanziata e significativa anamnesi ci vogliono tempo e pazienza, due fattori sempre più scarsi e soprattutto "antieconomici". La raccolta dei dati anamnestici sembra rivelarsi infatti un procedimento a basso rendimento, non essendo i risultati immediati sempre soddisfacenti, sia per la frequente reticenza del paziente che per la impazienza del medico. Va anche detto che l'anamnesi è qualcosa di non codificabile: essa è in realtà una metodica legata alla buona volontà, alla razionalità, al buon senso e all'intuito del medico, oltre che alla sua competenza e al suo senso del dovere. Il medico deve infatti saper affinare la propria sensibilità per poter decodificare i segnali che, con varie modalità espressive, provengono dalla narrazione del malato. È un preciso dovere morale del medico impegnarsi per saper guidare e interpretare il discorso del paziente, riconvertendo poi le sue parole in termini tecnici, che diventano significativi e preziosi per approdare ad una corretta diagnosi.

Raccolti i dati dell'anamnesi, la fase successiva del rapporto tra medico e paziente è costituita dalla visita o esame obiettivo. Esso si realizza attraverso la "semeiotica", cioè la osservazione fisica ("Observatio et ratio" secondo i vecchi maestri della medicina) che si svolge, nell'ordine, in quattro momenti fondamentali: ispezione, palpazione, percussione e ascoltazione sul corpo del malato. Come a proposito della raccolta dei dati anamnestici, anche per l'esame obiettivo va detto che si tende oggi, scorrettamente sul piano etico-deontologico, a sostituire, con tecniche squisitamente strumentali, la metodologia clinica fondata sull'esame fisico e diretto del paziente, esame che deve trascendere e superare il mezzo tecnologico, evitando così di annullare la personalità del medico e di snaturare il delicato e fondamentale rapporto con l'ammalato. Pur dovendosi riconoscere che l'indiscutibile e continuo progresso tecnologico contribuisce, attraverso mezzi sempre più sofisticati, a rendere senza dubbio più sicure le diagnosi, è eticamente doveroso non sottovalutare né abbandonare il metodo della osservazione diretta del malato che costituisce innanzitutto una disciplina mentale: essa infatti sa elevarsi dalla pura e semplice manualità tecnica alla dignità di metodologia di indagine.

A proposito di innovazioni tecnologiche, è opportuno segnalare l'adozione, in qualche paese occidentale, di modalità alternative del rapporto tra medico e paziente: esse sono fondate, nella fase diagnostica, sull'impiego di "web-camere" incorporate nei computers al fine di stabilire, a distanza, un contatto "online" tra paziente e medico curante. Pur essendo interessante, il metodo mostra tutti i suoi limiti: esso può certamente costituire un utile mezzo per dare inizio, attraverso questa forma di "telemedicina", ad un rapporto assistenziale preliminare, purché esso si completi poi con un approccio più diretto e più umano tra il medico e il suo assistito, fondato correttamente sull'uso dei cinque sensi, come avviene da sempre nella storia della medicina.

Per concludere, si può dire che all'impegnativo traguardo della diagnosi, il cui valore etico non si può negare per le varie implicazioni che essa comporta, devono giungere insieme sia il medico, col suo impegno dedicato secondo, scienza e coscienza, sia il paziente, con la sua disponibilità a collaborare attivamente con docilità e pazienza.

IL VALORE DELLA PROGNOSI

Proseguendo nelle riflessioni sui momenti fondamentali del delicato rapporto tra medico e paziente (diagnosi, prognosi e terapia), è ora il caso di affrontare il significato e il valore etico della previsione prognostica, talvolta assai difficile, ma fondamentale per poter procedere nel trattamento terapeutico. Sono indubbie le implicazioni etiche di tale momento, essendo evidenti le conseguenze di una previsione, sia pur probabilistica, che potrà dar luogo, in effetti, a scelte e strategie riguardanti sia il medico che il paziente nell'ambito della tanto auspicata "alleanza terapeutica".

Data l'importanza storica della medicina ippocratica, non si può non accennare alla posizione preponderante della prognosi rispetto alla diagnosi secondo il pensiero di Ippocrate.

Allora la "visita" del malato si indirizzava essenzialmente alla prognosi e la sintomatologia, evidenziata con la doverosa cura, veniva messa a profitto per gli indizi che poteva fornire circa la sorte del malato: prevedendo correttamente l'evoluzione clinica della malattia, il medico veniva così sgravato da ogni responsabilità. È giusto riportare qui le spiegazioni che qualche studioso ha voluto dare alla posizione preponderante della prognosi rispetto alla diagnosi nell'antico mondo della medicina greca (Ippocrate, Galeno). Esse sono: la carenza di un concetto "ontologico" della malattia, la rinuncia del medico greco ad occuparsi dei casi ritenuti "incurabili" (oggi definiti più correttamente "inguaribili", ma non per questo meritevoli di abbandono terapeutico), l'assenza di un titolo qualificante per la professione medica e la necessità di prognosi indovinate come attestato di competenza del medico, la facile estensione dell'uso dell'"oracolo" all'esercizio della medicina.

Concludendo ora i riferimenti di carattere storico, è il caso di riportare quanto affermava il grande Ippocrate in apertura del suo trattato dal titolo "Prognosticon" e cioè: "Il miglior medico mi sembra quello che sia esperto nelle previsioni". Dopo 2500 anni da quelle affermazioni, noi possiamo ancora condividere oggi il pensiero ippocratico e ritenere l'esattezza del giudizio prognostico come elemento altamente positivo per esprimere il valore di un medico.

Considerando ora i criteri di formulazione della prognosi, è opportuno sottolineare che, mentre in passato l'atto prognostico era razionale o empirico a seconda degli elementi utilizzati, oggi la medicina impiega, oltre alla indispensabile razionalità e alla preziosa esperienza del medico, anche elementi come l'insieme dei dati casistici e statistici, non disgiunti dalla accurata valutazione delle caratteristiche psico-fisiche della persona ammalata oltre che di quelle genetiche eventualmente considerate già in fase diagnostica. Ciò nella consapevolezza che, mentre la diagnosi e la terapia possono avvalersi anche di sofisticate tecnologie, non esistono in realtà validi strumenti per formulare un giudizio prognostico ineccepibile in quanto confortato dagli strumenti tecnologici.

Proseguendo ora nella valutazione del significato e del valore della prognosi, non possiamo dimenticare che essa permette innanzitutto di considerare il rischio a cui va incontro la persona ammalata. Esso si riferisce o alla evoluzione naturale della malattia senza intervento curativo (non è infrequente il caso di una sottovalutazione dei segni e sintomi da parte dell'interessato e del ricorso tardivo al medico curante), ovvero ad una evoluzione caratterizzata più logicamente dall'intervento medico, diagnostico e terapeutico. L'istituzione del Servizio sanitario nazionale e una cultura sanitaria (più o meno correttamente perseguita) maggiormente diffusa di un tempo, rendono più facile non solo la prevenzione, ma anche la tempestiva diagnosi e terapia delle affezioni morbose.

La prognosi viene dunque generalmente formulata nell'ambito di un trattamento sanitario adeguato, fatta eccezione per i casi di carenza, di inadempienza o di "mala sanità". A questo proposito va detto che fa parte della previsione molto generica (ma doverosa) di "rischio clinico" quella riferita alla possibilità di errori o incidenti di percorso nell'ambito di un trattamento sanitario, specie se effettuato in modo complesso nei luoghi di cura.

Ma la prognosi propriamente detta è altra cosa ed è costituita dalla previsione della evoluzione clinica della malattia, suscettibile o meno di un trattamento medico-farmacologico di natura internistica, chirurgica o intensivistica.

L'atto prognostico, come quello diagnostico, prevede che il medico, nei modi che ritiene più opportuni, renda nota, a chi di dovere, la previsione riguardante il probabile svolgersi della malattia. Va ribadita, a questo proposito, l'importanza della comunicazione, nella sua qualità e nella sua efficacia: il medico deve sentire il dovere morale, già più volte sottolineato, di affinare le proprie capacità comunicative al fine di far comprendere, a chi ha il diritto di sapere e non ad altri, le informazioni e le valutazioni di carattere prognostico che possano poi permettere, al malato o a chi per esso, corrette considerazioni di consapevolezza e scelte responsabili ai fini di un sempre più efficace rapporto di collaborazione col medico curante. Ciò pone al medico, come per la diagnosi, il problema delicato e talvolta inquietante della verità al malato, soprattutto quando si tratti di affezioni di una certa gravità. Sarà la sensibilità e la professionalità del medico a permettergli di usare le parole più adatte per ottenere dal malato la disponibilità a lasciarsi curare, pur nel rispetto del diritto alla sua piena autodeterminazione.

È dunque evidente la rilevanza anche etica delle valutazioni prognostiche dal momento che esse devono necessariamente far parte delle doverose informazioni a cui il malato ha diritto, ai fini della espressione di quel "consenso informato" che è uno dei cardini del rapporto tra medico e paziente. Non v'è dubbio che l'atto prognostico comporta, a cascata, tutta una serie di conseguenze, soprattutto in chiave operativa, che dipendono dalla qualità, dalla complessità e dalla eventuale severità della prognosi. Fatto salvo il valore del diritto del malato all'autodeterminazione, ove possibile, dipenderà dalla valutazione prognostica la strategia terapeutica, più o meno complessa, che i medici vorranno intraprendere, l'eventuale impiego di terapie palliative o di placebo, la definizione o meno di "malato terminale", il rischio di accanimento ovvero di abbandono terapeutico, la tentazione di prendere in considerazione persino soluzioni di carattere eutanasico, secondo visioni antropologiche certamente discutibili, ma ben presenti nella società di oggi. Tutte queste scelte, talvolta estremamente difficili, non possono che essere strettamente legate al momento prognostico, non sempre facile proprio in considerazione delle conseguenze operative che ne possono derivare.

Merita un cenno, a questo punto, il progetto di legge sulle DAT (dichiarazioni anticipate di trattamento), meglio note come "Testamento biologico", caratterizzato da un travagliato iter parlamentare. Non v'è dubbio che, presente o meno come riferimento implicito nel testo eventualmente approvato dalle Camere, la valutazione prognostica non può non essere presa in attenta considerazione, in una futura applicazione della legge, da parte dei medici curanti.

Come già la mancata attualità del rapporto tra il malato che decide, ora per allora, sulle desiderate modalità di trattamento in occasione di una ipotetica malattia futura e il medico che si prenderà cura di lui, anche il valore della valutazione prognostica presenta tutti i suoi limiti, non potendo essa né essere comunicata al paziente (per definizione incapace di intendere e volere) né, col paziente, essere attentamente considerata. Va detto tuttavia che la discussa figura del "fiduciario" dovrebbe comunque poter sopperire, anche in riferimento alla prognosi, alla mancata presenza attiva dell'interessato.

È il caso ora di richiamare l'attenzione sui casi clinici in cui la prognosi, dopo tutti gli accertamenti diagnostici e gli eventuali tentativi terapeutici, si rivela assolutamente infausta per alterazioni funzionali irreversibili o per patologie tumorali in fase avanzata e considerate inguaribili. In tal caso il paziente viene considerato come "terminale" a scadenza più o meno breve e la distinzione tra le varie forme di fase terminale viene fatta sulla base di due fondamentali parametri: il grado di certezza della morte e il tempo del suo accadere. La definizione, su base prognostica, di malato terminale, deve portare i medici alla doverosa considerazione della possibilità di ricorrere alle "cure palliative", oggi molto efficaci, caratterizzate dall'accurato controllo dei sintomi fisici, psico-affettivi e spirituali attraverso un approccio terapeutico multidisciplinare realizzato da operatori qualificati.

La tentazione di provvedimenti eutanasici, inaccettabili anche secondo il Codice Medico Deontologico, può talvolta trovare spazio dopo la formulazione di una prognosi infausta. Ma il rispetto della dignità della persona morente esige che ci si limiti ad evitare, da un lato, l'accanimento e dall'altro l'abbandono terapeutico, assicurando cure, anche semplici, al malato che è giunto al termine dell'esistenza.

IL VALORE DELLA TERAPIA

Dopo aver preso in considerazione le implicazioni bioetiche della diagnosi e della prognosi quali momenti fondamentali del rapporto medico-paziente, resta ora da considerare il terzo momento, altrettanto importante, dell'azione medica: quello costituito dalla terapia, cioè dall'insieme dei trattamenti curativi che impegnano il medico in tutta la sua professionalità nell'intento di guarire.

Il Codice di Deontologia Medica, che merita di essere qui ricordato, è ricco di principi e regole che ogni medico curante è tenuto ad osservare nell'esercizio della professione. Dovere del medico è la tutela della salute fisica e psichica dell'uomo ed il sollievo della sofferenza nel rispetto della libertà e della dignità della persona. Ogni medico deve agire secondo il principio dell'efficacia delle cure nel rispetto dell'autonomia del malato, tenendo conto dell'uso appropriato delle risorse. Egli non può mai rifiutarsi di prestare soccorso o cure d'urgenza e deve tempestivamente attivarsi per assicurare assistenza. Alla luce di quanto è affermato nel Codice deontologico, sono dunque chiare le implicazioni etiche del momento medico per eccellenza: quello della terapia da assicurare al malato, dopo la diagnosi e la prognosi, nella lotta contro la malattia.

Il concetto di terapia, cioè del curare e del prendersi cura del paziente in modo concreto e sostanziale, si presta a numerose riflessioni, essendo esso ricco di implicazioni non solo cliniche, ma anche umane, giuridiche, sociali ed etiche. Si dovrà perciò fare riferimento alla rilevanza dell'ascolto, del dialogo, dell'informazione, dell'autodeterminazione e del consenso alle cure, dell'accanimento e dell'abbandono terapeutico, delle cure palliative.

Tutto ciò ricordando che ogni terapia, sia essa medico-farmacologica, chirurgica o intensivistica, è sempre gravata da un rischio clinico, inteso come possibilità di danni involontari imputabili alle cure, ad eventuali effetti collaterali dei farmaci, ad errori tecnici o di valutazione cronologica.

Ogni atto terapeutico va dunque eseguito con la dovuta competenza e perizia, con diligenza e con prudenza, tenuto conto delle caratteristiche psico-fisiche del paziente, delle circostanze e delle risorse disponibili per ogni singolo caso.

Si è già affermato che l'ascolto costituisce, già nelle primissime fasi del rapporto tra medico e paziente, un importante fattore terapeutico.

Sentirsi attentamente ascoltato durante la esposizione, talvolta accorata, del proprio disagio e delle proprie sofferenze psico-fisiche, rappresenta per il paziente un sicuro sollievo, maggiormente sentito se il medico sa sollecitare e incoraggiare chi è malato a manifestare con chiarezza e con fiducia i segni soggettivi dello stato di malattia, vera o presunta che sia. Tutto ciò, pur facendo parte della iniziale fase diagnostica, è già in qualche modo terapia, essendo segno evidente della chiara volontà di prendersi cura del paziente da parte del medico (ricordiamo, nel racconto evangelico, le parole del lebbroso a Gesù:"Se tu vuoi, puoi purificarmi").

Dopo l'ascolto, nella delicata relazione interpersonale tra due libere esistenze, emerge la fondamentale importanza del dialogo. Esso, per avere un autentico valore etico, deve essere caratterizzato da un chiaro scopo informativo, decisionale e quindi terapeutico. È informativo in quanto comprende le notizie e i dati, clinici e statistici, che riguardano la malattia e la terapia che, secondo scienza e coscienza, il medico, che ha il dovere di consultare eventualmente altri colleghi, ritiene la più idonea per combattere la patologia che il malato presenta. Il significato e il valore del dialogo si fanno poi ancora più evidenti quando sfociano nei momenti decisionali, che devono sempre essere accompagnati dalla consapevolezza del diritto primario del paziente sulla propria salute. Ma il dialogo diventa, a questo punto, veramente terapeutico nel suo insieme, essendo già parte di un processo articolato di terapia nel confronti di quella componente psicologica che è sicuramente presente in ogni stato di malattia.

Per tutte queste ragioni viene richiesta al medico una doverosa e adeguata preparazione, sia sul piano tecnico che psicologico, atta a permettergli di governare, con pazienza ed efficacia, il prezioso dialogo col paziente, già di per sé certamente valido come momento terapeutico, soprattutto se è capace di infondere, in chi è ammalato e quindi caratterizzato da una più o meno evidente fragilità, sentimenti di stima e di fiducia nei confronti di chi ha accettato di prendersi cura di lui e delle strutture sanitarie alle quali debba eventualmente essere affidato per la complessità delle condizioni cliniche.

Si è già più volte affermato che la corretta informazione costituisce un aspetto fondamentale del moderno rapporto tra medico e paziente. Essa deve riguardare non solo le valutazioni diagnostiche e prognostiche, ma anche il trattamento terapeutico che ogni particolare stato di malattia richiede. Come sempre, sono la sensibilità e la professionalità del medico a guidare il momento dell'informazione: al malato (ed in certa misura ai parenti) devono essere fornite quelle notizie e quelle proposte che siano in grado di permettere una valida e reciproca collaborazione nella fase del trattamento curativo, nell'ambito cioè della "alleanza terapeutica". La terapia può essere talvolta complessa e richiedere, da parte del malato, un atteggiamento e un comportamento di completa disponibilità e docilità. Ciò è particolarmente importante soprattutto per i trattamenti terapeutici di carattere chirurgico che, pur essendo resi possibili da adeguati trattamenti anestesiologici, comportano in varia misura, oltre al "rischio operatorio" (legato all'anestesia e alla chirurgia), anche un supplemento di sofferenza per cui il malato deve essere preventivamente ed intelligentemente informato. Si deve, com'è ovvio, fornire le informazioni in modo da non terrorizzare il paziente, aiutandolo a comportarsi nel modo più sereno, più responsabile e più idoneo a permettere di raggiungere gli scopi della terapia.

Ancora una volta si rende necessaria, nel dialogo informativo, una terminologia appropriata, ineccepibile sul piano tecnico, ma anche comprensibile e adeguata rispetto alle caratteristiche culturali e cognitive del paziente. È eticamente doveroso, per il medico, farsi capire e permettere, a chi è ammalato, di scegliere, in modo consapevole secondo il principio di autonomia e di autodeterminazione, se e come farsi curare.

Tutto ciò (lo si è già detto in altre occasioni) con consapevolezza e senso di responsabilità verso sé stessi e verso gli altri.

La corretta informazione è fondamentale anche ai fini della espressione di un valido "consenso informato". Esso costituisce legittimazione e fondamento di ogni atto medico e, allo stesso tempo, è strumento indispensabile per realizzare quella preziosa alleanza terapeutica e quella doverosa umanizzazione del rapporto tra medico e paziente a cui aspirano la medicina e la società di oggi.

È ora doveroso prendere in considerazione, nell'ambito delle riflessioni sul valore e le implicazioni di carattere bioetico della terapia nel trattamento delle varie patologie, il rischio di giungere a quell'accanimento terapeutico tanto temuto dall'opinione pubblica e comunque chiaramente vietato dalla Federazione degli Ordini Medici attraverso il nuovo Codice deontologico. È proprio interpretando i timori presenti fra la gente comune che il Parlamento italiano sta preparandosi ad emanare, con innegabili difficoltà, un provvedimento legislativo sulle Dichiarazioni anticipate di trattamento (DAT o Testamento biologico) che dovrebbe garantire, a chi facesse poi ricorso al documento in oggetto, di essere preservato, tra l'altro, da misure curative che potrebbero con figurare l'accanimento terapeutico da parte dei medici su un malato per definizione incapace di intendere e volere. Tutto ciò sembrerebbe non tener conto di quanto è peraltro chiaramente affermato, come si è detto, nel testo del nuovo Codice deontologico dove si legge, all'art. 16, che il medico "deve astenersi dall'ostinazione in trattamenti diagnostici e terapeutici da cui non si possa fondatamente attendere un beneficio per la salute del malato e/o un miglioramento della qualità di vita". Il Codice fornisce dunque una definizione di ciò che si intende per accanimento (ostinazione) terapeutico, ma va osservato che se esso è facile da definire, è poi difficile riconoscerlo al momento dei vari provvedimenti terapeutici che possono apparire, in molti casi, doverosi oppure inutili a seconda della valutazione prognostica, talvolta veramente difficile.

Ma il rischio dell'accanimento è pari a quello del suo contrario e cioè al rischio dell'abbandono terapeutico. Soprattutto a seguito della eventuale presentazione di un Testamento biologico contenente disposizioni anticipate di rifiuto delle terapie da parte di un malato incapace di manifestare direttamente la propria volontà, i medici curanti potrebbero ritenere di dover desistere dai tentativi terapeutici, pur ritenendoli probabilmente utili, per puro rispetto dei desideri anticipatamente espressi dal paziente. Questo mette in evidenza le oggettive difficoltà di applicazione di un eventuale provvedimento legislativo sulla materia, soprattutto in presenza di norme particolarmente vincolanti.

A conclusione di queste riflessioni sul valore etico della terapia, non possiamo trascurare il significato di alcune particolari forme di trattamento, né ignorare qualche altra considerazione sul tema. Un primo esempio è costituito dalle Cure palliative, un trattamento terapeutico "sui generis" che viene praticato non per guarire, nel caso di una prognosi infausta, bensì per migliorare la qualità di vita di pazienti nell'ultima fase della loro esistenza. La medicina palliativa si prende cura di chi non risponde più ai trattamenti normalmente indicati per una certa affezione e necessita invece dell'accurato controllo dei sintomi fisici, psico-emotivi e spirituali, attraverso provvedimenti multidisciplinari messi in atto da operatori con competenze diverse nell'intento di ridurre le sofferenze ed accompagnare il malato ad una fine dignitosa.

Non si tratta soltanto di abolire il dolore fisico creando attorno a chi soffre un clima di benevolenza e di partecipazione, ma anche di assicurargli la soluzione di problemi di vita pratica legati alla postura, al riposo, al respiro, alla idratazione-nutrizione, al muoversi, al dialogare. Altra particolare forma di terapia con innegabili implicazioni bioetiche è quella costituita dall'impiego di farmaci o di tecniche nell'ambito della Sperimentazione. Va osservato, a questo proposito, che i requisiti etici di ogni studio che abbia finalità sperimentali sono costituiti dal valore scientifico, dal favorevole rapporto costi-benefici, dalla validità del metodo, dalla adeguatezza delle strutture, dalla correttezza dell'informazione e dalla validità del consenso. La bioetica e la scienza sperimentale, del resto, non sono mai in contrapposizione quando si collocano veramente a difesa della vita e della dignità della persona umana.

Considerazioni particolari meritano infine l'Obiezione di coscienza, intesa come rifiuto (peraltro previsto dalla legge) da parte di un operatore sanitario di obbedire ad una norma che lo obbligherebbe ad interventi in contrasto con la propria coscienza, nonché le pratiche di Idratazione-nutrizione di pazienti in stato vegetativo, intese come elementare sostegno vitale e non come trattamento terapeutico. È dunque evidente che la terapia è ricca di valori e di implicazioni etiche. Essa va attuata, in ogni caso, secondo scienza e coscienza, ricordando le parole di Ippocrate che diceva: "La terapia deve aiutare la forza risanatrice della natura".

Pubblicità e salute

Ogni prodotto che, in modo diretto o indiretto, riguarda la nostra salute, viene solitamente proposto dalle aziende produttrici in modo pubblicitario, attraverso gli svariati mezzi della comunicazione di massa. È noto che la pubblicità spinge, per sua natura, al consumo spesso indiscriminato dei prodotti: quando essi possono causare, direttamente o indirettamente, un danno alla salute e all'incolumità delle persone, la pubblicità finisce per costituire una potenziale fonte di pericolo, specie se è rivolta a coloro che possono più facilmente subirne la forza persuasoria.

Sono dunque evidenti le implicazioni di carattere etico che la pubblicizzazione e commercializzazione di quei prodotti inevitabilmente comporta. Meritano pertanto attenta riflessione sia la stessa pubblicità, per le sue caratteristiche di comunicazione persuasoria (talvolta occulta), sia l'insieme dei prodotti che più facilmente possono costituire un pericolo per la salute, in senso assoluto ovvero attraverso un uso disordinato e indiscriminato. La pubblicità si presenta, per le sue implicazioni anche psicologiche, sociali, culturali, politiche ed economiche, come un fenomeno complesso. Si tratta infatti di una forma di comunicazione imposta, coattiva, non richiesta e solitamente non desiderata dai suoi destinatari, praticamente impossibilitati a sottrarsi ai suoi invadenti e diffusi messaggi.

È dunque evidente la responsabilità morale di chi commissiona, realizza e diffonde la pubblicità: da ciò l'obbligo di evitare scorrettezze, di non affermare ciò che è falso e scientificamente infondato, di non provocare, di non offendere la dignità della persona, di non produrre conseguenze negative. La pubblicità nel suo insieme, nonostante la sua innegabile prepotenza, ha ormai ottenuto una piena legittimazione sociale, dovuta all'utilità che procura alle imprese e al contributo che offre allo sviluppo economico. Ciò tuttavia non elimina le sue responsabilità, né sopprime il dovere morale di circoscrivere gli effetti negativi, a tutela dei molti interessi che essa può realmente compromettere, soprattutto nei confronti delle persone maggiormente indifese e vulnerabili per età e per cultura. Il rapporto delle aziende produttrici con i potenziali consumatori, ai quali la pubblicità può realmente essere utile con informazioni corrette e veritiere, deve essere caratterizzato da eticità e trasparenza, come fonti di una vera legittimità della comunicazione pubblicitaria.

La trasparenza delle comunicazioni di carattere pubblicitario è certamente legata al suo valore informativo. Esso è spesso di scarso rilievo ed è frequentemente sostituito da un valore referenziale, che tende tuttavia a ridursi progressivamente fino ad annullarsi, soffocato dalla prevalenza di fattori suggestivi estranei alle caratteristiche del prodotto e dalla ripetitività dei messaggi sempre più numerosi. La comunicazione pubblicitaria si trasforma dunque in una scorretta forma di pressione, fondata sulle emozioni ripetute che si trasformano in un innegabile condizionamento nei confronti dei potenziali consumatori. La pubblicità perde così la sua vera e preziosa funzione informativa, trasformandosi in un mezzo per raggirare i potenziali fruitori del prodotto e far loro credere ciò che più conviene all'azienda che lo produce.

In una interessante pubblicazione di A. Zanacchi ("Il libro nero della pubblicità" 2010) l'autore afferma: "Il primo aspetto della pubblicità che colpisce chiunque è la sua dimensione fisica: diffusione ubiquitaria, inesorabile pervasività, invadenza. Si tratta di un carattere che si amalgama con l'intrusività, la capacità di insinuarsi con forza, naturalmente con tutto l'armamentario affidato ai maghi della creatività: la pubblicità è, letteralmente, iper-trofica".

Va anche detto che la ripetizione continua e quasi ossessiva dei messaggi pubblicitari viene considerata, dai numerosi esperti della materia, come uno dei principali fattori capaci di influenza-re il comportamento umano. La ripetizione favorisce infatti la comprensione e la memorizzazione, anche involontaria, dei mes-saggi, ma soprattutto, come ci insegna la psicologia comporta-mentistica, può giungere a provocare veri e propri fenomeni di condizionamento, tanto più gravi quanto più si riferiscono a pro-dotti che, direttamente o indirettamente, hanno a che fare con la salute delle persone. È il caso allora di parlare di imposizione e di prepotenza, il cui primo risultato è il vero obiettivo della pub-blicità commerciale: influenzare, a breve o a lungo termine, le conoscenze, gli orientamenti, le scelte di consumo degli indivi-dui, esercitando spesso, su di loro, effetti importanti che riguar-dano il complessivo modo (talvolta distorto) di pensare e di con-cepire la realtà, anche in riferimento alla propria salute e al pro-prio benessere.

La potenza e la prepotenza della comunicazione pubblicitaria può certamente manifestarsi anche con "degenerazioni" (così de-finite dagli stessi pubblicitari) che riguardano i contenuti dei sin-goli messaggi. L'esigenza di eticità prevede invece che tali mes-saggi non debbano ingannare, offendere o recare danni. L'ingan-no non è solo costituito da falsificazione di dati, ma può essere talvolta fondato su promesse implicite che poco hanno a che fare con i prodotti in questione e che sono comunque proposte con af-fermazioni iperboliche e metaforiche (come un certo tipo di ac-qua "che fa rinascere il corpo"). Le offese alla sensibilità dei consumatori sono frequenti e per lo più costituite da volgarità, sempre più presenti nelle immagini e nelle espressioni verbali. Per quanto poi si riferisce ai potenziali danni, va detto che essi si possono provocare in molti modi, soprattutto evidenti quando vengono pubblicizzati prodotti "a rischio", cioè pericolosi per la salute (bevande alcoliche e superalcoliche, medicinali, integrato-ri alimentari, tabacco, prestazioni di maghi e fattucchiere o altro) e soprattutto quando si coinvolgono i minori, compromettendone lo sviluppo fisico, psicologico e morale. Inoltre va osservato che la pubblicizzazione scorretta ed ingannevole dei prodotti costituisce un atto di slealtà verso le aziende concorrenti.

Va ora sottolineato che il primo strumento del processo persuasivo della pubblicità è costituito, secondo gli esperti, dall'insieme degli espedienti intrusivi. A questo scopo è necessario "catturare" l'attenzione dei potenziali consumatori, cioè provocare la concentrazione della mente sul prodotto in questione. Gli studiosi della pubblicità hanno proposto, ormai da decenni, una teoria sul percorso della attività pubblicitaria che si fonda su quattro fattori: l'attenzione, l'interesse, il desiderio e l'azione. Determinante, in tale processo, è quello che viene definito il "contatto", da realizzarsi col maggior numero di destinatari, per il maggior numero di volte possibile. La forma oggi più diffusa è quella fondata sulla interruzione "parassitaria" di un contatto che già esiste (televisione, radio, internet), ovvero sullo sfruttamento di circostanze e ambienti favorevoli (sale cinematografiche, mezzi di trasporto e tutto ciò con cui ognuno può abitualmente entrare in contatto). L'inventiva degli esperti pubblicitari non ha limiti e permette, talvolta in modo purtroppo scorretto, di realizzare i contatti nei modi più disparati.

Una particolare forma di comunicazione pubblicitaria è quella chiamata "subliminale". Si tratta di una vera e propria manipolazione dei potenziali consumatori a livello inconscio: essa opera sulla base di impulsi che restano in effetti sotto la soglia della percezione cosciente. A queste conclusioni si era arrivati, già più di cinquant'anni fa, attraverso gli studi di Packard che aveva fatto riferimento a ricerche motivazionali intese a scoprire quali siano gli impulsi (anche inconsci o subconsci) in base ai quali noi siamo pronti ad acquistare e consumare i vari prodotti che ci vengono proposti. Va comunque sottolineato che la pratica pubblicitaria subliminale è vietata dalle leggi e dai codici deontologici.

Merita di essere qui citata anche la pubblicità "occulta", che si realizza quando i messaggi pubblicitari non vengono riconosciuti come tali, essendo camuffati in vario modo ed inseriti subdolamente in altri contesti. In tal modo la pubblicità, pur presente, non viene distinta dall'informazione e dalla comunicazione più o meno spettacolare. Oggi questa forma pubblicitaria è diventata sistematica e raffinata, tollerata e in qualche modo legittimata: essa si realizza facendo apparire i messaggi commerciali come articoli o servizi informativi, oppure piazzando immagini pubblicitarie nei film e nelle trasmissioni televisive.

È ora il caso di fare qualche considerazione sulla "autodisciplina". Va detto che la deontologia professionale pubblicitaria è nata, a livello internazionale, nel 1937. Da allora anche in Italia una coscienza etica riguardante la pubblicità è andata apparentemente incrementandosi negli anni: ne farebbero fede numerosi documenti ufficiali, l'ultimo dei quali è il "Codice di autodisciplina della comunicazione commerciale". Ma è certamente dubbia la vera efficacia di tali documenti ed è opportuno riflettere su quanto afferma Zanacchi: "Se l'esigenza di criteri regolativi dell'attività professionale non viene interiorizzata dall'intero mondo professionale in modo esteso e profondo, le norme auto disciplinari saranno sempre destinate all'insuccesso, parziale o totale, soprattutto per quanto attiene alla tutela dei consumatori, del pubblico più in generale, dei minori in modo del tutto particolare. Se le regole auto disciplinari non vincolano moralmente in modo esteso e profondo, c'è poco spazio per gli inviti a desistere".

Si è già detto che la pubblicità, attraverso la sua forza persuasoria, costituisce un potenziale pericolo, soprattutto nel caso in cui i prodotti pubblicizzati siano tali da poter causare darmi alla salute, in modo diretto o mediante un uso indiscriminato o un abuso. Venendo ora a considerare i prodotti a rischio, possiamo partire dal tabacco, dal momento che "il fumo uccide", come si legge, a onor del vero, sulle confezioni di sigarette. Ma si tratta di un ammonimento tanto minaccioso quanto inefficace. Va anche detto che la promozione del tabacco è stata bandita in quasi tutti i Paesi, ma non mancano purtroppo iniziative che, sia pur indirettamente, favoriscono il fumo. Si pensi alla sponsorizzazione delle gare automobilistiche e a tutte le altre pubblicizzazioni che, in modo occulto o comunque indiretto, promuovono il consumo del tabacco.

Né si può ignorare il pericolo derivante dalla pubblicità che riguarda i prodotti alcolici, promossi in molte occasioni con campagne che fanno efficace riferimento alle "intense emozioni" o al "gusto pieno della vita". Spesso la pubblicità delle bevande alcoliche o superalcoliche insegna a bere "con il cuore" e non con la testa, evitando colpevolmente di fare riferimento ai rischi che il bere comporta. Sarebbe bene invece creare una cultura di responsabilizzazione nei confronti di prodotti che uccidono, sia in modo drammatico causando incidenti stradali da ebbrezza, sia lentamente e inesorabilmente attraverso l'alcolismo cronico.

Anche la pubblicità dei medicinali può costituire fonte di pericolo, se attuata senza la dovuta correttezza. Sfrontata e invadente è, in molti casi, quella dei medicinali da banco, di cui non viene sufficientemente evidenziato il pericolo di effetti collaterali, o addirittura la pubblicità di medicinali che richiedono ricetta medica. Tale pubblicità, mentre tende a diffondere idee distorte sulla salute, accentua l'ansia verso taluni sintomi (veri o presunti) e spinge al consumo di medicinali non necessari o addirittura pericolosi per la salute. Un cenno a parte meritano poi i prodotti della medicina omeopatica, che non sono pericolosi in sé, ma lo diventano quando costituiscono un'alternativa a farmaci ritenuti necessari, o addirittura indispensabili, secondo la medicina ufficiale.

Un aspetto particolare delle responsabilità morali che caratterizzano l'attività pubblicitaria è quello che riguarda i minori, frequentemente oggetto di attenzione da parte degli operatori del settore che ne sfruttano intenzionalmente la vulnerabilità. I piccoli sono infatti capaci di influenzare le scelte degli adulti e sono destinati a diventare, nel tempo, fedeli consumatori. Essi amano i messaggi pubblicitari perché ne apprezzano il carattere festoso, i personaggi simpatici, le musiche piacevoli, le immagini suggestive. Ed è noto che, nei minori, il coinvolgimento emotivo favorisce quel tipo di apprendimento purtroppo caratterizzato dall'assenza di una vera partecipazione consapevole e di una capacità di analisi critica. Impressionanti sono per esempio, secondo gli esperti, gli effetti negativi sull'alimentazione, seguiti spesso da affannosi e poco efficaci rimedi contro l'obesità dei piccoli consumatori di merendine o altro. A tale proposito va segnalata una interessante ricerca effettuata presso la Clinica Pediatrica di Pavia (Prof. Marchi) sul potenziale stravolgimento della "Piramide alimentare" (riguardante la diversa importanza dei vari alimenti) che si avrebbe tenendo conto dei messaggi alimentari destinati ai minori. Né va sottovalutata la preoccupante dipendenza dall'elettronica, provocata dall'indubbio fascino esercitato dai videogiochi e da Internet, responsabili fra l'altro di prolungate e innaturali immobilità dei minori, bisognosi invece di salutari attività motorie. Vanno peraltro sottolineati, secondo gli psicologi dell'età evolutiva, i frequenti sentimenti di frustrazione e il circolo vizioso che ne consegue, poiché l'obbedienza ai messaggi pubblicitari non dà la felicità sperata e l'infelicità spinge al consumo crescente ed esasperato dei prodotti proposti. È ora il caso di ricordare che le forti implicazioni etiche della pubblicità sono state attentamente prese in considerazione anche dalla Chiesa che, pur riconoscendone i valori positivi, ha sentito il dovere di indicarne i pericoli in vari documenti sul tema. La pubblicità, secondo la Chiesa, è sicuramente uno specchio della società, ma ci presenta talvolta una realtà distorta e propone modelli spesso negativi.

In conclusione possiamo affermare che sono innegabili le implicazioni etiche della complessa attività pubblicitaria e che esse sono tanto più importanti quanto più essa incide sulla salute, intesa come benessere psico-fisico e sociale della persona.

L'OMEOPATIA

Nel corso delle riflessioni sui rapporti tra pubblicità e salute, si è fatto un cenno, su queste pagine, alla pubblicizzazione dei prodotti della medicina omeopatica, non pericolosi in sé, ma inaccettabili quando vengano proposti come alternativa a farmaci necessari o addirittura indispensabili secondo la medicina tradizionale o ufficiale.

L'omeopatia è una dottrina medica elaborata agli inizi dell'800 da Hahnemann: essa si fonda sul concetto che le varie forme morbose vanno curate con quei farmaci che, somministrati a persone sane, indurrebbero una sintomatologia analoga a quella che si vuol curare. L'ideatore di questa modalità terapeutica (rivolta ai sintomi più che alle cause) sosteneva la necessità del ricorso a dosi minime di farmaci, la cui efficacia riteneva essere proporzionale alla loro diluizione.

Ancora oggi esistono i fautori dell'omeopatia, i quali sostengono che essa non sarebbe durata due secoli se non fosse efficace e propongono che essa entri a far parte dei protocolli ospedalieri e degli insegnamenti universitari. Va detto che la scelta dei farmaci omeopatici dipende dalla reazione, anche psicologica, dei pazienti e si fonda sul principio della estrema diluizione del principio attivo. I medicamenti omeopatici sono sicuri e privi di effetti collaterali anche nei bambini.

Ciò spiega l'elevato numero di medici (circa 25 mila) che, anche in Italia, prescrivono prodotti omeopatici, frequentemente ottenuti da piante medicinali. Il gruppo leader mondiale dei preparati omeopatici, che ne cura la produzione e il mercato internazionale, è guidato da C. Boiron, il quale sostiene la necessità che i medici prendano coscienza della efficacia dell'omeopatia e del basso costo dei prodotti omeopatici, assolutamente privi di effetti indesiderati. Di tali prodotti è stato autorizzato il commercio, in Italia, sulla base di una semplice notifica al Ministero della Salute.

Va sottolineato che l'interesse per l'omeopatia è indubbiamente in aumento, soprattutto nell'opinione pubblica, ma non mancano le discussioni e le perplessità, soprattutto legate al rischio che si possano ignorare o abbandonare modalità di cura, scientificamente sperimentate e validate, per privilegiare misure terapeutiche (o presunte tali) di natura omeopatica, non confortate dai dati di una seria ricerca clinico-scientifica.

In questi ultimi tempi non sono mancati numerosi incontri e dibattiti sul tema dell'omeopatia, della sua efficacia e del suo valore come medicina alternativa. Ma sono interessanti le argomentazioni di coloro che difendono invece la medicina tradizionale.

Innanzitutto si afferma che la crescente diffusione dell'uso dei prodotti omeopatici non costituisce la prova della loro efficacia, soprattutto se si tiene presente che il ricorso all'omeopatia è spesso il risultato di una abile pubblicizzazione e di una certa sfiducia nella medicina tradizionale, oltre che nei mezzi terapeutici della farmacopea ufficiale e nella organizzazione sanitaria. A ciò si aggiunga che, in verità, i prodotti omeopatici vengono impiegati di solito (fortunatamente) per patologie lievi, che sono ovviamente le più diffuse. Altro aspetto negativo segnalato è l'assenza di veri principi attivi nei preparati omeopatici. In effetti non esistono molecole specifiche capaci di rendere riconoscibile un prodotto nei confronti di un altro. Tutto ciò rende praticamente impossibile una seria sperimentazione clinico-scientifica (specie se controllata da un Comitato di Bioetica), capace di evidenziare le indicazioni e proporre le corrette modalità di impiego dei prodotti omeopatici. Esistono dunque controindicazioni a tale impiego? La risposta è affermativa: le controindicazioni sono costituite dalla sostanziale inefficacia dei prodotti. Possiamo, d'altra parte, affermare che i preparati omeopatici non possono essere dannosi, mentre i farmaci della medicina tradizionale, sicuramente efficaci se correttamente impiegati, non mancano tuttavia di potenziali effetti indesiderati. Va anche sottolineato che i rimedi omeopatici non possono essere proposti sulla base di vere indicazioni terapeutiche, non essendo essi veri medicinali, bensì prodotti semplicemente ottenuti come risultato di forti diluizioni delle varie sostanze. A questo proposito merita di essere riportato il pensiero autorevole di S. Garattini, secondo il quale il principio di Avogadro (che riguarda la quantità di molecole in una soluzione diluita) smantella l'intero impianto della omeopatia e la rende praticamente inutile. Da ciò deriva la innegabile responsabilità, sul piano etico, di chi la voglia impiegare per affezioni che non siano di scarso significato.

A conclusione di queste riflessioni sugli aspetti bioetici della medicina omeopatica, non possiamo non fare riferimento ad una recente presa di posizione della British Medical Association sul tema dell'omeopatia.

Durante la Conferenza annuale dell'Associazione, la medicina alternativa omeopatica è stata attentamente considerata, ma decisamente definita come "stregoneria" ed è stato auspicato il rifiuto, da parte del Servizio sanitario inglese, della concessione di risorse economiche da destinarsi ad una pratica ritenuta senza una vera efficacia terapeutica.

Data la indubbia autorevolezza dell'Associazione dei medici britannici, questa presa di posizione contro l'omeopatia deve indurre ad una attenta riflessione sulla liceità di scelte terapeutiche che siano finalizzate (con criteri non sempre trasparenti) alla pratica omeopatica. Come abbiamo già osservato, l'assenza di effetti collaterali dei prodotti omeopatici rende meno grave il loro impiego, fermo restando però l'obbligo morale di informare correttamente i pazienti sull'oscuro meccanismo d'azione e sulla scarsa (per non dire nulla) efficacia dei preparati. Ai quali si deve però riconoscere qualche probabile utilità legata forse a quell'effetto "placebo" di cui si è già parlato su queste pagine in altra occasione. Il meccanismo d'azione delle sostanze capaci di determinare effetti placebo è legato, secondo recenti studi, alla capacità di liberare nell'organismo "endorfine" dotate di poteri benefici, dopo aver creato, nei pazienti caratterizzati da spiccata sensibilità, una forte aspettativa e un adeguato coinvolgimento della sfera emotiva (suggestione). Cercare di ottenere ciò è lecito, purché si tratti di una strategia correttamente adottata dai medici nell'esclusivo interesse di malati particolari che, non presentando serie patologie, pretendono comunque di essere sottoposti a prestazioni terapeutiche e a somministrazione di medicamenti.

Si è già detto, d'altra parte, che sarebbe eticamente grave il solo ricorso a preparati omeopatici per affezioni di comprovata gravità: per esse è invece assolutamente doveroso l'impiego di terapie scientificamente sperimentate e clinicamente adottate con successo dalla medicina ufficiale.

Le malattie rare

Un tema che sta suscitando sempre maggior interesse nell'opinione pubblica e fa discutere varie categorie di specialisti (clinici, farmacologi, sociologi, giuristi e, non ultimi, i bioeticisti) è quello che riguarda le "malattie rare".

La scarsa presenza nella popolazione delle affezioni che qui vogliamo prendere in considerazione, se da un lato appare (ad una osservazione superficiale) come rassicurante per lo scarso numero delle persone interessate per ognuna delle patologie considerate, è in realtà caratterizzata da molti aspetti negativi che, soprattutto sul piano etico-sociale, non possono essere ignorati.

Si calcola che le malattie rare colpiscono una persona su 2000, ma si deve purtroppo prendere atto che, per questi malati, sono poche le ricerche, sono pochi i farmaci e sono poche le strutture adeguate. Il problema riguarda persone e famiglie che soffrono, che temono e che sperano in nuove acquisizioni della scienza medica. Nonostante la definizione, va osservato che le malattie rare sono in realtà numerose per tipologia e che l'avanzare della ricerca, pur insufficiente, consente in realtà di scoprirne continuamente di nuove.

Queste malattie possono colpire tutti gli organi, gli apparati e i sistemi del corpo umano, talvolta interessandone più di uno. Per questa ragione, una malattia rara può richiedere spesso l'intervento di più specialisti, con competenze ed esperienze diverse, ai quali spetta il delicato compito, talvolta non facile, di lavorare in équipe, in modo non sempre gratificante, con motivazioni incerte.

L'impegno dei medici è, in questi casi, meritorio, ma anche doppiamente doveroso, data l'incertezza che caratterizza lo stato di malattia, i dubbi e le difficoltà che coinvolgono sia i pazienti che il nucleo familiare. Va sottolineato che la grande maggioranza dei pazienti è costituita da bambini, costretti spesso a trasferirsi da una parte all'altra della nostra penisola a causa della scarsità dei centri di diagnosi e cura specifici, capaci di affrontare problematiche cliniche e organizzative che sono, per definizione, del tutto particolari. Da ciò deriva l'obbligo morale, per chi di dovere, di adoperarsi per rendere possibili cure e strutture idonee per coloro che sono affetti da malattie rare, prescindendo da criteri quantitativi, epidemiologici e strettamente economici.

Va ora sottolineato che le malattie rare, differenti per tipologia, hanno anche origini diverse: possono infatti essere di carattere congenito, infettivo o tumorale. Ma è accertato che comunque l'80% di esse ha una trasmissione di origine genetica (legata ad un difetto dell'acido nucleico cellulare). Quasi tutte sono malattie croniche e invalidanti, spesso presenti fin dalla nascita. Ciò significa che chi ne è affetto deve imparare a convivere con i sintomi, con le limitazioni e quindi con le sofferenze che caratterizzano la malattia, per un tempo di sopravvivenza talvolta molto limitato.

Tutto ciò comporta un pieno e talvolta complesso coinvolgimento del nucleo familiare e purtroppo determina spesso la progressiva e dolorosa emarginazione nell'ambito della comunità, scolastica o di lavoro, causata fondamentalmente dalla mancata conoscenza di questo tipo di malattie e delle loro inevitabili conseguenze sul piano affettivo e sociale.

Va anche osservato che una malattia può essere considerata rara da un punto di vista globale, ma può non essere tale per cause legate all'ambiente.

Ragioni genetiche, infettive o geografiche possono rendere una patologia molto diffusa in ambito locale, pur essendo essa considerata rara in ambito generale. È il caso dell'anemia mediterranea (Talassemia) che colpisce il 12% della popolazione in Sardegna, in Sicilia, in Spagna, nel Nord-Africa e fa registrare un numero elevato di portatori sani. Né si può ignorare il fenomeno dell'AIDS, malattia un tempo rara, ma che è divenuta molto diffusa in alcune regioni del mondo per la mancata disponibilità e distribuzione di farmaci idonei (pur ben conosciuti ed efficaci). Al contrario della Talassemia e dell'AIDS, la maggioranza delle malattie rare è invece caratterizzata da una scarsa conoscenza clinico-scientifica e da una conseguente carenza di presidi terapeutici e di farmaci adeguati. Le case farmaceutiche non sono infatti interessate né all'attività di ricerca, né alla produzione e distribuzione di prodotti che avrebbero, per definizione, scarsa diffusione, un mercato inconsistente e perciò un significato commerciale ed economico assolutamente negativo. Per queste ragioni, i farmaci che sarebbero utili, ma non vengono prodotti, vengono chiamati "orfani". Ciò è molto triste e induce a riflessioni profonde sul piano bioetico.

Il fenomeno dello scarso interesse delle Case farmaceutiche per la ricerca, la sperimentazione e la produzione di farmaci da impiegare nei casi (come si è visto non così infrequenti) di malattie rare, viene purtroppo ad aggiungersi, in questi ultimi tempi, ad un altro preoccupante fenomeno, recentemente messo in evidenza da autorevoli studiosi (tra cui Silvio Garattini, noto farmacologo). Nell'ambito della ricerca e della produzione di nuove molecole dotate di effetti terapeutici si è registrata, negli ultimi anni, una evidente carenza di vere innovazioni ed una progressiva riduzione degli investimenti destinati alla ricerca (non alla produzione, che è anzi in aumento) da parte delle maggiori e più qualificate aziende, seguita dalla chiusura di numerosi laboratori sperimentali. Le ragioni del fenomeno sono molteplici (economiche, commerciali, normative), ma è evidente che tutto ciò rende ancora più difficile rivolgere efficacemente l'attenzione verso le malattie rare e i loro possibili rimedi farmacologici. Ad onor del vero, non si può tuttavia ignorare che, forse per una certa pressione dell'opinione pubblica e dei mass-media, non mancano iniziative interessanti, tra cui va segnalata la Giornata mondiale delle Malattie rare istituita nel 2008, che si celebra tutti gli anni il 28 o 29 febbraio (in quelli bisestili). In questa occasione si svolgono molte manifestazioni per merito di Associazioni e Fondazioni le cui finalità di sensibilizzazione e di denuncia meritano di essere sottolineate. Vanno in particolare segnalati interventi di carattere clinico e psicologico rivolti alla "persona" malata, finalizzati a garantire, in sinergia con i medici, le strutture ospedaliere e le aziende farmaceutiche, i migliori benefici assistenziali ai pazienti e ai nuclei familiari. Tra le varie iniziative a livello europeo merita di essere segnalato il Convegno sulle malattie rare neurologiche dell'infanzia, svoltosi recentemente nella sede dell'Unione europea e organizzato dalla Fondazione "Brains for

Brain", che è sorta nel 2007 per iniziativa di ricercatori e clinici del settore neurologico, uniti nella lotta contro le malattie genetiche rare che colpiscono il cervello, soprattutto nell'età infantile. Va qui osservato che lo studio delle patologie meno comuni (come è dimostrato dai risultati delle ricerche non solo in ambito neurologico), permette anche di incrementare le ricerche e le acquisizioni su patologie più diffuse e socialmente più rilevanti (Alzheimer, Parkinson).

Nel corso del Convegno europeo sulle malattie neurologiche rare, a cui si è fatto cenno, si è evidenziato che, per scegliere quali terapie finanziare, molti Stati ricorrono a valutazioni basate sul rapporto costo-efficacia. Ciò, in realtà, penalizza i farmaci per le malattie rare, essendo l'efficacia commisurata al numero (ovviamente scarso) dei cittadini colpiti da quelle malattie. Si giunge così a sacrificare, nell'ambito delle attività di ricerca, i farmaci "orfani", ai quali vengono a mancare le valutazioni cliniche ed economiche standard, con conseguente riduzione della disponibilità di prodotti adeguati ed efficaci. Tale impostazione risulta tuttavia errata, in quanto alcune malattie neurologiche rare presentano aspetti in comune con patologie più diffuse (Alzheimer, Parkinson, SLA, Sclerosi multipla). Da ciò il dovere, emerso al Convegno, di "incentivare e incoraggiare l'impegno economico per lo sviluppo biotecnologico di nuovi approcci terapeutici capaci di aprire nuovi scenari" a favore di una gran parte della popolazione, colpita da quelle malattie.

Tra le altre interessanti iniziative sul tema delle malattie rare, meritano di essere segnalate quelle che caratterizzano l'attività di una benemerita azienda biofarmaceutica, la Shire Italia (divisione HGT), che ha come obiettivo lo studio delle grandi problematiche legate alle malattie rare. In linea con la tendenza, fortunatamente manifestatasi negli ultimi tempi nelle Istituzioni, nella classe medica e nella ricerca pubblica e privata a considerare con doverosa attenzione le malattie rare e perciò poco conosciute, l'Azienda ha accresciuto l'impegno nei confronti dei pazienti e delle famiglie che devono convivere con patologie rare come la Malattia di Fabry, la sindrome di Hunter, la Malattia di Gaucher e l'Angioedema ereditario.

Una visione dinamica e lungimirante si è consolidata nel tempo (grazie a collaborazioni strategiche e acquisizioni mirate) e ha permesso di incrementare lo sviluppo della ricerca e il numero dei prodotti terapeutici. Tale intelligente e meritoria strategia, superando una visione miope e utilitaristica, sta dando ottimi risultati e merita di essere additata come esempio. Essa costituisce una prova di attenzione e sensibilità per problematiche del tutto singolari che meritano particolare attenzione, tanto più doverosa sul piano etico e sociale quanto più esse si riferiscono a persone colpite da affezioni morbose non conosciute e perciò difficilmente curabili.

LA PRODUZIONE DEI FARMACI

Le recenti riflessioni, proposte su queste pagine a proposito di malattie rare e di farmaci "orfani", inducono a prendere ora in considerazione tutta la complessa problematica della produzione dei farmaci. Va detto innanzitutto che l'industria farmaceutica produce beni essenziali per la tutela della salute e che questi sono, perciò, dotati di notevole valenza etica, dovendosi però riconoscere che l'industria deve comunque operare secondo le regole del mercato e le logiche dell'economia. Non si può ignorare che i farmaci non sono un bene di ordinario consumo, bensì dei prodotti ai quali va riconosciuta un'influenza determinante sulla qualità e sulla durata della vita delle persone interessate. Né va dimenticato che sia lo Stato che le Autorità di controllo hanno il compito di intervenire, ai vari livelli della produzione, sull'attività commerciale e sulla stessa disponibilità e accessibilità dei vari prodotti medicinali, allo scopo di perseguire, secondo le finalità istituzionali, il bene comune. Non v'è dubbio che oggi l'età media degli uomini e delle donne è in costante aumento e che tale incremento è legato al generale miglioramento del sistema sanitario, alla disponibilità di nuovi farmaci, ad una prevenzione sempre più efficace anche attraverso l'impiego di nuovi vaccini e la diffusione di adeguati standard igienici. Va poi considerato un ruolo importante alla ricerca farmacologica, certamente sostenuta anche dall'industria, in collaborazione con gli Istituti universitari e ospedalieri di ricerca.

Un aspetto che merita particolare considerazione è la innegabile necessità di conciliare gli interessi della collettività e della sua salute con quelli delle aziende che producono farmaci: questa finalità sta alla base delle politiche che i vari Stati adottano in materia di produzione farmaceutica. Sia l'industria che le varie associazioni, le società scientifiche e i movimenti di opinione affrontano oggi, in tutto il mondo, i vari aspetti critici che si evidenziano nel mondo del profitto, della ricerca, delle collaborazioni e delle regolamentazioni. Tali aspetti riguardano soprattutto, nel campo della innovazione farmaceutica, gli investimenti, il marketing, la sperimentazione, le priorità, l'accessibilità, le contraffazioni. Come si vedrà, è necessario che i Governi e gli Enti regolatori intervengano con provvedimenti che permettano di conciliare gli interessi dell'industria con quelli della collettività e con i suoi principi etici.

Circa gli investimenti per la ricerca e lo sviluppo, va detto che essi sono sempre rilevanti, a causa delle inevitabili perdite di potenziali prodotti nel passaggio dal laboratorio sperimentale sull'animale all'impiego clinico sull'uomo. Per questa ragione le aziende capaci di produrre farmaci veramente innovativi sono ridotte a pochi colossi internazionali.

Degna di considerazione è, a questo punto, l'azione di marketing, assolutamente indispensabile per massimizzare le vendite e i relativi profitti, che sono certamente necessari per coprire le spese della ricerca, per alimentare ulteriori studi e, ovviamente, per assicurare dividendi. Nasce così l'esigenza di iniziative idonee e forme di pressione dirette o indirette, non sempre ineccepibili sul piano etico (comparaggio), da esercitare nei confronti dei medici e dei farmacisti. Recentemente altre categorie, come associazioni di pazienti, funzionari pubblici, politici e mass-media, sono stati oggetto di attenzione da parte delle aziende, con l'instaurazione di rapporti utili, ma non sempre trasparenti. Va aggiunto che, secondo gli esperti, l'industria farmaceutica impegna troppe risorse per la promozione e l'azione "lobbistica": ne nasce, al di là dei risultati, un chiaro conflitto tra etica e profitto, da cui scaturisce il convincimento che solo il rispetto di regole chiare può evitare che i titolari delle aziende e gli operatori sanitari si rendano responsabili di vicende scandalose che danneggiano inevitabilmente l'immagine degli uni e degli altri, provocando l'ostilità e soprattutto la sfiducia dell'opinione pubblica, che si sente tradita da chi, anziché prendersi cura dei suoi bisogni nel momento dello stato di malattia, si preoccupa soprattutto di trarre scorrettamente profitto dalle sventure che colpiscono una parte della popolazione.

È però doveroso segnalare, a questo punto, che l'organizzazione delle aziende farmaceutiche ha ritenuto opportuno dotarsi di un Codice deontologico ed impegnarsi al rispetto delle regole che vi sono contenute. Esso va ad aggiungersi alla normativa di riferimento, ma non sempre risulta sufficiente a garantire comportamenti deontologicamente ineccepibili. Tutto ciò risulta tanto più grave se si considera l'enormità degli interessi in gioco che fanno, dell'industria farmaceutica, una delle più rilevanti nell'ambito internazionale.

Altro aspetto critico della produzione dei farmaci è il rapporto che si instaura tra l'industria farmaceutica e i medici nella sperimentazione farmacologica.

Le spese della sperimentazione sono a carico delle aziende: esse disegnano i protocolli, definiscono le sostanze con cui comparare i prodotti, attuano il monitoraggio dei risultati e retribuiscono i Centri di ricerca con rimborsi per partecipazione a congressi e pubblicazioni.

Esiste però il rischio che i risultati della ricerca e la pratica clinica siano influenzati da un rapporto, sempre più stretto, tra azienda e sperimentatore, e che solo i risultati positivi vengano pubblicati, a scapito di quelli negativi, pur interessanti e significativi.

Si è già detto che purtroppo la ricerca industriale si concentra soprattutto sui farmaci che permettono di curare le malattie più diffuse nei Paesi industrializzati, cioè quelli che assicurano grandi consumi e grandi profitti. Ma è pur vero che l'Organizzazione Mondiale della Sanità (WHO) ha preparato, nel 2004, un elenco di medicinali prioritari che comprendono fortunatamente quelli per le malattie rare.

Da segnalare come aspetto critico è anche la difficoltà di accesso ai farmaci essenziali, tutelati da brevetto, da parte dei Paesi in via di sviluppo. Sul tema si sono recentemente espresse alcune Organizzazioni internazionali che hanno proposto, col supporto prezioso della Santa Sede, deroghe a favore dei Paesi più poveri. In virtù degli accordi raggiunti è così possibile produrre in tali Paesi, esclusivamente per uso interno, farmaci brevettati con esclusione di qualsiasi forma di commercio con l'estero.

Un ultimo aspetto critico che riguarda la produzione dei farmaci è quello, eticamente riprovevole, della possibile contraffazione dei prodotti medicinali.

Va, a questo proposito, osservato che l'Organizzazione Mondiale della Sanità definisce "contraffatto" un farmaco che "deliberatamente e fraudolentemente reca false indicazioni riguardo alla sua origine e/o identità". Va anche sottolineato che la contraffazione implica, fra l'altro, gravi problemi di sicurezza per i pazienti e di efficacia delle terapie adottate nei loro confronti. Ciò può, in effetti, costituire grave pregiudizio per la salute di chi necessita di trattamenti farmacologici sicuri e viene oltretutto privato di cure efficaci, con conseguenze talvolta irreparabili.

Quanto si è detto finora dimostra la necessità che i Governi e gli Enti regolatori provvedano a far sì che siano resi conciliabili gli interessi dell'industria farmaceutica e quelli della collettività secondo i principi etici.

Tutto ciò è possibile con provvedimenti efficaci al fine di realizzare risultati positivi che riguardano i diversi aspetti del problema.

Innanzitutto si tratta di sostenere le aziende al fine di ottenere obiettivi specifici. Premesso che l'industria farmaceutica ha, per la collettività, un valore anche strategico, sono molteplici le modalità di sostegno nei confronti di nuovi farmaci con incentivazioni di vario tipo. Esse possono riguardare i medicinali destinati, ad esempio, ai pazienti pediatrici, disciplinandone e incrementandone la delicata sperimentazione clinica, nella consapevolezza che la somministrazione di farmaci più efficaci e più sicuri, con dosaggi correttamente sperimentati, può salvare più vite umane, evitando peraltro ricoveri inutili e terapie non indispensabili.

Altrettanto può dirsi della popolazione anziana, spesso trattata coi farmaci, sulla base di indicazioni generiche, senza una corretta sperimentazione, per modalità e dosaggi, effettuata su pazienti in età avanzata.

Va anche osservato che l'autorizzazione all'immissione in commercio e l'attribuzione del prezzo di un farmaco costituiscono obiettivi importanti per l'industria farmaceutica, ma richiedono spesso lunghissime procedure che certamente non incoraggiano le aziende a promuovere la ricerca e l'innovazione, con evidente danno per la collettività.

Da sottolineare poi la necessità che, dopo la commercializzazione dei prodotti, vengano effettuati studi di controllo sulla efficacia e la sicurezza dei vari medicinali attraverso una trasparente collaborazione con i medici curanti, in quanto prescrittori, al fine di realizzare una efficace farmacovigilanza attraverso la segnalazione di effetti indesiderati ed eventuali interazioni. Ciò è doveroso anche al fine di evitare errori nelle modalità di somministrazione, così come è doveroso un continuo aggiornamento dei medici sulle innovazioni farmacologiche, sulle indicazioni dei medicinali, sulle loro posologie e sulle varie modalità di somministrazione.

Continuando nella considerazione dei provvedimenti che i Governi e gli Enti competenti dovrebbero intraprendere nell'interesse della collettività, si deve purtroppo ammettere che le iniziative finora realizzate sono povere di risultati, soprattutto perché non sembra esistere la consapevolezza che anche le malattie vanno incontro alla globalizzazione e possono estendersi in tutto il mondo.

Non è infatti sufficientemente chiaro che la ricerca è fondamentale, che l'industria può essere il maggior investitore nella ricerca orientata e finalizzata, che è però necessario finanziare una ricerca indipendente in uno spirito di sussidiarietà, che è indispensabile la collaborazione fra gli Stati e che sono necessarie iniziative internazionali per sostenere la ricerca e favorire, doverosamente sul piano etico, l'accesso dei Paesi in via di sviluppo ai farmaci essenziali.

La salute dei cittadini va vista come un fattore di crescita e non come un peso economico. Va misurato il valore umano che i farmaci generano sulla salute pubblica utilizzando opportuni indicatori, anziché concentrare l'attenzione esclusivamente sui costi, appesantendo peraltro le regole e le procedure burocratiche. Ciò finisce col ridurre la produzione soprattutto dei farmaci innovativi.

Va anche sottolineato, a questo punto, che i numerosi programmi internazionali di aiuto ai Paesi più poveri incontrano innegabili difficoltà per cause diverse. Merita allora di essere ricordato il messaggio di Benedetto XVI che ha affermato che, continuando a ritenere che il legame tra le persone e i popoli possa essere affidato, anche per la salute, solo a rapporti di mercato prescindendo dal rispetto dei diritti fondamentali, il destino dell'umanità sarà inevitabilmente disastroso.

Va tuttavia riconosciuto che il problema della ricerca, della produzione, della commercializzazione, della distribuzione e soprattutto della accessibilità ai farmaci da parte dei Paesi sottosviluppati ha comunque prodotto, per nobili finalità filantropiche, interessanti iniziative. Ciò tenendo conto che purtroppo le considerazioni etiche solitamente non appartengono allo spregiudicato mondo del mercato.

Da più parti si avverte l'urgente necessità di investire nella salute globale del mondo e si ha la consapevolezza che, per cambiare la situazione attuale, sarebbe utile promuovere studi che rendano remunerativi gli investimenti degli Stati e delle aziende a favore dei Paesi che incontrano difficoltà di accesso ai farmaci essenziali per la salute della collettività.

Va sottolineato che occorre disporre di medicinali sempre più aggiornati per combattere malattie vecchie e nuove. Ma ciò richiede più ricerche e più iniziative politiche internazionali per una attività di studio indipendente, per una corretta informazione, per un valido sostegno ai Paesi più poveri, per una attenta vigilanza sull'etica del sistema. Nell'Unione Europea il mercato farmaceutico è segmentato e ciò si ripercuote negativamente sull'innovazione dei prodotti. Allo scopo di superare questo stato di cose, è stata proposta una Comunicazione ufficiale della Commissione Europea su futuro dei farmaci per uso umano nel mercato unico. In essa si propone la realizzazione di un mercato unico autentico e sostenibile a favore sia dei malati che dell'industria farmaceutica. I risultati dell'iniziativa dovrebbero essere il miglioramento della salute pubblica, lo stimolo all'innovazione e il potenziamento di una sana competitività tra le aziende farmaceutiche.

Si tratta indubbiamente di un progetto ambizioso, ma non impossibile. Si tratta di avere la consapevolezza del dovere etico di coordinare il lavoro degli attori che operano nel mondo della salute e della ricerca, sia pure con competenze diverse, portatori di interessi e di valori certamente non trascurabili.

Data la posta in gioco, riguardante la produzione sufficiente ed accessibile di presidi farmacologici necessari e talvolta indispensabili, soprattutto per le popolazioni più povere in stato di sofferenza, è indispensabile sentire la necessità dell'azione di ognuno verso gli interessi di tutti come un prezioso e ineludibile dovere morale.

Produrre farmaci significa produrre beni essenziali per le collettività e dotati, perciò, di notevole rilevanza bioetica.

LA FARMACOECONOMIA

La necessità di porre un limite alla spesa pubblica, divenuta insostenibile in molti Paesi industrializzati, ha evidenziato la corretta pianificazione e distribuzione delle risorse globali ai grandi settori di spesa, compresa ovviamente la Sanità, come fondamentale fattore per tentare la soluzione del problema. Nella Sanità, anche in Italia, i costi sono andati progressivamente aumentando per varie ragioni: l'invecchiamento della popolazione, l'introduzione di sempre più sofisticate tecnologie, l'elevato costo delle più recenti terapie, comprese quelle di carattere farmacologico.

Centrale, ed eticamente rilevante, è come sempre il problema dell'allocazione ottimale delle risorse, che andrebbero investite laddove la spesa produce maggiore utilità. Ma il confronto tra le varie utilità è, a sua volta, problema assai arduo, che rischia di diventare addirittura discutibile sul piano etico se viene impostato con criteri prettamente utilitaristici e basato semplicisticamente sui numeri. È allora preferibile puntare sui risparmi in ogni settore, affinché essi possano produrre maggiore utilità quando vengano impiegati nei casi più gravi.

Dall'esigenza di investire al meglio le risorse economiche, sempre limitate, nella Sanità pubblica, fornendo gli strumenti per una corretta analisi economica della politica sanitaria, è nata la Farmacoeconomia. Con essa vengono analizzati i costi di determinati trattamenti diagnostico-terapeutici in rapporto all'efficacia, o alla vera utilità, ovvero ai benefici economici da essi derivati, ponendoli a confronto con quelli di eventuali trattamenti alternativi.

La metodologia impiegata non è, tuttavia, sempre rigorosa e genera incertezze sulla validità, sulla attendibilità e sulla stessa utilità dei risultati raggiunti. Ciò è dovuto alla inesperienza degli operatori, medici o statistici, spesso incapaci di fornire dati derivanti da una corretta ed efficace lettura critica nel corso degli studi, talvolta complessi, di farmacoeconomia, che vanno certamente condotti rispettando alcuni requisiti minimi di rigore. Solo così, infatti, questa giovane scienza può costituire un ottimo ausilio per la riduzione dei costi in un settore strategico come quello dei trattamenti farmacologici.

Non si può negare che diversi fattori producono, tra gli studiosi di farmacoeconomia, un certo scetticismo sui risultati di molte ricerche farmacoeconomiche, fattori che meritano di essere attentamente considerati.

È assodato, innanzitutto, che alcuni risultati di studi di farmacoeconomia sono considerati spesso come fondamentali per una corretta decisione terapeutica, specie se è preceduta da difficoltà diagnostico-prognostiche e se riguarda non un singolo paziente, ma gruppi omogenei di pazienti. La metodologia deve essere, in tal caso, rigorosa ed essere caratterizzata da alcuni requisiti fondamentali. Importante è, prima di tutto, la chiara definizione della prospettiva da cui vengono valutati i costi: essi possono infatti essere a carico del Servizio sanitario nazionale, ovvero a carico del paziente interessato (farmaci di Fascia C). Inoltre va osservato che i costi di un determinato trattamento devono essere valutati nell'ottica della massima globalità (valutazione di tutti i costi certi e di quelli aleatori riguardanti casi particolari).

Risulta evidente che la spesa per ogni trattamento diagno-stico-terapeutico (la componente diagnostica non va trascurata, essendo talvolta basata anch'essa sull'impiego di farmaci) è sem-pre in relazione con le caratteristiche di ogni singolo paziente.

La risposta al trattamento è infatti legata all'età, al peso, alla diversa sensibilità verso i farmaci e quindi alla possibile compar-sa di eventi avversi, di varia severità.

Si può anche affermare che i risultati più attendibili, e quindi eticamente più corretti, sono quelli che riguardano la valutazione dei costi in parallelo con studi clinici controllati e "randomizza-ti" (la "randomizzazione" corrisponde ad una disposizione dei casi in sequenza casuale), in modo tale che i gruppi di confronto non siano alterati dai vari fattori sistematici che possono entrare in gioco e che possono influenzare il confronto tra i costi medi delle varie terapie.

Alla luce di quanto affermato finora, risulta evidente la re-sponsabilità morale di chi, svolgendo analisi di farmacoecono-mia su popolazioni numerose di pazienti, non sia sufficientemen-te corretto nel considerare le varie componenti in gioco.

Premesso che lo studio di un farmaco riguarda fondamental-mente, oltre alla tollerabilità, la sua attività terapeutica e la sua efficacia (due aspetti che non vanno confusi tra loro), va detto che l'analisi economica di un trattamento farmacologico è signi-ficativa solo se effettuata successivamente alla dimostrazione della sua efficacia. Le analisi basate sulla sola attività sarebbero invece di scarsa utilità e di ridotta credibilità essendo, secondo alcuni esperti, condotte solitamente al solo scopo di giustificare il rimborso del prezzo elevato con cui i nuovi prodotti vengono commercializzati. Va anche osservato che un'analisi farmacoeco-nomica corretta va condotta scegliendo, per la comparazione, la "terapia standard" per una certa malattia, cioè la migliore cura nota fino a quel momento. Talvolta avviene invece che i risultati ottenuti con un nuovo prodotto vengono confrontati con quelli che si ottengono con una terapia sicuramente meno efficace e di maggior costo.

È evidente la gravità di una simile procedura, che possiamo definire eticamente inaccettabile, essendo essa finalizzata a so-stenere surrettiziamente la maggior efficacia e convenienza economica di un nuovo prodotto. Questo modo di procedere è ancora più grave in quanto sottrae, nello stesso tempo, a gruppi di pazienti prescelti per il confronto, il miglior trattamento possibile. Va altresì osservato che la critica deve estendersi anche ai casi in cui i farmaci di confronto vengono consapevolmente impiegati, da chi conduce lo studio, con dosaggi e modalità di somministrazione non appropriati.

È dunque moralmente da respingere la scelta di trattamenti terapeutici di confronto volutamente sub-ottimali, effettuata affinché si possa agevolmente concludere un'indagine farmacoeconomica in favore di farmaci che si vogliono proporre in campo terapeutico e quindi sul mercato.

Purtroppo la credibilità degli studi di farmacoeconomia è frequentemente minata anche dalla carenza di correttezza e oggettività delle relative pubblicazioni scientifiche, che spesso omettono di rendere noti gli eventuali risultati negativi delle indagini farmacoeconomiche effettuate, specialmente quando le pubblicazioni vengono sponsorizzate dalle aziende farmaceutiche interessate.

La scarsa credibilità degli studi farmacoeconomici ha recentemente indotto gli studiosi esperti nel settore a proporre varie "raccomandazioni" sulle modalità di conduzione delle analisi di questo tipo. Le linee-guida scaturite da tali raccomandazioni sono risultate tuttavia significativamente differenti tra loro, come ha mostrato, in seguito, una accurata revisione comparativa.

La prospettiva dell'analisi farmacoeconomica, unitamente alla scelta dei farmaci di confronto, alle modalità di calcolo e ai costi da prendere in considerazione, sono in realtà i temi sui quali si manifestano le differenze più significative che finiscono per ridimensionare la credibilità delle stesse linee-guida e perciò delle analisi che ne conseguono. Tale credibilità potrebbe essere tuttavia accresciuta da un accurato processo di unificazione delle varie linee-guida proposte.

È interessante osservare come gli esperti giungano anche ad affermare che, per ottenere stime obiettive di parametri farmacoeconomici, come i costi e le misure di efficacia terapeutica, in assenza di dati osservati clinicamente, ovvero per ricostruire i costi senza osservazioni dirette, servono dei "modelli" operativi.

A tale proposito va sottolineato che costruire un modello costa molto meno che procedere ad osservazioni dirette durante una sperimentazione clinica controllata. Va anche detto, d'altra parte, che l'interpretazione dei dati ottenuti con i modelli richiede cautela per le numerose insidie che si possono incontrare prendendo in considerazione le stime di efficacia, la qualità degli studi, la tipologia delle popolazioni di pazienti e la tipologia dei risultati che si vogliono raggiungere. A conclusione di queste riflessioni sulle implicazioni bioetiche degli studi che vengono condotti sugli aspetti farmacoeconomici della pratica clinico-terapeutica, si può affermare che la farmacoeconomia va oggi considerata come una nuova e interessante disciplina, di cui non va trascurata la rilevanza anche bioetica. Dopo le valutazioni sulla tollerabilità e sull'efficacia di un farmaco infatti, la valutazione degli aspetti economici costituisce indubbiamente una terza dimensione che è doveroso esplorare, soprattutto ai fini di un più corretto impiego delle risorse disponibili nel campo della salute.

I FARMACI EQUIVALENTI

L'efficacia di un prodotto farmaceutico è dovuta alla azione di un "principio attivo" contenuto, con gli eccipienti, nel prodotto, detto anche medicinale.

Molto frequentemente i medicinali vengono commercializzati e distribuiti con "nomi di fantasia" dopo che il prodotto è stato brevettato.

Esistono, d'altra parte, prodotti farmaceutici che contengono, con gli opportuni eccipienti, gli stessi principi attivi e che, non essendo stati brevettati, hanno un costo inferiore pur essendo altrettanto efficaci. Questi prodotti vengono chiamati "farmaci equivalenti": la loro diffusione è ancora scarsa, ma va aumentando poiché la gente è sempre più portata a risparmiare. Va osservato che per i medicinali distribuiti gratuitamente dal Servizio sanitario nazionale, l'utente deve sborsare la differenza di prezzo che esiste tra il prodotto "griffato" (cioè brevettato) e quello equivalente.

A questo punto è opportuno descrivere le caratteristiche del "farmaco equivalente". Esso contiene, nella stessa quantità, lo stesso principio attivo del prodotto di riferimento brevettato ed è presentato nella stessa forma farmaceutica (iniettabile, in compresse, in confetti ecc.) per la stessa via di somministrazione. Il medicinale deve possedere gli stessi requisiti di qualità, sicurezza ed efficacia del prodotto originale. Deve avere la stessa composizione qualitativa e quantitativa in principio attivo e deve soddisfare il principio di "bioequivalenza".

Ma esiste un problema bioetico nella produzione e nella distribuzione dei farmaci equivalenti? La risposta non può che essere affermativa. Esistono infatti degli obblighi morali che si riferiscono al comportamento delle case farmaceutiche produttrici, dei medici curanti e dei farmacisti. È certamente il timore, diffuso nell'opinione pubblica, che in qualche modo la produzione, la proposta e la distribuzione dei farmaci equivalenti non venga attuata in modo ineccepibile che spiega la scarsa diffusione di tali prodotti. Essi meriterebbero maggiore successo, come auspica anche il Movimento consumatori, molto attivo con una "campagna" a livello nazionale a favore dei farmaci equivalenti.

Per quanto si riferisce alle case farmaceutiche produttrici, va detto che è obbligo morale preparare prodotti efficaci e sicuri che contengano con assoluta certezza gli stessi principi attivi presenti nei medicinali brevettati di riferimento. Un aspetto non trascurabile è quello che riguarda gli "eccipienti" i quali, unitamente al principio attivo, compongono il prodotto farmaceutico, rendendolo somministrabile nella forma prevista. Si intende per eccipiente, infatti, ogni sostanza che fa da veicolo al farmaco vero e proprio, il quale in essa si incorpora ai fini di renderne più facile, più sicuro e più efficace l'assorbimento.

Come già è stato detto su queste pagine a proposito delle produzione dei farmaci, anche nel caso dei farmaci equivalenti è tuttavia possibile la contraffazione. Essa comporta, fra l'altro, gravi problemi di sicurezza per i pazienti e di efficacia dell'azione terapeutica. Va d'altra parte osservato che tali prodotti alternativi vengono comunque sottoposti agli stessi rigorosi accertamenti effettuati su tutti gli altri medicinali. Il controllo consiste nella "verifica della rispondenza alle specifiche riportate nella documentazione del produttore e nelle monografie di farmacopea europea" come si afferma in un documento dell'associazione Consumatori.

Per quanto riguarda i medici curanti e i farmacisti, esiste certamente l'obbligo morale di comunicare, in occasione di ogni prescrizione farmaceutica, la possibilità di acquisto di prodotti alternativi, comunque efficaci, meno "griffati", ma anche meno costosi.

Tale obbligo, a dimostrazione della rilevanza etico-giuridica del problema, è stato oltretutto sancito da un Decreto legge varato dal Governo italiano tra i provvedimenti anti-crisi. In base a questa normativa i medici, al momento di ogni prescrizione farmaceutica, dovranno indicare le loro scelte terapeutiche accompagnandole con la frase "o farmaco equivalente se di minor prezzo".

Ciò si inserisce fra l'altro, in modo significativo, nell'ambito del rapporto medico paziente ai fini del raggiungimento di una migliore alleanza terapeutica. Come si è già detto più volte, il medico non deve solo curare, ma prendersi cura del paziente, aiutandolo a non sottovalutare gli aspetti anche economici delle terapie prescritte, soprattutto nei casi di persone particolarmente bisognose.

PREVENZIONE E DIVULGAZIONE

Nella medicina moderna la prevenzione delle malattie ha raggiunto, da alcuni decenni, un ruolo di primaria importanza. Autorevoli esperti affermano, con ragione, che "prevenire è meglio che curare". È nata così la "medicina preventiva", che in passato fu indirizzata esclusivamente contro le malattie infettive, mentre oggi ha allargato i suoi obiettivi anche in campi diversi (oncologia, malattie professionali, cardio-vasculopatie ed altro). Va osservato che la prevenzione delle malattie infettive (profilassi) viene regolata da leggi e ordinamenti sanitari applicati nell'ambito nazionale o addirittura internazionale.

Uno dei problemi che, tuttavia, rendono talvolta difficili le attività di medicina preventiva è la divulgazione presso l'opinione pubblica, nell'ambito di una diversa educazione sanitaria, dei principi e delle norme da osservare per evitare, laddove possibile, l'insorgere degli stati di malattia. È in effetti difficile tradurre in messaggi chiari, brevi ed incisivi un complesso corpo di conoscenze (e talvolta di incertezze) acquisite nel mondo medico-scientifico attraverso la ricerca e la sperimentazione. Studiosi, ricercatori, clinici e politici hanno dunque il dovere morale di affinare le proprie capacità divulgative, attraverso i diversi strumenti di comunicazione a loro disposizione (riviste, giornali, rotocalchi, opuscoli, trasmissioni radiotelevisive, decreti e norme legislative), servendosi anche di campagne pubblicitarie e di preziosi "testimonials".

Esiste però il rischio che le comunicazioni, di qualunque natura esse siano, vengano scorrettamente caratterizzate da eccessi di ottimismo, da troppa sicurezza sui dati clinico-statistici, da regole di comportamento proposte come eccessivamente semplici e di sicuro effetto. I messaggi, inoltre, possono essere poco chiari, talvolta contraddittori e fondati su incerte basi scientifiche. Non è infrequente il caso di opuscoli di medicina preventiva, riguardanti una stessa patologia, che differiscono per le basi logicoscientifiche, per i contesti a cui fanno riferimento, per gli obiettivi che si pongono, per come configurano il rapporto possibile tra malato e struttura sanitaria, nonché per la stessa concezione della salute.

Le differenze che si possono riscontrare nella concezione di "medicina preventiva", sia primaria che secondaria, riguardano spesso, nei documenti e nelle pubblicazioni che in vario modo raggiungono l'opinione pubblica, la responsabilità delle scelte: da un lato essa è considerata soprattutto individuale o privata, dall'altro essa è considerata fondamentalmente pubblica o collettiva. Nel primo caso è importante ciò che ognuno può (e deve) fare per la salvaguardia della propria salute attraverso comportamenti corretti e prudenti, nel secondo ci si riferisce alle politiche di controllo delle esposizioni ambientali (per esempio dei lavoratori) e alla attuazione di programmi di selezione e di controllo della qualità della vita.

Tutto ciò è particolarmente evidente nell'ambito della prevenzione in campo oncologico (tumori), dove le varie attività di "screening" (selezione) sono particolarmente efficaci soprattutto nel permettere una diagnosi precoce, considerata quantomeno come prevenzione di evoluzioni ingravescenti, e quindi sfavorevoli, dei vari processi morbosi.

L'insieme delle conoscenze che la ricerca e la pratica clinica permettono di raccogliere ai fini della formulazione di "linee guida", sono il frutto di studi su grandi numeri, il cui valore è tanto più considerevole quanto più corretta e scrupolosa è la ricerca e la interpretazione dei risultati.

V'è anche da notare che, sulla base del corpo di conoscenze che si possono acquisire con l'attività di ricerca, sperimentazione e pratica diagnostico-terapeutica, emergono chiare indicazioni per la esecuzione soltanto di indagini diagnostiche di comprovata utilità, prendendo in attenta considerazione ancora una volta il rapporto costi-benefici nell'ambito di una doverosamente oculata gestione delle risorse: gestione che è ovviamente carica, nel difficile momento attuale, di innegabili implicazioni bioetiche.

Grave è infatti il dispendio di risorse, sia sul piano economico che su quello organizzativo, a danno dei pazienti, soprattutto di quelli bisognosi di cure tempestive ed efficaci. V'è da aggiungere che i costi, oltre che economici, sono costituiti anche dalla somma dei possibili effetti collaterali psico-fisici dei mezzi diagnostico-terapeutici, mentre i benefici vanno perseguiti dopo che siano state raggiunte prove conclamate di sicura efficacia.

Si è già detto che, ai fini di una corretta, intelligente ed efficace medicina preventiva, è assolutamente necessario che tutti coloro che, in vario modo e con diverse funzioni, curano l'opera di prevenzione delle malattie, sappiano affinare le proprie capacità di comunicazione e perciò di divulgazione delle conoscenze che il progresso della medicina ha permesso di acquisire. I ricercatori, i clinici e gli stessi politici chiamati a legiferare hanno il dovere morale di formare e informare l'opinione pubblica, con chiarezza ed efficacia, sulle conquiste della scienza medica e sulla necessità della prevenzione.

Tutto ciò è però possibile solo tenendo conto delle regole della comunicazione, stabilite oggi con crescente competenza da coloro che fanno, della comunicazione sociale, l'oggetto dei propri studi e delle proprie ricerche.

D'altra parte va sottolineato che il comunicare costituisce una delle attività fondamentali di ogni essere umano.

Quando la comunicazione riguarda le problematiche relative alla salute, alla malattia, alla medicina e alla ricerca clinico-scientifica, la correttezza e l'efficacia di ogni occasione comunicativa, comprese quelle relative alla prevenzione, assumono anche un'indubbia rilevanza bioetica.

V'è comunque da osservare che la divulgazione delle conoscenze e dei dati clinico-statistici, ai fini di una efficace prevenzione, passa logicamente attraverso l'impiego di una terminologia che però è talvolta troppo tecnica e specializzata: ciò riduce la chiarezza e l'efficacia dei messaggi.

Questo problema, oltretutto, tocca il cuore del delicato rapporto tra medico e paziente, essendo il medico chiamato a fare educazione sanitaria, attraverso una corretta divulgazione di nozioni mediche, anche ai fini della prevenzione degli stati morbosi.

Il rapporto medico-paziente implica dunque inevitabilmente un linguaggio: una accurata enunciazione dei principi dell'igiene e della medicina in genere è essenziale e deve mirare al superamento delle eventuali barriere che, per ragioni culturali o anagrafiche, ostacolano la comunicazione e rendono più difficile la prevenzione.

È giusto affermare, a questo punto, che la prevenzione delle malattie si attua soprattutto attraverso gli atteggiamenti e i comportamenti consapevoli e responsabili di ogni singolo individuo. Si è già avuto modo di sottolineare che il diritto alla salute (o, meglio, il diritto alla tutela della salute), come fondamentale diritto del cittadino e interesse della collettività, è sancito dalla Costituzione Italiana, ma deve anche accompagnarsi a quello che può definirsi il "dovere" della salute. In una visione etica del problema, risulta evidente che ognuno di noi deve sentire il dovere di salvaguardare la propria salute evitando di esporsi al rischio di comprometterla con una condotta scorretta, o addirittura sconsiderata, come avviene nelle tossicodipendenze, nell'uso spericolato dei mezzi di locomozione, nei disordini alimentari, nell'abuso di alcol, nella dipendenza dal fumo e così via.

Anche le forme di prevenzione delle malattie entrano a far parte dei modi con cui si rispetta il dovere di salvaguardare la propria salute, nell'interesse di sé e degli altri.

Nel famoso libro di Thomas Merton "Nessun uomo è un'isola" (affermazione di John Donne) si fa riferimento al legame che unisce tra loro gli esseri umani, comportando i diritti e i doveri della convivenza. Tra i doveri va considerato quello della salvaguardia della propria salute, anche attraverso la prevenzione.

Un'ultima osservazione va fatta a proposito del valore della diagnosi precoce (che è preventiva in quanto permette di evitare l'evoluzione sfavorevole di una patologia al suo esordio) e delle modalità con cui ne vengono presentati i benefici. Talvolta infatti, attraverso i mezzi di comunicazione di massa, si afferma che la diagnosi precoce (soprattutto dei tumori) permette altissime percentuali di successo terapeutico. Ma ciò è vero solo in parte, poiché non tutte le affezioni morbose per le quali sarebbe auspicabile e preziosa una diagnosi precoce, sono in realtà facilmente diagnosticabili con la dovuta tempestività. Ciò conferma la necessità di una divulgazione efficace, fondata su mezzi di comunicazione capaci di raggiungere con profitto il grosso pubblico, in grado di sfatare i pregiudizi e di superare le disinformazioni. In poche parole una divulgazione eticamente corretta, al servizio delle persone e della loro salute.

INFORMAZIONI SUI FARMACI

Sempre più ricchi di dati e di istruzioni per l'uso, i foglietti illustrativi che immancabilmente corredano le confezioni dei prodotti medicinali, dovrebbero servire a rendere più corretto ed efficace l'uso dei farmaci in esse contenuti. In realtà, per molte ragioni, questo risultato non sempre viene raggiunto.

Frutto di studi clinico-sperimentali più o meno complessi, talvolta estesi a vari paesi nel mondo, i dati contenuti in questi foglietti, minuziosamente ripiegati all'interno delle confezioni farmaceutiche, non sempre ottengono lo scopo di chiarire la natura, le indicazioni terapeutiche, le modalità di assunzione, i possibili effetti collaterali, le eventuali sinergie con altri farmaci delle sostanze medicinali contenute nelle confezioni.

Sarebbe eticamente doveroso, da parte delle case farmaceutiche produttrici, offrire istruzioni per l'uso più chiare e quindi più efficaci, vista la posta in gioco che è la salute degli utenti.

Esse, presentate con caratteri di stampa talvolta così piccoli da risultare pressoché illeggibili soprattutto per le persone anziane, sono invece frequentemente caratterizzate da un linguaggio ostico e ridondante di dati poco utili al paziente, nonché dalla omissione di informazioni importanti ritenute compromettenti per il prodotto.

Ad onor del vero, tuttavia, non è sempre così, dal momento che certe confezioni sono, in realtà, talmente corredate di dati riferibili a possibili effetti indesiderati, che producono addirittura l'effetto di terrorizzare i pazienti i quali, acquistato comunque il prodotto a tutto vantaggio della ditta produttrice, finiscono poi con l'accantonarlo nel timore di complicazioni che peggiorerebbero il loro stato di malattia anziché migliorarlo.

La minuziosa e scrupolosa elencazione di potenziali effetti indesiderati, anche se rari, trova, in realtà, la sua ragione d'essere nella finalità di prevenire possibili complicazioni di carattere medico-legale e giudiziario.

Aver segnalato tali effetti come possibili, mette al riparo le case farmaceutiche da eventuali esposti alla magistratura e da richieste di risarcimenti: incidenti di percorso che danneggerebbero inevitabilmente l'immagine delle aziende farmaceutiche interessate.

Merita di essere sottolineata la presenza, per l'Italia, di due tipologie di foglietti illustrativi dei prodotti medicinali. La prima riguarda i farmaci approvati per via centralizzata, la seconda riguarda i farmaci recepiti a livello nazionale. Mentre per i primi il foglio illustrativo è redatto dalle aziende e supervisionato dall'Emea (Agenzia europea), per i secondi il foglio è stilato sotto il controllo del Ministero della Salute nel rispetto delle direttive europee. Sul piano della comunicazione il risultato è, tuttavia, diverso. Il primo tipo appare indubbiamente più aderente alle necessità dei pazienti: fondato su domande e risposte semplici e chiare, fa riferimento solo agli effetti collaterali più frequenti, senza creare inutili allarmismi e incentivando, oltretutto, il rapporto medico-paziente ai fini di una utilizzazione migliore e più attenta dei farmaci. Il secondo tipo è più complesso, tutto sommato meno chiaro, anche se esaustivo. È insomma caratterizzato da innegabili difetti, di cui peraltro si è già fatto cenno in precedenza.

Vanno ora segnalate, per completezza, le linee guida dettate, alcuni anni or sono, dalla Commissione Unica del Farmaco alle Case farmaceutiche e riguardanti i farmaci impiegati mediante "automedicazione", cioè auto-somministrazione in piena autonomia e senza obbligo di prescrizione medica. Va sottolineato che tale diffusissima pratica, pur riguardando solitamente farmaci relativamente maneggevoli, non è tuttavia priva di rischi.

Le raccomandazioni della Commissione riguardano la necessità della facile comprensibilità dei foglietti illustrativi, la chiara distinzione delle varie forme di medicinali (compresse, capsule, bustine, ecc.), la leggibilità, la necessità di attenta lettura delle informazioni.

In conclusione si può affermare che i foglietti illustrativi sono strumenti importanti per la difesa della salute dei cittadini ed è diritto indiscutibile di ogni persona conoscere i rischi legati alla assunzione dei farmaci.

È pertanto doveroso, per tutti coloro che producono, distribuiscono, prescrivono i prodotti medicinali, adoperarsi correttamente sia sul piano giuridico, medico-legale ed etico-deontologico al fine di promuovere un impiego sicuro ed efficace dei prodotti farmaceutici.

SOFFERENZA E SOLLIEVO

Da sempre la sofferenza accompagna gli esseri umani come scandalo e provocazione: insieme alla morte, inevitabilmente congiunta ad essa, la sofferenza è il vero grande problema dell'esistenza umana. Ogni forma di dolore appare alla persona come menomazione del suo essere, come ferita della sua integrità, come battuta d'arresto della sua espansione. Il problema non si risolve, tuttavia, accantonando ed emarginando il dolore, come tende a fare la società consumistica nel clima attuale del disimpegno e della banalizzazione.

È pur vero, però, che negli ultimi anni le istituzioni sanitarie hanno ricevuto, da autorevoli esperti (clinici, sociologi, bioeticisti) e da associazioni, una crescente richiesta di maggiore attenzione alla dimensione umana dell'assistenza ai sofferenti e di risposte più efficaci della sanità attraverso l'organizzazione della terapia del dolore e delle cure palliative. Si è giunti così all'emanazione di leggi e decreti, riguardanti l'impiego degli antidolorifici e, tra l'altro, anche i trattamenti a domicilio e negli hospices. Degna di segnalazione è poi la significativa istituzione della "Giornata nazionale del Sollievo" e la elaborazione, a livello nazionale e regionale, di Linee-guida sulle metodologie integrate delle terapie del dolore.

Va osservato che tali iniziative culturali e istituzionali procedono su due strade complementari: la prima che mira a sconfiggere il dolore con tecniche e farmaci, la seconda che tende a promuovere una condizione di grande rilievo umano come il "sollievo". Le due strade sono ugualmente importanti in quanto, pur generando risultati diversi, tendono a migliorare la qualità della vita. V'è da augurarsi che i cambiamenti istituzionali e quelli che, si spera, avvengano anche nell'Opinione pubblica, portino all'integrazione delle due vie che conducono a una globale riduzione della sofferenza umana. È soprattutto la lotta contro il "dolore inutile" ad avere, come realtà complementare, la doverosa promozione di tutto il sollievo possibile. Oltre a fornire azione terapeutica, è moralmente doveroso prendersi cura del vissuto umano e della esperienza soggettiva del sollievo. La diffusione della "cultura del sollievo", con tutte le sue implicazioni etiche, umane e psico-affettive, è fondamentale quanto quella della lotta alla sofferenza.

Ma qual è il vero significato del sollievo? Esso può essere inteso, in realtà, come "risorsa" o come "vissuto". Nel primo caso il sollievo è raggiunto, ad esempio, con una tecnica o un farmaco: essi fanno sì che la sofferenza venga attenuata, sospesa o rimossa.

Nel secondo caso, invece, il sollievo è un vissuto, piacevole e desiderabile, di liberazione dalla sofferenza, che segue l'allontanamento (nello spazio e nel tempo) di un fattore che aveva indotto un vissuto di dolore. La rimozione dello stato di sofferenza può essere parziale o totale, temporanea o definitiva.

A questo punto si può però affermare che sia la sofferenza che il sollievo vanno intesi come "vissuti". Qualcuno (Ferri) ha affermato che "Il vissuto è l'esperienza del corpo alla luce della consapevolezza".

Il corpo va inteso non tanto come entità fisica, quanto piuttosto come organismo psico-fisiologico (cellule, tessuti, organi, pensieri, emozioni, cultura, valori, misteri). Il vissuto è nella coscienza di chi vive una certa esperienza e ne è protagonista.

Una riflessione, delicata ed inquietante, meritano ora le soluzioni estreme e radicali come il suicidio e l'eutanasia, che talvolta vengono pensate come conclusione definitiva di condizioni di grave sofferenza. Va detto però che, in realtà, esse non possono generare vissuti di sollievo, in quanto non può esistere vissuto al di fuori dall'esperienza e dalla vita.

Va ora ricordato che, negli anni '60, Cecily Saunders, eccellente studiosa delle problematiche relative ai malati terminali, propose il concetto di "dolore totale" (fisico, psicologico, sociale): ebbene, aiutare chi è gravemente ammalato ad attenuare la sua condizione di grave sofferenza significa aiutarlo a sperimentare un vissuto di "sollievo totale". Ciò vuol dire adottare, nella Terapia del dolore e nelle Cure palliative, una prassi meno medicalizzata e più attenta a procurare un "vissuto del sollievo".

Poiché la sofferenza è fenomeno psicofisico e sociale, anche nelle terapie si dovrà misurarsi con queste stesse dimensioni.

La medicina e la cultura di oggi vanno a collocarsi nell'inquietante e continuo dissidio che esiste tra il dare un senso al dolore e il donare sollievo alla sofferenza.

Su quello che abbiamo chiamato "vissuto di sollievo" si possono fare ancora altre considerazioni. Si può dire, innanzitutto, che tale vissuto è certamente correlato alla intensità dello stato di tensione e di sofferenza che lo ha preceduto.

Si può aggiungere che quando la tensione, di natura psicofisiologica (legata a dolore fisico, a stress o a emozioni spiacevoli) è molto elevata, la sua risoluzione, più o meno rapida, può produrre modificazioni fisiologiche e ripercuotersi, ad esempio, sulla stessa funzione respiratoria attraverso un pianto o un riso liberatorio di gioia. Tutto ciò fa parte del vissuto di sollievo ed è doveroso tenerne conto da parte di chi voglia prendersi cura, con coscienza, di chi ha profondamente sofferto ed ha bisogno di una adeguata relazione di aiuto.

Va anche aggiunto che, come si è già detto su queste pagine, è importante che il sofferente senta che chi ha cura di lui sia animato da una autentica, sincera e consapevole volontà di portare beneficio, determinata dal desiderio di bene e dalla solidarietà o dalla carità cristiana. A questo proposito è qui opportuno ricordare il racconto evangelico che riguarda il caso del lebbroso. Egli incontra Gesù e gli dice: "Se tu vuoi, puoi purificarmi". Ponendo questa sorprendente condizione ("Se tu vuoi") il lebbroso sembra voler sottolineare la necessità, per lui fondamentale, che in Gesù vi sia una evidente volontà di purificazione e di risanamento: solo così egli sente che Gesù potrà dargli sicuro sollievo.

Tornando ora ai segni fisiologici che possono caratterizzare il vissuto di sollievo, è il caso qui di citare il ben noto "sospiro di sollievo" che molti pazienti manifestano, in determinate circostanze, dopo che sia stato allontanato da loro, ad esempio, un importante fattore di sofferenza, fisica o psichica, mediante un atto tecnico ovvero una notizia rassicurante che si riferisca alla diagnosi, e quindi alla prognosi, di una malattia fortemente temuta.

Quel sospiro diventa dunque il simbolo di un momento liberatorio. La sofferenza è superata o comunque ridimensionata e lascia finalmente spazio al sollievo e alla speranza.

In chi soffre il sollievo, quando è possibile, viene vissuto come una sospensione della sofferenza, una tregua che può caricarsi effettivamente di speranza. Ciò è possibile, tuttavia, quando il sollievo non diventa un concetto svuotato della sua indubbia carica liberatoria. Il paziente, mentre soffre, può sperare nel sollievo e, quando prova sollievo, può sperare che esso duri nel tempo.

È dunque necessario, per non dire doveroso da parte di chi voglia essere di aiuto al sofferente, adoperarsi per promuovere una cultura del sollievo ed ampliare così la concezione del "prendersi cura", includendo in essa una vera e propria "gestione" del sollievo, quando esso è presente.

Ciò significa aiutare chi soffre a valorizzare il più possibile questo "vissuto" che, in realtà, possiede un valore culturale e soggettivo di grande significato, che va assolutamente sperimentato in ognuno di coloro che sono dolorosamente provati da una sventura psicofisica.

Ma ciò significa anche aiutare i pazienti ad evitare la concezione pessimistica fondata sulla previsione di un possibile ritorno della sofferenza.

La vera valorizzazione del sollievo si ottiene traendo profitto dalla sua presenza per rendere possibile ciò che la sofferenza impedisce e cioè trovare o ritrovare il senso della vita e della malattia, lasciandosi invadere dalla forza vitale che coloro che stanno accanto al sofferente gli offrono con amore o amicizia, riorganizzando la propria vita e progettando comunque qualcosa di positivo nella preziosa tregua della sofferenza.

A conclusione di queste riflessioni sul significato del sollievo durante la sofferenza umana, si può affermare che l'importante vissuto del sollievo, con la consapevolezza e l'attenzione, a cui si è fatto riferimento, da parte di chi soffre e da parte di chi se ne prende cura, si carica di evidenti implicazioni etiche, umane e psico-affettive, risultando fondamentale quanto gli strumenti propri della millenaria lotta contro la sofferenza.

BIOETICA E RELIGIONI

Un'indagine condotta, qualche anno fa, a livello internazionale, su pazienti affetti da malattie gravi, ha evidenziato la tendenza della classe medica ad evitare, nel dialogo con i malati, le questioni relative alla vita religiosa e, in genere, alla spiritualità. Altre ricerche documentano, d'altra parte, il disagio della maggioranza dei pazienti nel veder ignorato il loro bisogno di riconoscere il valore della religiosità come fattore, talvolta determinante, nell'ambito del trattamento terapeutico. Tale esigenza è emersa anche nel corso di un più recente Convegno dell'Associazione italiana per la pastorale sanitaria.

Va detto che i soggetti umani, avendo coscienza del proprio essere, sanno che salute, malattia e morte sono, con i conseguenti interrogativi di senso e di comportamento, eventi che scandiscono inevitabilmente il decorso della vita.

La coscienza di sé induce la persona a considerare la salute, la malattia e la morte come realtà che vanno accolte e vissute con consapevolezza, essendo momenti che diventano propri di ognuno attraverso la conoscenza e l'esperienza.

La religione porta, guardando la vita, ad abbracciare responsabilmente la salute, la malattia e la morte unitamente all'insieme delle innegabili incognite che esse comportano: la religione è quasi sempre coinvolta, in ragione dell'interesse globale e salvifico nei confronti della vita che è la sua ragion d'essere.

In realtà tutte le religioni tendono ad affrontare il significato che hanno i vissuti del corpo, inducendo i credenti ad adeguare i propri pensieri e i propri comportamenti ai principi morali e ai valori legati alla fede. In questa visione, la salute, la malattia e la morte vanno comprese, oltre la descrizione dei fenomeni biologici e le conquiste della scienza medica, entro un orizzonte più grande, che riguarda le verità della vita e i suoi misteri. Va anche riconosciuto che le religioni, sia pure con diverse visioni di carattere antropologico, offrono un importante contributo al discernimento critico nei confronti degli aspetti bioetici legati all'innegabile e continuo progresso delle scienze biomediche.

In una società multietnica e multi-religiosa, l'estraneità e la diffidenza vanno superate attraverso la reciproca conoscenza delle visioni antropologiche, filosofiche, teologiche ed etiche: ciò con particolare riguardo a temi delicati e inquietanti come la malattia e la morte. La conoscenza favorisce infatti la condivisione, attraverso ciò che unisce, da anteporre a ciò che divide. Specialmente le religioni monoteiste (ebraismo, cristianesimo e islamismo) hanno molto in comune: esperienze umane inevitabili come quelle relative alla malattia e alla morte possono diventare "motivi di incontro, di dialogo e di condivisione" (Cozzoli, 2004).

Un interessante studio di A. Pangrazzi (2002) sul tema della bioetica nelle religioni propone, attraverso il contributo di autorevoli esponenti di ciascun credo religioso, le diverse tradizioni e prospettive sui temi accennati, avanzando alla fine la proposta di una prospettiva ecumenica di carattere bioetico. È la sacralità della vita ad emergere come dato comune a tutte le confessioni religiose, valore unico, indisponibile e inviolabile soprattutto per la fede cristiana.

Mentre vengono indicati come inaccettabili l'omicidio, il suicidio, l'aborto e l'eutanasia, viene anche denunciata come improponibile ogni forma di accanimento ovvero di abbandono terapeutico, così come ogni inutile e indebita "medicalizzazione" del vivere umano attraverso un tecnicismo medico sempre più sofisticato ed invasivo. È certamente da segnalare il contributo, diverso ma convergente, che le religioni offrono sulla visione "olistica", cioè globale, della vita umana. Essa permette di integrare la dimensione fisica con quelle psichica e spirituale della persona. Ne deriva una medicina veramente moderna, preventiva, curativa e riabilitativa, fondata su una nozione antropologica di salute che non è unicamente biologica e medica, ma che tiene conto anche delle componenti psico-affettive e sociali dell'essere umano. Anche l'esperienza della sofferenza viene considerata oltre il dolore fisico e la malattia: comprende ogni disagio ed ogni malessere esistenziale, pur con un'attenta considerazione per le forme ove sia presente la componente psico-somatica.

L'esame della letteratura riguardante il tema del rapporto tra la bioetica e le religioni permette di mettere in evidenza, nel quadro degli elementi caratterizzanti ciascuna prospettiva religiosa, non solo le idee e i principi di fondo che riguardano la salute, la malattia, il dolore e la morte, ma anche le norme di comportamento morale e rituale su altri aspetti del mondo della sanità come la prevenzione, la diagnosi, la terapia, la riabilitazione, nonché il morire degli esseri umani.

Va osservato che gli autori delle varie confessioni religiose, lungi dagli intenti di analisi teologiche o di confronto critico, manifestano la volontà di far conoscere e legittimare convincimenti e prassi delle varie fedi religiose, senza intenzioni apologetiche, ma con riferimenti alle relative esigenze morali e operative. Ne deriva una serie di valori e norme comuni che riguardano il bene primario della vita e che si riconoscono come condivisibili dalla intelligenza, dalla libertà e dalla coscienza di ogni credente.

Da tutto ciò sembra emergere l'esigenza di un "ecumenismo bioetico" che, secondo gli esperti, costituirebbe un ottimo terreno di incontro tra le varie religioni, particolarmente significativo e prezioso per la società di oggi, caratterizzata da una rapida e inarrestabile globalizzazione.

Non si può negare, tuttavia, che esistono differenze molto profonde sul piano delle motivazioni e delle impostazioni. Il "biocentrismo" delle religioni orientali, ad esempio, costituisce una prova di come la vita stessa possa essere intesa in modo diverso e totalizzante senza distinzione tra la dignità della vita umana, animale e vegetale.

Ma va anche riconosciuto che le diversità che esistono fra le varie fedi religiose non impediscono, in realtà, di giungere al riconoscimento e alla affermazione di identici valori ed uguali esigenze morali che possano guidare gli atteggiamenti e i comportamenti degli esseri umani, pur ispirati dai vari sentimenti religiosi e dai relativi codici di carattere bioetico, di fronte alle delicate e inquietanti questioni che riguardano la vita e la morte dell'uomo.

Proseguendo nell'attento esame della letteratura sul tema in questione, si può rilevare che è evidente l'eterogeneità di metodo, di mentalità, di sensibilità e di linguaggio degli autorevoli esperti che si sono dedicati in questi ultimi anni allo studio del rapporto che esiste tra religioni e la nuova disciplina riguardante l'etica biologica.

Non mancano, tuttavia, le critiche di qualche studioso che ha rilevato carenze nell'esatta citazione delle fonti, un taglio prevalente informativo e descrittivo, nonché uno scarso approfondimento teologico.

Le critiche riguardano anche le impostazioni, talvolta soprattutto antropologiche più che religioso-teologiche. E ancora viene fatta rilevare l'intenzione, evidente in qualche autore, di trovare ad ogni costo punti di convergenza della propria religione con il cristianesimo, in nome di un pervicace intento dialogico.

Merita una considerazione particolare la presentazione, sul tema in questione, delle tradizioni induista e buddista, certamente lontane dal nostro contesto culturale oltre che dalla nostra concezione dell'esistenza e della religione. È evidente, in esse, la diversa filosofia della vita fondata sul ciclo ripetitivo di nascita e morte in una serie indefinita di esistenze, fino alla definitiva identificazione con il divino.

Altrettanto interessante, data anche la crescente diffusione di immigrati di religione musulmana nel nostro Paese, è la posizione che accomuna le diverse scuole di pensiero islamiche, in base alla quale la scienza deve rispettare la Sharia (identificativo della "legge"), che indica due diverse dimensioni: una metafisica e una pragmatica che derivano entrambi dal Corano e dalla Sunna.

È comunque opportuno sottolineare l'esigenza, sostenuta da più parti, di un ecumenismo della verità morale che trova, nel bene centrale della vita, un punto efficace di convergenza delle fedi religiose; soprattutto tenendo conto dell'attuale socio-cultura tecnicistica e immanentistica che smarrisce facilmente il valore indiscutibile e la dignità della vita umana.

La sacralità della vita, pur diversamente derivata, sta a significare un valore unico, assoluto e indisponibile anche per la religione ebraica: vita considerata dal suo inizio fino alla morte naturale. Valore che prende forma normativa condivisa nel "non uccidere", mentre è variamente configurata e ritenuta ineludibile la responsabilità morale di tutela e promozione della vita in ogni condizione, soprattutto nello stato di malattia e di morte imminente.

Ma veniamo ora considerare la visione cristiana, che ci riguarda da vicino, sia pure con prospettive diverse, come quella cattolica, ortodossa o protestante. Si può certamente affermare che il comune modello etico di riferimento, che deve essere assunto da una Bioetica intesa a promuovere la verità intera dell'uomo, è il modello che si fonda sulla visione antropologica di tipo "personalistico", in quanto trova il criterio morale nell'uomo stesso come persona.

In Cristo l'uomo scopre la sua dignità e la sua verità, da Lui ascolta la chiamata a farsi "dono" per gli altri. Compito della teologia morale, e quindi della bioetica cristiana, è ricordare tutto ciò, come si è affermato nello stesso Concilio Vaticano II. "Si ponga speciale cura nel perfezionare la teologia morale in modo che la sua esposizione scientifica, maggiormente fondata sulla Sacra scrittura, illustri l'altezza della vocazione dei fedeli in Cristo e il loro obbligo di apportare frutto nella carità per la vita del mondo." (Optatam totius, n. 16).

Compito della riflessione morale è dire, innanzitutto, chi è l'uomo, quale la sua dignità e il suo valore, ricordando la responsabilità di fare, della propria vita, un dono come frutto prezioso della carità.

"Una bioetica cristiana che muovesse al di fuori di questo dinamismo cristologico di chiamata-risposta, si ridurrebbe facilmente a semplice casistica e cadrebbe inevitabilmente nelle secche della morale del passato".

Lo afferma, con indubbia autorevolezza, un insigne bioeticista come il Card. Dionigi Tettamanzi, dandoci una preziosa chiave di lettura del delicato, ma ricco, rapporto della Bioetica con la religione cristiana.

Volendo ora approfondire la riflessione sul rapporto tra bioetica e religione cristiana, è opportuno considerare l'atteggiamento della Chiesa nei confronti delle problematiche etico-biologiche.

V'è da sottolineare che qualcuno, esponente del pensiero laico, si è chiesto perché la Chiesa si debba occupare di bioetica. Nel primo "Manifesto di bioetica laica" si è auspicato, qualche tempo fa, che l'odierna rivoluzione scientifica "non debba essere accompagnata dallo stesso atteggiamento ideologico che ostacolò la formazione della visione scientifica nel mondo dell'età moderna".

A queste affermazioni, nel manifesto, ne seguono altre che rivelano una evidente sfiducia nel valore dei principi religiosi, tanto da ritenerli assolutamente non idonei ad affrontare le problematiche della bioetica di oggi, negando il diritto a chi di dovere, di ispirarsi alla visione religiosa delle questioni etiche delle scienze biomediche.

In realtà, essendo la bioetica cristiana fondata su una visione personalistica, si può affermare che essa è certamente capace di offrire una concezione adeguata dell'uomo e della sua dignità di persona.

Quanto alla Chiesa, va detto che appartiene alla sua missione curarsi dell'essere umano in tutte le sue dimensioni, non solo spirituali, ma anche psicofisiche.

Nel momento in cui la scienza biomedica e la tecnologia pongono chiari e gravi interrogativi etici sulla liceità degli interventi sull'uomo, la Chiesa non può rimanere indifferente. Essa si sente fortemente interpellata ad annunciare Cristo come testimonianza della inviolabile dignità dell'uomo e, attraverso il Magistero, interviene ogni qualvolta l'uomo, creato a immagine e somiglianza di Dio, corra il rischio di essere tradito e umiliato nella sua dignità da certi interventi che la scienza e la tecnica, in una continua sfida all'intelligenza, alla libertà e alla coscienza di ognuno di noi, si propongono di attuare sugli esseri umani.

Bioetica e responsabilità

Da alcuni anni le Neuroscienze costituiscono un settore di punta della ricerca medico-scientifica. Sempre più spesso vengono annunciate nuove scoperte sul modo in cui il cervello umano governa prestazioni cognitive, emozioni e decisioni, nonché la loro origine anatomica.

Le moderne tecnologie diagnostiche, per immagini radiologiche, hanno reso possibile tale localizzazione (come abbiamo già avuto modo di illustrare nelle pagine precedenti) e hanno permesso di svelarci molte realtà non solo sugli stati funzionali dell'encefalo, ma anche sulla nostra natura di esseri a un tempo emotivi e razionali.

Il nesso tra le acquisizioni neuroscientifiche e le interpretazioni filosofiche del rapporto mente-cervello ha determinato, negli studiosi, la crescente consapevolezza dei problemi etici connessi anche alle varie tecnologie, nonché alla possibilità di intervenire sul cervello con strumenti farmacologici capaci di indurre mutamenti funzionali anche molto specifici.

Va sottolineato che, da studi e ricerche interdisciplinari, ha preso vita il nuovo settore della "Neuroetica" come settore bioetico di crescente interesse.

Fatte queste premesse, è ora opportuno aggiungere che, a seguito delle acquisizioni neuroscientifiche, sono sorti (e non poteva essere diversamente) interrogativi, più che fondati, sulla responsabilità individuale. Ci si è chiesti fino a che punto esista il libero arbitrio, se l'agire umano sia libero o necessitato, se il comportamento di ognuno di noi sia in realtà scritto nel nostro cervello.

Gli interrogativi sulla libertà dell'agire umano e sui suoi condizionamenti attraversano tutta la storia della Filosofia morale, della Teologia morale e dell'Etica.

Non mancano studi di grande interesse che hanno, fra l'altro, dato luogo alla comparsa di una disciplina importante come la

"Criminologia", originata dagli studi e dalle affermazioni di Cesare Lombroso (1835-1909), medico e giurista, fondatore della "Antropologia criminale" e docente presso l'Università di Pavia.

Alla luce di quanto è stato affermato in questi ultimi anni dagli studiosi sulla responsabilità individuale e sulla possibilità che il comportamento sia deterministicamente scritto nel nostro cervello, vi è da chiedersi se sia davvero questa la conclusione a cui ci conducono le neuroimmagini, se queste scoperte siano conclusive in tema di libertà o determinismo, se le acquisizioni sui meccanismi cerebrali che conducono alle nostre decisioni possano annientare la convinzione di essere liberi.

Si è arrivati, in realtà, a fare affermazioni estremiste e contrastanti: sarebbero i nostri cervelli a commettere i reati (Green e Coen, 2004), la mente sarebbe un fenomeno secondario del cervello (Reicklin, 2007), noi non siamo il nostro cervello (Noè, 2010), la mente trascende i confini della scatola cranica (Merzagora, 2012).

Va, d'altra parte, ricordato che la legge italiana (578, 1993) identifica la morte con la "cessazione irreversibile di tutte le funzioni dell'encefalo".

In letteratura non mancano critiche alla metodologia impiegata da quegli studiosi che interpretano i fenomeni secondo le loro chiavi di lettura ovvero usano i propri strumenti e punti di vista come unica via metodologica. Meritano di essere ricordati gli studi e le affermazioni di Libet (1983) secondo il quale il processo decisionale verrebbe ogni volta "preparato" prima che il soggetto sia consapevole (e responsabile) della decisione stessa. Con questa affermazione verrebbe messo in discussione il "libero arbitrio".

Merita allora di essere citato Gazzaniga (2009), secondo il quale il libero arbitrio cosciente non dà inizio liberamente alle nostre azioni volontarie, ma può comunque controllarne il risultato o l'esecuzione. Gli uomini sarebbero dunque emancipati dalla natura, saprebbero trascenderla e saprebbero evitare di compiere atti contrari alla propria eticità.

Secondo molti esperti, esistono azioni che possono definirsi "automatiche": sono quelle che si verificano quando la consapevolezza di aver compiuto una scelta è, in realtà, successiva alla nostra decisione. Noi compiamo molte azioni che, in effetti, avrebbero avuto origine nel tempo (secondo una economia biologica ed evolutiva) come processi intenzionali diretti ad uno scopo preciso e che sono, nel tempo, divenute automatiche.

Non si può tuttavia escludere che, talvolta, noi siamo chiamati, per ragioni etiche, a compiere una scelta diversa da quella istintiva al fine di controllare e correggere certi automatismi: ciò avviene nel caso in cui certe azioni, geneticamente collegate a determinate emozioni, si metterebbero in moto automaticamente in quanto originariamente funzionali, per esempio, alla nostra sopravvivenza. Esistono invece azioni più complesse, maggiormente legate alla coscienza e al libero arbitrio, che non possono essere considerate né immediate, né abitudinarie, ma dovute ad attivazioni più articolate e meditate che si attuano dopo un tempo di riflessione.

Si può dire che le scelte e, di conseguenza, le azioni più consapevoli (che comportano molto più che riflessi e automatismi) sono quelle riconducibili ai nostri valori e principi morali maggiormente radicati e profondi. Ciò rende maggiormente grave, per contro, la responsabilità e la colpa per un atto negativo che sia "premeditato", poiché un'azione programmata riflette maggiormente le convinzioni consolidate che albergano in ogni individuo.

Non si può escludere, d'altra parte, che talvolta, per la presenza di patologie neuro-psichiche, le azioni di un soggetto possano avere inizio prima di una effettiva attività cosciente, quando cioè l'alterazione cerebrale riduce lo spazio di libera volontà (Sartori, 2010). Attraverso studi condotti anche con immagini di "Risonanza magnetica funzionale" si è recentemente dimostrata l'attivazione di determinate strutture cerebrali in particolari circostanze emotive, ma si è anche giunti all'affermazione che la libertà individuale permette di controllare certi stati d'animo o pregiudizi, adeguando responsabilmente le conseguenti scelte comportamentali.

Una ricca serie di studi sulla responsabilità in ambito giuridico e criminologico caratterizza la letteratura di questi ultimi anni e merita qualche considerazione. Innanzitutto va sottolineato che esiste una diversità dei crimini e una diversità delle relative cor-

relazioni neuronali. Ciò porta, secondo gli esperti, alla affermazione che i reati non possono essere considerati come fatti naturali, bensì come fatti "culturali".

Interessanti sono poi le affermazioni che riguardano l'attivazione di regioni del cervello diverse, a seconda di scelte ritenute
giuste o sbagliate da chi le compie. Secondo gli psicologi evolu-
zionisti, gli esseri umani avrebbero sviluppato, nel tempo, un
istinto morale progettato per generare giudizi su ciò che si ritiene
giusto e ciò che si ritiene sbagliato, secondo una moralità inconscia. La potenzialità etica si articolerebbe in modo diverso nelle
varie situazioni, accettando o respingendo i contenuti di una certa cultura.

Le strutture neurologiche, a cui va riconosciuto un carattere
universale, spiegherebbero dunque ciò che avviene come attivazione dei neuroni a seconda del rispetto, o della violazione, di
determinati imperativi di carattere morale.

Tutte queste ipotesi e interpretazioni appaiono, in realtà, opinabili e, in certo senso, riduttive, ma confermano il grande interesse degli studiosi per gli aspetti biologici ed etici del fattore
"responsabilità".

È comunque degna di nota l'affermazione, da più parti avanzata, che i concetti di crimine, di libertà e di responsabilità non
sono concetti naturali, bensì culturali, di etica pubblica, intrinse-
camente collegati alla convivenza sociale.

Pur messo frequentemente in discussione, il concetto di "libero arbitrio" è tuttavia ricuperato da molti studiosi per la sua innegabile funzione sociale legata al concetto di responsabilità. Dal
canto suo, la responsabilità è, per molti, non tanto un attributo o
una proprietà di ogni persona, bensì una attribuzione sociale che
si costruisce, nel tempo, in ognuno di noi. Le sue implicazioni
biologiche (o, meglio, neuro-psicologiche) ne evidenziano
l'indubbio interesse nel campo della Bioetica.

A conclusione di queste riflessioni sugli aspetti bioetici della
responsabilità, è opportuno chiarire che, mentre non è corretta la
trasposizione concettuale da ciò che è neuroscientificamente acquisito a ciò che viene visto in senso deterministico (alcune scelte sarebbero, per così dire, obbligate per cause che verrebbero
scientificamente provate), è anche doveroso guardare comunque

con interesse e rispetto alle conquiste della ricerca neuro-scientifica.

Alcuni autori affermano anzi che è proprio la scienza ad accrescere i gradi della nostra libertà, una libertà che oggi, grazie alle acquisizioni scientifiche, ha maggiori opportunità per esprimersi. Secondo gli esperti, la libertà del volere e dell'agire sarebbe non tanto un dato, quanto un "processo" da promuovere e favorire per il bene comune.

Si può anche affermare che oggi il progresso delle scienze biologiche e sociali ci obbliga ad un maggiore impegno sia sul piano etico-sociale che su quello politico-legislativo, proprio perché la scienza mette a nostra disposizione strumenti culturali più consoni ed efficaci sia sul piano individuale che di comunità. Ne risulta una visione più adeguata e corretta anche del concetto di responsabilità, sia individuale che collettiva.

Un'altra importante considerazione va fatta, a proposito di responsabilità morale, sulla rilevanza che assumono alcune scelte, apparentemente senza un significato etico negativo, che diventano però determinanti nel produrre o permettere, quasi inevitabilmente, scelte successive fortemente negative.

Ciò indica come necessaria una costante attenzione e consapevolezza sul rischio di rendere possibili, nel nostro agire, certi automatismi che il mondo scientifico (e in particolare le neuroscienze, con acquisizioni anche tecnologiche di grande interesse) indicano come altamente probabili. Un'ultima osservazione, ripresa dalla letteratura, riguarda nuovamente il libero arbitrio. Credere in esso (pur riconoscendone i limiti che la scienza ha mostrato) produce in ogni persona umana comportamenti etici diversi e più positivi, mentre una visione "deterministica" porta più facilmente a comportamenti negativi e anti-sociali, riducendo quelli altruistici, sanamente fondati sulla solidarietà.

INDICE ANALITICO

I LIBRI DI CAMILLIANI.IT

Stampati:
- Riflessioni sulla Bioetica, *A. Mapelli*
- I Valori e il cuore dell'uomo, *M. Bizzotto*
- Questa pianticella si spargerà in tutto il mondo, *a cura di P. Anziliero*

Ebook:
- Riflessioni sulla Bioetica, *A. Mapelli*
- Fr. Ettore Boschini, il folle di Dio, *P. Anziliero*
- I Valori e il cuore dell'uomo, *M. Bizzotto*
- Lettere a San Camillo de Lellis, *A. Brusco*
- Questa pianticella si spargerà in tutto il mondo, *a cura di P. Anziliero*
- Liturgia delle Ore – proprio dell'Ordine.
- Piccola Guida per umanizzare il mondo della salute, *a cura di L. Zanchetta*
- "Una donna a servizio di chi soffre" SdD Germana Sommaruga, *L. Tasinato*
- Doveva essere tutta Sua - La dimensione mariana di S. Camillo,
    a cura di F. E. Rocuzzo
- "All'insegna dell'Amore" Beata M. D. Brun Barbantini, *M. Sfondrini*
- "La forza nella fragilità" Beata G. Vannini.
- "Vivere e morire d'amore" SdD Nicola D'Onofrio, *F. Ruffini*
- "Tutto di Dio nel quotidiano" Beato E. Rebuschini, *V. Grandi*
- "La regola vivente" P. Rocco Ferroni, *a cura di D. Mozzi*
- Preghiere del Sito.
- La mediazione materna di Maria, *F. de Miranda*
- Togliti i Sandali, *L. Zanchetta*
- "L'Apostolo di Lima" Beato L. Tezza.
- Venite a me, *Prov. Lombardo Veneta M.I.*
- La comunità camilliana in preghiera, *Prov. Lombardo Veneta M.I.*
- I Religiosi Camilliani ad Alberoni, *A. Tait*
- Il Cristiano uomo di Fede, Speranza, Carità, *E. Gavotti*
- Credere nei Sogni, *R. Meneghello*
- San Camillo de Lellis, *F. Ruffini*
- Messe Proprie
- Vita del P. Camillo de Lellis, *S. Cicatelli*
- Scritti di S. Camillo de Lellis, *M. Vanti*
- Storia dell'Ordine Camilliano (1550-1699), *P. Sannazzaro*
- La vita per Cristo, *F. Ruffini*
- I Camilliani a Milano, *F. Valente*

Il ricavato della vendita di questo libro,
per volontà dell'autore Prof. Arturo Mapelli,

verrà devoluto in beneficenza a:

Fondazione per la promozione umana e la Salute

PRO.SA onlus e ONG
riconosciuta dal Ministero Affari Esteri con Decreto Ministeriale n.
2006/337/005011/0

Via Lepetit 4 - 20124 Milano
Tel. +39 02 67.10.09.90 - Fax +39 02 67.49.20.81
info@fondazioneprosa.it

Cod. Fiscale 97301140154

www. fondazioneprosa.it

www.ingramcontent.com/pod-product-compliance
Lightning Source LLC
Chambersburg PA
CBHW051851170526
45168CB00001B/67